介入

医学传奇

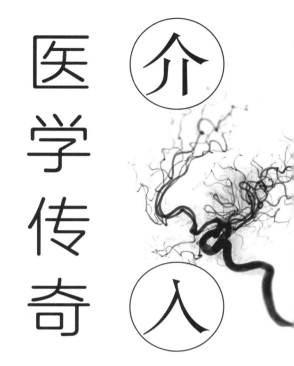

主审　顾建平　黄优华　向华

主编　李麟荪　李天晓　施海彬

U0189305

中国科学技术出版社
·北京·

图书在版编目（CIP）数据

介入医学传奇 / 李麟荪, 李天晓, 施海彬主编 . — 北京 : 中国科学技术出版社, 2024.1（2024.4 重印）

ISBN 978-7-5236-0402-1

Ⅰ . ①介… Ⅱ . ①李… ②李… ③施… Ⅲ . ①介入性治疗 Ⅳ . ① R459.9

中国国家版本馆 CIP 数据核字 (2023) 第 234032 号

策划编辑	丁亚红　孙　超
责任编辑	丁亚红
文字编辑	汪　琼
装帧设计	佳木水轩
责任印制	徐　飞

出　　版	中国科学技术出版社
发　　行	中国科学技术出版社有限公司发行部
地　　址	北京市海淀区中关村南大街 16 号
邮　　编	100081
发行电话	010-62173865
传　　真	010-62179148
网　　址	http://www.cspbooks.com.cn

开　　本	710mm×1000mm　1/16
字　　数	367 千字
印　　张	19.25
版　　次	2024 年 1 月第 1 版
印　　次	2024 年 4 月第 3 次印刷
印　　刷	北京盛通印刷股份有限公司
书　　号	ISBN 978-7-5236-0402-1/R·3145
定　　价	98.00 元

（凡购买本社图书，如有缺页、倒页、脱页者，本社发行部负责调换）

编著者名单

主　审　顾建平　黄优华　向　华

主　编　李麟荪　李天晓　施海彬

编　者　（以姓氏笔画为序）

王　恒　河南省人民医院

王　斌　河南省人民医院

王国权　河南省人民医院

王艳丽　郑州大学第一附属医院

王雪梅　江苏省人民医院

方水龙　河南省人民医院

尹国文　江苏省肿瘤医院

史帅涛　河南省人民医院

冯英璞　河南省人民医院

朱晓黎　苏州大学附属第一医院

伍建军　浙江大学医学院附属第二医院

向　华　湖南省人民医院

刘　圣　江苏省人民医院

刘建文　河南省人民医院

杜瑞杰　东南大学附属中大医院

李　坤　河南省人民医院

李　波　苏州大学附属第一医院

李卫校　河南省人民医院

李天晓　河南省人民医院

李沛城　苏州大学附属第一医院

李陆鹏　河南省人民医院

李麟荪　江苏省人民医院

杨　超　苏州大学附属第一医院

杨　魏　江苏省人民医院

杨正强　中国医学科学院肿瘤医院

杨博文　河南省人民医院

吴玲玲　河南省人民医院

邱浣敏　苏州大学附属第一医院

何仕诚　东南大学附属中大医院

余　雷　广西壮族自治区人民医院

沈　燕　江苏省人民医院

张　晋　江苏省肿瘤医院

张　靖　广东省人民医院

张　毅　东南大学附属中大医院

张克伟　河南省人民医院

张宗鹏　潍坊市中医院

陈　珑　苏州大学附属第一医院

陈惠珠　江苏省人民医院

陈德基　广州医科大学附属第二医院

武　贝　江苏省肿瘤医院

范建国　广州普美医疗科技有限公司

周卫忠　江苏省人民医院

周春高　江苏省人民医院

郑　国　河北生殖妇产医院

练　辉　广州医科大学附属第二医院

赵中伟　丽水市中心医院

赵廷常　潍坊市人民医院

赵林波　江苏省人民医院

段鹏飞　苏州大学附属第一医院

施海彬　江苏省人民医院

祖庆泉　江苏省人民医院

夏宝枢　潍坊市人民医院

顾建平　南京市第一医院

徐　浩　徐州医科大学附属医院

郭金和　东南大学附属中大医院

黄优华　常州市武进人民医院

曹广劭　河南省人民医院

崔明哲　河南省人民医院

逯党辉　河南省人民医院

裴忠玲　江苏省人民医院

翟水亭　河南省人民医院

薛绛宇　河南省人民医院

内容提要

　　介入医学是最近几十年才创立的学科，有着旺盛的发展前景，尤其在血管病变领域，介入医学革新了血管外科的多种手术。李麟荪教授作为我国介入医学的主要早期开拓者，在书中详细记录了早期在国内介入医学领域开疆辟土的艰难岁月，展现了一位临床科学家坚忍不拔的毅力和终获成功的励志故事。本书通过一个个栩栩如生的故事，从国际到国内，生动地讲述了介入医学早期的历史人物及相关重要事件，引人入胜。

　　本书内容丰富、语言风趣，是一部生动记录世界及我国介入医学发展史的传记，不仅向有志加入介入医学的青年人展示了介入医学的多样魅力，而且有助于非介入专科的临床医师了解介入医学。

汪　序

李麟荪教授邀我为他的新作《介入医学传奇》作序，本来我已封笔不写什么了，但李教授与我是同龄人，我们的兴趣、爱好、思想、经历和遭遇有许多相似之处，看了他寄来的全稿，我还是颇有感触的。

我封笔不写，是因为我遵循先祖的遗训和家规："忠厚为人，坚守气节"。作为汪辉祖九世孙的我，一向坚守"不说假话只说真话，做一个正直的人、公正的人"。我曾以我的老师为榜样，秉承创新精神在外科事业中开创了我国的血管外科学。世界在进步，科学在发展，知识在更新，我不想再将我过去的知识灌输给别人，因为新的医学知识一定会超越以往的认知。

李麟荪教授是我国介入放射学事业早期的主要开拓者之一，得到了介入界同仁和外科学者们的公认。早已过耄耋之年的他，仍孜孜不倦地为年轻人、普通民众和非介入专科的医生普及介入医学知识，这是很有意义的。我想为他这部医学人文著作写几句我的想法。

介入医学是最近几十年才开创的，有着广阔的发展前景，尤其在血管外科领域，革新了血管外科的许多手术。我赞赏血管外科与介入科的密切合作，真诚团结，相互学习。

如果你认为现在的知识太丰富了，不知道看什么书好，那么我劝你要找老教授、老专家们写的人文科普书，这是很值得阅读的。那些原本深奥难懂的专业知识会变得通俗易懂，由浅入深、由表及里地让你开拓视野，丰富知识，读了以后你会豁然开朗，甚至脱口而出："哦，原来如此！"

谈到介入相关的人文科普书，现在可以看的书很多，了解知识的方法也很多，你可以在网上搜，输入关键词，就能找到答案。但是我告诉大家，那不是系统化学习知识的有效方法，学习时最怕的就是碎片化的知识，你必须踏踏实实地系统化学习。对非介入专业的人来说，人文科普书将是一种很好的读物。

现在好玩的东西很多，电视、电脑、手机、游戏机，什么都有。我不反对你花一点时间去亲身体验。但是，你如果多花一些时间去了解有益的科学知识，这对你未来的职业规划及发展都是有益的。对一个人来说，什么是最可贵的？生命和健康才是最可贵的。所以，读读这部人文科普书是很值得的。

难能可贵的是，李教授在书中介绍了作为第三临床医学的介入放射学的产生和发展过程，对能启蒙人们的创新精神颇有益处。你会发现创新原来并不是那么高深莫测，只要用心，即使在一次意外事件中，也可能遇见千载难逢的创新灵光。就好像"冠状动脉造影之父"的名号就是在一次意外的事故中诞生的。

国际介入放射学奠基人多特的起步——仅仅是为了避免把患者的烂腿锯掉，他借鉴下水道工人的操作原理，把患者的血管打通，让患者的烂腿康复并保留下来。如果听了多特的故事，你一定会被他的善良所感动，为他的成就而欢呼。正因为有了这些善良、睿智、不断探索的先贤，才有了如今的介入放射学。

本书告诉我们，做一个正直善良的人，挖掘自己的潜能和兴趣，用科学常识和创新精神开拓进取，将会使自己的人生更加出彩！本书以讲故事的形式图文并茂地介绍了介入医学的发展历程，让你读起来轻松怡情，津津有味，兴趣盎然，不会觉得枯燥乏味或深奥难懂。

在医学界，鲜有同类的作品，我建议大家都读一读，相信会对你有所帮助。

中国科学院院士
外科教授

滕 序

中国的老中两代介入人如果听闻"老爷子又要出书了",一点都不会感到惊讶,因为这两代人都是跟着李麟荪教授(业界尊称为"老爷子")写的系列专著进入介入医学这个行业的。他的第一部专著《临床介入放射学》出版于 20 世纪 90 年代初,此后,相继出版了《临床介入治疗学》《介入放射学:非血管性》《介入放射学:基础与方法》《介入放射学:临床与并发症》《介入放射治疗:患者必读》,以及《介入放射学》《介入护理学》,每一本书都深受读者的欢迎,并成为经典。

但我还是要特别介绍一下他的第一部专著《临床介入放射学》。那时候,介入放射学刚传入国内,专著奇缺。这一专著的出版发行,可谓一时洛阳纸贵,一册难求,介入医师人手一本。之所以受欢迎,关键还是业界的需求和书的质量。老爷子作为我的硕士论文答辩委员,加上同城之便,使我有幸得到他的真传。数十年中,我们在介入放射学的技术创新、学科建设、学会发展、指南制订等领域共同战斗,也逐渐加深了对老爷子的了解。李教授的治学作风与他的个性一样,刚直不阿、宁折不屈。他的文风就像他的性格,开门见山、直奔主题。他早年的作品都是一笔一画手写完成的,后来他的电脑打字速度也很快,但还是很喜欢用笔写作和修改。尤其让人钦佩的是,他不仅勤奋,而且笔快。他酒量很大,但与众不同的是,第二天早晨其他一起喝酒的人还在沉睡中,他却早起完成了万字文稿。因此,全国介入人都愿意找他帮忙,写书、写史、写述评、做学术报告,数十年如一日。可以说,老爷子是中国介入放射学界的"常青藤"。

这次老爷子嘱咐我给他的人文科普书写几句,作为他的学生,按理说是有些不妥的。但是,考虑到这部介入人文科普新作意义重大,我就以他同事的名义写一点自己的感悟吧。

"介入放射学"是个外来词,英文为"Interventional Radiology"。介入技术自 20 世纪 80 年代传入国内后,发展日新月异,很快就成为临床医学中不可或缺且极受医患欢迎的技术之一。刘玉清院士自20世纪90年代就提出，介入技术是继内科和外科之后的"第三大技术"，虽然这个说法深受介入人的欢迎，但有自娱自乐之嫌。大概由于"介入"这个外来词的意义不够确切和响亮，普通民众也在数十年后才对"介入"略知一二。对此，全国介入医师都很着急。肖湘生教授曾号召大家"让全国人民都知道介入"。近年来，中国医师协会介入医师年会（CCI）推出一个重要的栏目，与网络平台合作，面向百姓推出"介入大咖谈科普"，该栏目深受欢迎，观众达数百万人之多。当然，仅在一年一度的学术会议上科普介入还远远不够，著书立说仍是最传统和最有效的方法，特别是一部高质量的人文科普书。

收到文稿后，我便有了先睹为快的特权。选看了部分内容，甚感震惊和感动！书中以一个又一个栩栩如生的故事，讲述了从国际到国内介入放射学早期的历史人物和大事记，引人入胜。作为我国介入放射学早期的主要开拓者，李教授大篇幅介绍了早期在国内为介入放射学开疆辟土的艰难岁月，展现了一位临床科学家坚忍不拔的毅力和终获成功的励志故事！更让人兴奋不已的是，李教授还亲身接受了介入新技术——前列腺动脉栓塞术，撰写了"当我前列腺增生时：毫无悬念地做介入治疗"，记录了比其他患者更多的体会。这篇故事不仅以切身经历介绍了这项介入新技术，而且从人文关怀的角度，指出了当前医疗工作的不足和改进方向。

该书的主创人员不仅包括了国内介入界的多位实力派人物，如李天晓、施海彬等工作在一线的经验丰富的介入医师；还有医师、护士以自己经历的案例生动地介绍了多种介入技术及临床应用。

综上，本书一部内容丰富、通俗易懂、风趣生动的介入人文科普书；更是一部面向有志进入介入医学殿堂的青年才俊的入门书；也是一部帮助非介入专科的临床医师了解介入医学的参考书；还是一部记录我国和世界介入放射学发展史的历史传记。尤其令人印象深刻的是，书中记录了大量早期介入放射新技术的发明与发展历程，必将激发读者的创新意识，催人奋进。

因此，我非常乐意推荐本书给大家，相信大家一定会与我一样感同身受，喜欢这本书。

中国科学院院士

东南大学附属中大医院介入诊疗中心

主任医师、教授

自　序

　　在有了几千年的中医、几百年的西医内科、一百多年的西医外科之后，为什么又会冒出一个新的"介入医学"呢？

　　在从业的道路上，我曾多次改行，从内科到外科，又从外科到放射科，再从放射科到介入科。每改一次我都要从头开始学，但是我并不后悔，这些选择源自内心所爱，并非随心所欲，因为只有自己爱好的事业才会有兴趣去钻研、去发展。我在每一次改行之前，我都是认真思考过的。那么，我最后选择的这个介入放射学到底好在哪里？我必须把从医60年、投身介入事业40余年的体会分享给大家。

"不能不服"的简易手术与神速操作

　　无论是穿刺血管，还是把导管插到全身任何部位做检查或治疗的血管性介入，或是直接穿刺、插管到任何器官的非血管性介入，都是几分钟就可以完成的。我的外科老师朱泰来主任做手术是非常快速且漂亮的，但是在给急救患者手术时，先要等相当长的时间，让患者麻醉后才能手术。然后切开皮肤、止血，再一层一层进到腹腔或胸腔。如果是呕血患者，可能打开了腹腔，还未必找到出血的血管，因为出血都在器官里面，打开腹腔只能看到胃和肠道的表面；如果出血在食管，那还要进到胸腔，问题是你可能还是无法找到出血的血管。而介入时，只要局部皮肤麻醉，医生就可以穿刺血管，快速将导管插到被怀疑出血的血管，注入对比剂后马上就能看到出血的部位，直接用这根导管就可以把出血止住。介入操作简单，所以快速。

　　哪怕是脑卒中、心源性卒中这些大病、重病，也不需要手术打开头颅或胸腔，介入只要几分钟就可以将导管插到脑内的任何一支病变血管或心脏的冠状动脉，取出血管内的血栓或放入支架，打通狭窄或闭塞的血管，或放入栓塞剂止血，这才是抢救的速度。

　　一切抢救急危患者的关键就在于一瞬间——快捷，只有快捷才能赢得时间，赢得生命。

　　这就是介入朴实无华的美：简易且神速。

"不可超越"的精准定位和恰当治疗

介入是在影像诊断下做手术的，就像你有一副透视眼，可以看到患者体内的病变，可以看清楚病变的部位和大小，决定治疗方案和从何下手。在治疗的时候，好像你把手直接伸入患者体内，精准定位，做好每一步手术，而且做得恰到好处，这就是介入的独特优势。影像导向的直视作用还可以让你避开一些重要的血管和脏器，不至于玉石俱焚。这不是权宜之计，而是介入的经典疗法。

精准，只有精准才有效率；恰当，只有恰当才没有并发症，否则都是白忙。

"不可替代"的微创观念，充分体现了关爱生命、关注人心

过去常说，孩子的出生日就是母亲的"蒙难日"。尤其是近几十年来很多女性都有人工流产史，无论是刮宫还是剖腹产后，再孕时女性患上胎盘植入的风险很高，当胎儿分娩或剥离胎盘时，大出血很有可能使母子丧命，这就是产妇的"鬼门关"。

那时，产科医生找谁都帮不上忙，只有依靠自己，从切开产妇的子宫壁那一刻起，血如泉涌，每分钟出血量可达 500～600ml，抱出小生命，再夹闭脐带到剥离胎盘，整套手术要求极其迅速，因为每耽搁一秒，产妇就离死亡更近一步。有时，遇到解剖疑难、胎位不正，甚至孩子还没有抱出来，产妇与孩子都已命悬一线。

现在不一样了，介入医生手里有一种救命的神器，可为产科医生保驾护航。

当剖宫手术开始前，介入医生已经把"神器"放到产妇的主动脉下端，随时可以阻断血流，让产科医生从容地进行剖宫产手术，抱出小生命，清除胎盘，直到不再有危险的情况存在，介入医生再将"神器"退出来。

书中还有小鱼刺穿破食管进入主动脉的故事，如果拔出鱼刺，患者马上会大出血死亡。也只有介入医生可以保障患者的生命安全。

"不可替代"，不是自吹自夸，因为介入医生有"神器"。

"不可或缺"的微细一针，维护患者的尊严与正常功能

你听说过有医生为 5 日龄婴儿做手术吗？介入医生居然先后三次从 5 日龄婴儿的腿部插入导管一直到眼球动脉，还真把肿瘤治好了。现在这名婴儿小乔治 3 岁啦！眼睛的视力和外观都非常好（见正文）。小乔治不仅保住了生命，还保留了眼睛的功能。

世界上第一位接受介入治疗的患者，就是因为外科医生要给她锯掉烂腿，她不同意，才让放射科医生多特有机会把她腿上的血管打通。结果，她不仅保住了腿，后来还自己走出了医院。这就是"不可或缺"的介入，不但免除了烂腿蔓延，还保留了她的肢体功能，这对一位 83 岁的老人来说是多么重要！

还有门静脉高压导致大出血的患者，过去内科采用三腔双球囊管止血的方法，非常痛苦，那种生不如死的遭遇，严重摧残着人的心灵。我当时是一名实习医生，看到这种场景不禁毛骨悚然，下决心不要做内科医生，总觉得这样的治疗，对最有人性的医生来说是一种"人性背离"。现在我们人性化的介入治疗，微细一针，没有明显的痛苦，还能为患者保持尊严，这也只有介入放射学才能做得到。

乳房囊肿用微细的针抽吸治疗，免除了在年轻姑娘乳房上留下瘢痕疙瘩。

最好的医学是在患者治疗的过程中维护好患者的人格尊严，没有不安、痛苦和折磨，不仅治好当前的病，还能保持今后的正常生理功能，不让肢体有残缺，保护"原装原配"的正常模样，当然还不留任何丑陋的瘢痕。

介入医学是一门科学，如何让大家能够了解这门科学，不能依赖

广告，而是应该采用科学普及的方法。通过科普读物，不仅让人们了解介入医学，而且通过了解它的形成过程，学习其中的创新精神，把创新精神引入到各行各业中去。我希望有更多的青年人能阅读这部人文科普读物，这将对你的一生都会有用。

现在，很多医院都会做介入手术，手术品种也很多，很多手术并没有收录在本书里。

在此，我要特别感谢李天晓教授的引荐，使这部介入人文科普书能够顺利出版。我还要感谢原中国医学科学院肿瘤医院介入科主任李槐教授、广西壮族自治区人民医院介入科主任余雷教授和中山大学附属第一医院肿瘤介入科主任李家平教授的大力支持，也要感谢河南省人民医院介入科冯英璞护士长与江苏省人民医院介入科王雪梅护士长，协助我与相关作者联系等事项。

最后，我代表本书的所有作者，衷心感谢我们的家人，是他们让我们有时间慢慢地写，用心地改，直到本书出版。

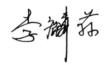

前　言

非常荣幸，在本书最后一次定稿前，收到两位中国科学院院士——血管外科的汪忠镐教授与介入放射学的首位院士滕皋军教授作序推荐，以他们的学识及其在医学界的地位，无疑是为本书画龙点睛。

有人觉得，科普书要写得大家都能像听故事一样，一听就懂。可是介入医学作为一门新兴学科，又关系到人体结构的医学知识，以故事的形式写作一部人文科普著作非常难。

我们想，介入放射学毕竟是医学，写得太浅、太简单，不足以说明问题。本书是写给有知识的青年读者，有生活志趣与爱好的普通民众，甚至是非介入专业的医生看的，所以保留了一些基础医学知识，以期提升大家对医学知识的了解，对更多人都有用。

本书按常规顺序先介绍了历史，再讲述当下。也许有的读者对历史不感兴趣，那你可以先看后面一部分。等你看完后面，再看前面，你一定会对过往的历史很感兴趣。因为那几章介入发展的历史内容着实精彩，它不仅反映了医学科学的人性化，而且从人性出发开启了人们创新的精神与智慧。它会让你感到创新的成就感，帮助你在事业中不断追求完美、开拓进取。你会与书中的许多主人公一样，找到解决难题的钥匙，进而感到无比的兴奋与愉悦，那是一种精神世界的享受。

本书希望让更多人了解介入，了解它对人类健康的价值。当然，如果你发现某一段或某一句话太专业，那么就放弃这一段或这一句，请继续往下读。因为人文科普作品不是教科书，抓住主要意思，看明白就好。

最后，希望你对本书真的感兴趣。

李麟荪　李天晓　施海彬

目 录

上篇 介入医学的前世今生

下篇　介入病例的"神操作"

上　篇
介入医学的前世今生

第1章　介入医学的起源与早期发展

第三临床医学：内科与外科后的最新医学

医学是科学与艺术的完美结合
微创、安全、高效，才是最完美的医学

第三临床医学？那什么是第一临床医学与第二临床医学呢？其实，人们并没有把现代医学分为第一或第二临床医学，只是因为出现了介入医学——我为了表达与原有临床医学的不同和出现的时间次序，而把介入医学称为第三临床医学。

在原始社会，人类是怎样治病的呢？现在还不得而知。据说在原始社会末期，社会上已有巫师，他们自称能沟通神灵与人类，并通过"巫术"治好了一些患者，这也许是巧合。总而言之，现在人们对当初的情况了解并不确切，猜测他们可能掌握着一些医学知识。但是，医学知识绝不是从巫师的意识和活动中产生的。

一、早期的中国医学

传说神农氏炎帝居住在姜水，他用鞭子抽打百草，才得以知晓百草的性能。他还亲自尝百草，知百草的辛、甘、酸、苦和咸五味，并用来治病。这种说法带有神话色彩，夸大了个人的力量，把历史长河中许多人的经验积累归功于一个人或几个人的身上。不过，事情总是有代表人物的。

后来，人们用逻辑分析的方法推理，认为当时人类的一切，包括患病与求医问药，应该都是最原始的本能，这种本能与动物在受伤时自我保护的本能是一致的。据说当初有人观察到，野兔拉肚子后会四处奔波，寻找马莲草吃，将腹泻治愈。热带猿猴患上疟疾时，嚼食金鸡纳树皮后就会好转。也许人类也发现，自己生病后，吃了什么东西病就好转，而吃了另一种东西病情却加重了。直至后来，有一位叫孙思邈的人在峨眉山采药，观察到鹳鹤在河边捕食鱼虾时常啄食某一种草，由此发现这种草可以治疗风湿病，于是称之为老鹳草，孙思邈后来也被世人尊称为"药王"。因此，我认为有一种推论看似比较合理——人类有思维，总有人善于在观察和学习中进步。

有人认为，这是一种本能，不应该被称作医学；但我认为，对动物来说它是一种本能，而人类主动采药，并将经验归纳成一门学问，就不再是本能了，而是通过思维得来的，正是在这种思维指导下，人类才逐步认识到一些病是可以通过服用某些草药治好的。随着经验的不断总结和积累，中国才有了自己的医学。从上可知，中医是一种以经验为基础的医学，属于经验医学。如果那时候就有诺贝尔奖，《本草纲目》的作者应该有资格被评诺贝尔生理学或医学奖的。

很多年后才有外科，据说有些人劳累后通过体外按摩来治疗筋骨劳损等疾病，在中国有文字记录的则是《三国志》，记载着名医华佗使用"麻沸散"进行手术。

《三国演义》更记载有华佗为关云长刮骨疗毒的故事，说的是名医华佗听说关云长箭伤不愈，主动为他刮骨去毒。手术进行中，华佗刮骨的声音悉悉刺耳，周围的人心惊胆战，掩面失色，而关云长却依然饮酒弈棋，若无其事。

这个故事既赞扬了华佗的高超医术，又体现了关云长意志坚强的大丈夫气概。记得笔者年轻时看到这一段故事时，印象极为深刻，这也许对我立志做外科、敢于一次性拔去自己四个病指甲时的勇气有强烈的榜样作用。只不过我的指甲是在局部麻醉下拔的，不是没用麻醉药。

书归正传。后来，中国人把通过服药使患者得以恢复的治疗称为内科；把手法操作的按摩、整骨、手术切开排脓及后来的切除病变组织或器官从而使病体恢复正常的医学称为外科。

可见中医外科也是一种经验性的传统医学，后来它在东南亚地区有着广泛的影响，尤其在朝鲜、日本、越南等国家。

二、早期的现代医学

现代医学又称为西医，西医比中医迟一千多年。开始的时候没有内科与外科之称，医生们被统称为"physician"，相当于现在的"内科医生"。

现代外科学开创于 19 世纪末，起初经常由受过培训的理发师代理执行手术——即所谓的"医疗理发师"（barbersurgeon）。说来也巧，中国也有相似的历史。20 世纪 40—50 年代，笔者也常看到理发师在理发后，对老年或体力劳动者，做一些推拿、按摩与敲击的治疗。记得我小时候，祖母要我替她敲背，我还不敢"打她"，她却要我敲得重一些，并说"敲打"后非常舒服。后来我才知道，中医的推拿与西医的理疗（近来又叫康复医疗）原理相通。再后来分工明确了，专业的手术医生被称呼为"surgeon"，就是现在的外科医生。至今，在一些英联邦国家，外科医生仍被称呼为"先生"（Mister），而不是"医生"（doctor）。

几百年以来，外科在传统医学界的地位一直低于内科——人们认为只有内科医生才是医生，拥有学问；而外科被称为"理发匠的技艺"，甚至被贬为手工技巧而非科学。在 20 世纪初，随着解剖学、生理学研究的进展，以及外科手术中消毒、麻醉、止血、输血等技术的产生和进步，现代外科得以逐渐深化及完善，那些能手术切除某个脏器的外科医生被认为是非常了不起的，并开始被人们所推崇。我年轻时也渴望成为一名外科医生。

1962 年我从南京医科大学毕业后留在附属医院，当时大学的副校长刘燕公先生就是外科医生，据说他的外科技术就是阑尾切除术，而外科主任马允平先生的水平就更高了，已经能做肠道与胃切除的手术。当然，同一时期，外科在泌尿、胸、脑、骨与关节等方面也都有了很大的进步。

三、介入放射学的兴起

"介入放射学"是在 20 世纪 60 年代开创的一门新医学，英文名称为"Interventional Radiology"，而它的中文名称一直存在争议。最早，天津的贺能树与吴恩惠教授将其翻译为"介入放射学"，上海的荣独山与林贵教授等翻译为"手术放射学"，王钟祺教授与我也同样译为"手术放射学"，但是最后确定为"介入放射学"。

最初从事介入放射学的是放射科医生。随着介入放射学的发展，这些介入医生继续留在放射科对介入事业的进步非常不利，就像铁路运输、内河运输、公路运输甚至航空运输总是要分家一样，因此，我在全国学术会议上带头呼吁分家。虽然至今并未彻底分家，但在临床工作中这种想法已被认可，许多医院都设有独立的介入科，许多省市都成立了独立的介入学会。我趁机就将"介入放射学"改名为"介入医学"，并且从临床医学治疗方式诞生的历史先后出发，把内科治疗称为第一临床医学，把外科治疗称为第二临床医学，介入医学称为第三临床医学，以示与内科和外科的区别。

那么，具体来说，第三临床医学究竟研究什么病呢？又是如何治疗疾病的呢？有什么优点呢？与内科、外科有什么区别呢？说来话长，请继续阅读。

（李麟荪）

X 线的发现及应用：发现不研究，等于没有发现

"发现"比发明重要，但是并不是所有的发现都体现出价值
只有当"发现"被认真地研究，并被人类所利用，才有价值

一、伦琴发现了一种射线——X 线

能够成为一门医学科学，那介入医学就不是简单产生的，它产生前肯定有很多前提，我们将逐段把故事介绍给你。

1895 年 11 月 8 日，德国物理学家伦琴（Wilhelm Conrad Röntgen）（图 1A）发现了一种射线，他暂时称它为"X 线"。

我从文献中获知，在伦琴射线被发现以前，英国物理学家克鲁克斯在研究球管时已经发现了这种射线。他写了一份报告给导师，但是他的导师没有重视，还把这份报告放在抽屉里，没有继续研究，直到伦琴发表了他的论文 *On a New Kind of Rays*。所以说，发现而没有思考、研究，就没有创新的机会。

伦琴观察到这种射线能透过某些物质，却被另一些物质所阻挡，于是伦琴用它为他的夫人拍摄了一张手部 X 线片（图 1B）。

当时，这一发现引起了轰动，首先响应的是医学界。直到现在，我们还用 X 线作为人体检查的重要工具。为此，伦琴于 1901 年获得了第一届诺贝尔物理学奖。X 线也被命名为伦琴射线。

那么 X 线技术与第三临床医学有什么关系呢？这还要从一些基础知识讲起。

二、X 线被用来观察人体内部器官

西医不同于中医，它是实验医学，通过解剖学去认识人体，通过病理学与细菌学等认识疾病，任何化学、物理学、生理学、心理学等的最新研究成果都会被医学拿来应用。因为世界上，人的生命是最宝贵的，X 线的发现立即被应用于医学事业上，也是不言而喻的，因为它可以用来观察人体内部器官是否患病。

单纯用它来诊断骨骼的病变是比较容易的，直接拍一个 X 线片就可以了。但是，用 X 线检查人体内部的器官可不是那么容易的，因为 X 线透过人体后最终显示在屏幕上的影子，是根据体内组织器官的物质密度来决定的。譬如，骨骼的密度高，透过的射线就少；肌肉和水次之，透过的射线就稍多；脂肪更次之，透过的射线就较多；空气密度最低，透过的射线量最多。放射科医生就是根据射线透过人体后留下来的影子判断器官有无病变的（图 2），如果把透视的光线拍成照片，黑白正好相反。当然这种诊断很难做，所以那时候能够看 X 线片的医生很受人们尊重。

三、通过造影能显示更多的脏器病灶

为了能看到胃肠、胆、肾脏或子宫

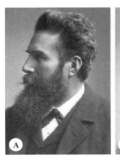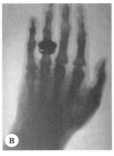

▲ 图 1　A. 伦琴；B. 伦琴夫人的手部 X 线片

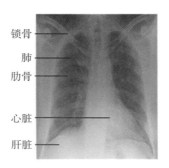

▲ 图 2　胸部 X 线片

等器官的内部是否有病变，放射科医生通过注入一些药物（我们称为对比剂），从而把病灶显示出来，这种方法被称为造影。

图 3A 是未做造影的腹部 X 线片，除了骨骼，你能看什么吗？图 3B 是让患者服用硫酸钡以后照的片子，可以看到白色的对比剂，右上段的是胃，左下段的是肠道。放射科医生就可以从影子上判断是否有病变。

但问题是，做胃肠道造影比较容易，让患者把对比剂吃下去就可以检查了，而要做血管造影，就很难了。

1927 年，Santos 想办法让患者俯卧在检查台上（图 4A），他用一根很长的针直接从背部刺进去，向人体内最粗的血管（我们称为主动脉）穿刺。估计好穿刺的角度，从背部向内侧方向斜

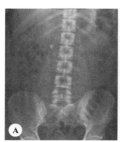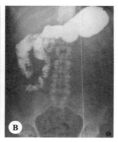

▲ 图 3　A. 腹部 X 线片；B. 胃肠造影片

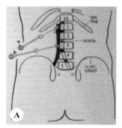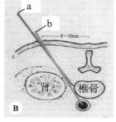

▲ 图 4　A. 背部正位图；B. 横断面图

穿（图 4B）。为了避免损伤肾脏，往往先向内侧穿刺（图 4B，a），碰到骨骼（腰部的椎骨体），然后退出一点，再向外移开一些，再向前就能穿刺到主动脉了（图 4B，b）。

穿进主动脉时会有血从针尾喷出，这时快速注入大量（30ml 以上）对比剂，并连续拍摄 X 线片，就可拍到腹部大动脉及其以下的分支。图 5A 所示的白色为腹主动脉，向下分叉为左右髂动脉，这是正常的图像。图 5B 显示白色主动脉在下腰部消失，表示它的下段血管都已阻塞不通了，对比剂不再向下流动，而向主动脉上段的分支流动，说明病变位置在此。

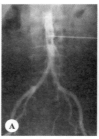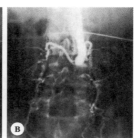

▲ 图 5　A. 主动脉与分支；B. 主动脉下段阻塞

我们可以想象，这种穿刺方法对医生与患者来说都是一种负担，因为风险很大，而且很费时间。

尽管 Santos 的方法很不完善，但毕竟引起了关注，于是有很多人开始想办法进行改进。我们将在后面的内容中详细讨论。

（李麟荪）

现代临床医学有赖于基础科学：科学没有一枝独秀

现代科学技术是由许多科学家通过一点一滴的努力创新而形成的

一、造影术与对比剂的开创研发

发现 X 线不久，人们就认识到，将某种特定物质引入人体某一部位后，在 X 线下摄影，就能够清晰细致地显示这些部位的结构状态。

1896 年 1 月，瑞士人 Haschek 和 Lindenthal 将 Teichman 混合液（钙、碳酸盐、石油及硫化汞）注入截肢后的手部血管内，开创了首次血管造影（图 6）。1898 年，Cannon 对血管做了描述，提示用可吸收 X 线物质对血管做造影。1920 年，Orrin 在尸体上做了脑血管造影（图 7）。

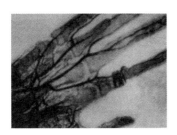

▲ 图 6　离体手部血管造影

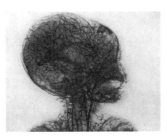

▲ 图 7　尸体脑血管造影

在前人的基础上，1923 年，Berbench 和 Hirsch 报道了用 20% 溴化锶作为对比剂，在活体人身上做了首次上肢静脉造影（图 8）。

1924 年，Barney Brooks 采用碘化钠做了人活体下肢动脉造影（图 9）。1927 年，葡萄牙里斯本大学的神经外科医生 Egas Moniz 和 Almeida Lima 用 25% 碘化钠水溶液做了人活体脑血管造影（图 10），造影当时无并发症发生，但由于患者患有癫痫与半身瘫痪，造影 2 天后因持续性癫痫死亡。

1927 年，Santos 用长针直接穿刺做主动脉血管造影（用 100% 碘化钠）来显示腹部脏器血管和双侧髂动脉。虽然碘化钠的毒性很高，但这一对比剂却用了数十年。

1930—1945 年，将二氧化钍用于造影非常盛行，但并发症仍较高，如诱发胆管癌、白血病。在 1920—1940 年，

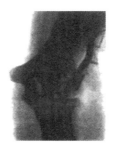

▲ 图 8　上肢静脉造影

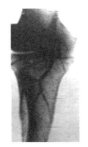

▲ 图 9　活体下肢动脉造影

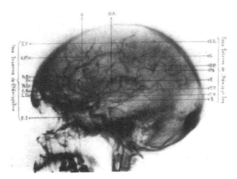

▲ 图10 活体脑血管造影

使用的对比剂还是有明显的毒性。在寻找安全的对比剂过程中，有些患者甚至牺牲了自己的生命。直到现在，人们仍然在研究最佳的对比剂。

钍对比剂是一种包含放射活性复合物二氧化钍（ThO_2）的悬浊液，这种物质在1930—1945年曾作为动脉对比剂。由于它具有良好的不透X线特性及相对较低的急性和亚急性并发症的发生率，一度被认为是理想的血管造影对比剂。

注入人体后，这种药物会分布到肝脏、脾脏、淋巴结和骨骼中，被这些部位吸收，然后会在人体内永久残留。钍对比剂的生理半衰期大约是22年，也就是说22年以后钍还有一半残留在人体内，排泄越慢对人体越有害。世界上有200万～1000万人曾经用过钍对比剂。

据后来了解，用过钍对比剂的人群患肝细胞癌或胆管细胞癌的概率是正常人群的100倍，患白血病的概率为正常人群的20倍。其中，样本量最大的流行病学研究得出的结论，在德国人中，接受过钍对比剂的人群其预期寿命的中位数比正常人少14年。

直至近30年，非离子型与等渗（iso-osmia）对比剂出现，造影的安全性才得以基本解决。

二、器械的开发

据说1656年，英国牛津大学的Christopher Wren用自制的注射器将吗啡注入狗的体内，这是历史上首次将药物注入血液的实验，并因此获奖，但是因资料被窃而未发表。那时候的器械在现在看来是非常"可怕"的，就在当初也是异常惊人的。

到1667年，西方的医生认为生病是因为血液太浓了，为了稀释患者的血液，John Daniel Major研究了世界上第一代有记录的注射针与注射器（图11），现在看来简直不可想象。

真正的金属针是在1841年由Jophar Jayne获得专利并生产的（图12），以后很快得到改良。

导管（catheter）来自古希腊医学。公元前400年前就有了古希腊医学，他们用动物膀胱做输液袋，通过金属导管（图13）把营养液注入到直肠内。

在罗马时代，人们用银、铜、铅等做成管子用来导尿，导管被弯成不同的弧度，但是都太硬了。18世纪早期，泌尿科医生Auguste Nelaton（图14）设计了橡胶导管（图15），用来解决患者的排尿困难。

1846年，Mercier在导管前段设计了两个弯度，并且设计了金属的管芯，根据患者的情况可以弯曲成形，协助导管插入体内。同年，Benique设计了一

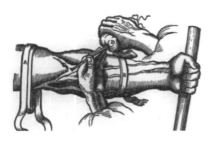

▲ 图 11　John Daniel Major 发明的注射器

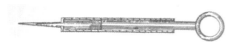

▲ 图 12　1841 年的金属针

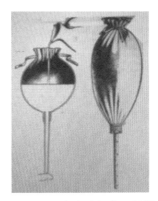

▲ 图 13　输液袋与金属导管

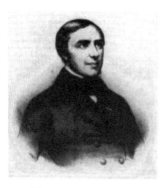

▲ 图 14　Auguste Nelaton

种橄榄头的导管，用来扩张尿道。

1855 年，法国医生 Reybard 设计了一种球囊导管（图 16），用来扩张狭窄的尿道，包括前列腺肥大引起的排尿困难。

关于导丝的研制，我们将在后面再做讨论。故事很多，只能介绍一些有历史意义的例子作为说明。

三、X 线机的改良

伦琴使用的 X 线机的管电压只有 40～50kV，电流强度仅有 1mA，当时拍摄一张手的 X 线片要用 30 分钟到 1 小时。

1910—1925 年，由于考林杰发明了热电子 X 线管，Bucky 发明了滤线栅，纳斯科开发了变压器式高压发生装置，随后防电击、防散射型 X 线机，三相高压发生器，电容充放电 X 线装置，旋转阳极 X 线球管等相继出现，才使血管造影有了可能。

其中，高频化（高压发生器）是采用高频（2～100kHz）逆变技术，使

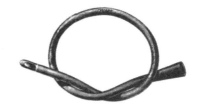

▲ 图 15　橡胶导管

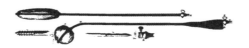

▲ 图 16　Reybard 球囊导管

X线管电压由低频（50Hz）脉冲变成中频或高频（100~18 000Hz）脉冲，再转换成高压准直流（纹波为10%~20%）脉冲。由于中频电压脉动量小，它提供的X线质量与三相十二峰相当，这极大地提高了输出X线的质和量。因此曝光时间短，皮肤剂量降低了40%，X线有效剂量提高了65%。

与此同时，由于采用了电子闭环控制，实时修正误差，因而提高了精度、重复性及可靠性。高压建立时间也缩短到毫秒以下，最短曝光时间可达1毫秒，提高了图像的时间分辨能力。而X线装置由于高压变压器铁芯截面随工作频率的提高成比例地减小，变得更轻更小。

1913年，大功率旋转阳极X线球管的问世，使X线成像的质量有了明显提高。

20世纪50年代初，X线影像增强器的出现，以及X线电视、录像和间接动态摄影技术（如心血管造影等新技术）的出现，解决了动态检查、影像再现等问题。

由于采用间接摄影方式，X线电视系统或脉冲录像装置，以及其他高效能荧光转换器件（稀土增感屏、高灵敏感光胶片）、X线防护措施也更加完善，降低了对医务人员和受检者的照射量，对介入医学的兴起提供了极大的帮助。

而以后的X-CT影像、超声影像等设备也成为介入技术的医用工程设备。

目前，介入放射学采用影像减影的方法，可以将造影的影像显示得特别清楚。比如，我们对着空无一人的街道先拍一张片子，然后看到来了一辆汽车，再拍一张。我们可以把前面一张片子的负片（黑白完全相反）与后面一张片子的正片重叠在一起，再把它显示出来，就会看到底片上仅有一辆汽车，这就是减影的方法。假如我们把道路作为血管，汽车作为异物，用这种减影方法我们就能看清楚血管内的异物了。

图17A是减影下通过导管注入碘油以栓塞肝癌的X线片。图17B是未减影的普通X线片，可以见到肋骨、含有碘油的肿瘤（肝癌），上面明亮的部分是肺，右上灰色部分是心脏，最右侧的一排是脊柱，最下方明亮的部分是肠腔内气体。

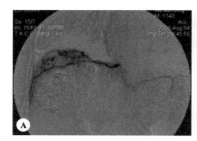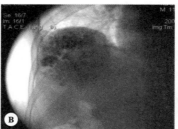

▲ 图17　碘油栓塞肝癌显影图

A.减影片仅见导管与碘油；B.未减影片可见碘油和肿瘤、骨骼与空气等

（李麟荪）

医学家的崇高与受辱：最后荣获诺贝尔奖

能够拿自己做试验的医生，本身就是一个好医生

一、一位被误识并受辱的医生

20 世纪初，人们对心脏功能还不是很清楚。虽然通过尸体解剖，医学界已经了解了心脏的结构，但是不知道在活体人身上，它是怎么工作的。福茨曼（Forssmann）医生（图 18）为了研究心脏工作情况，他当然不可能在患者身上做研究，于是，他就用自己的身体来做实验。他请其他医生将一根消毒的导尿管从自己的左臂静脉插到右心房。然而导管越往里送，越危险，他的助手感到害怕了，不敢再插入。这时，福茨曼自己将导管继续插入，估计到右心房的深度。然后他走过一段楼梯来到放射科，拍下了医学史上第一张心导管胸片（图 19）。

此后不久，福茨曼又相继在自己身上试用多处外周静脉，做了 9 次右心导管手术。他还将浓缩的碘化钠溶液经导管打到心腔里，拍摄了第一张右心室造影片。同年 11 月 5 日，他就此发表了一篇论文（图 20），但学术界对此没有认识，并未获得响应。1931 年 4 月，他在德国外科学会上做的报告也没有获得医学界的认可和重视。

尽管福茨曼具有自我献身精神，在自己身上做了世界上第一例心脏插管造影术，但没有得到同事的支持和理解，论文的发表甚至给他自己带来了麻烦。

他刚刚受聘于夏里特医院的医生，为此被解雇了。当时医院的主任这样侮

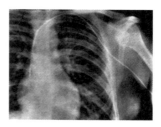

▲ 图 19　医学史上第一张心导管胸部 X 线片

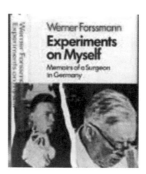

▲ 图 20　福茨曼发表的论文

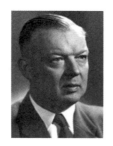

▲ 图 18　福茨曼医生

辱他说："靠这些小把戏你可以在一个马戏团获得教授资格，但不可以在一个德国医院做医生"。于是他被迫离开这家医院，并中断了本来不该中断的研究。

幸好他撰写的几篇在自己身上做实验的论文，推动了后人对此开展进一步研究。1956年，因为在心导管检查研究方面的卓越成就，福茨曼和Cournand、Richards共同获得了诺贝尔生理学或医学奖。

二、他终于获得了诺贝尔奖

福茨曼最后获得了诺贝尔奖（图21），但并不是他自己实现了最终的成就，而且这一研究停顿了12年，与他同时获奖的Cournand、Richards是在阅读了他的自体实验论文后，在此基础上发展和精化了这一技术。对一位有理想、有牺牲精神的学者来说，不能不说是一个莫大的遗憾。如果当初有人支持他，对于医学来说，这一进步将会提早12年。

科学家的自我牺牲精神在我国也早就有着相似的例子。几千年前，传说有

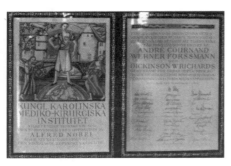

▲ 图21 诺贝尔奖证书

位神农氏，他是华夏太古三皇之一。传说中他是中国医药的发明者，他尝遍百草，遇七十毒，尝出了三百六十五种草药，写成《神农本草经》。所谓"遇七十毒"，就是说他在尝草药时自己被草药的毒性攻击过七十次之多。

不仅是古人，就以当代诺贝尔奖获得者屠呦呦为例，也同样如此。据中国中医科学院中药研究所原所长姜廷良研究员说，在做青蒿素的动物实验时，曾发现屠呦呦有一过性转氨酶升高等现象。在药物提取过程中，屠呦呦和她的两位同事决定亲自试服，证实了药物的安全性，然后才投入临床给患者服用。当时的科研条件简陋、环境很差，盛放乙醚浸泡青蒿的大缸，时时发出刺鼻的气味……后来，屠呦呦得了中毒性肝炎。

我们无意考证神农氏的身份，也不必去翻阅屠呦呦的病历，他们这种精神体现了中华儿女千百年来崇高的从医精神与医德品格，都是我们应该学习的榜样。

由于医学职业人员精神的高度紧张，以及治病手术中的高度风险，不少医生昏倒在手术台上，最懂得养生与治疗的医生自身平均寿命并不比普通人高，优秀的医生英年早逝的例子并不少见。笔者想起自己的同学、我院外科医生钱耀文（50多岁）和另一位年轻且非常优秀的我院泌尿科医生钱立新（40岁）分别在去外地为患者会诊的途中因车祸而亡的情景，心中无限地悲切，而几年后另一位优秀的泌尿科医生殷长军

刚过 50 岁就因病去世。只有那些被他们救治后好转的患者，再来找他们复诊时才会为他们的逝去而叹惜，但愿普天下被他们救治过的患者都能感恩他们的付出，学习他们的精神，共同回报这个中华大地。

当一次传染病暴发时，冲在最前面的就是医务人员，他们是疫情期间的逆行者，是风险最高的群体。SARS 也罢，COVID-2019 也罢，吹哨也好，治病也好，最初牺牲的人中间都有他们。

我无意离题发挥，但是医学生必须明白：医者就应该是天使。

（李麟荪）

改进造影方法获诺贝尔奖提名：赛丁格穿刺法

"实用、有效和简单"，赛丁格继承了他祖父的主张

一、想做血管造影，造影导管怎么放到血管中

也许大家都已知道，在颈部与大腿根部都可以摸到血管搏动，那为什么血管造影时不在那里注入对比剂呢？问题在于，如果在那里注射进去，对比剂就会随固定的血液流动方向流向血管的远端。譬如，从颈部动脉（图 22）注射的对比剂只会流向头部，而不会进入到其他我们想要显影的血管中。如果要看到我们希望显影的血管，必须放入一根管子，延伸到想要显影的血管里进行造影。那么，管子又怎么放进去呢？最原始的办法是外科手术，切开皮肤，找到血管后切开血管（图 23），把管子放进去。

然而这个方法非常麻烦，要切开皮肤，找到血管后把管子放进去，造影后拔出管子，还要把血管缝好，既要不漏血，又要防止术后狭窄。最后再一层一

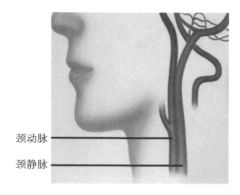

颈动脉
颈静脉

▲ 图 22　颈部血管

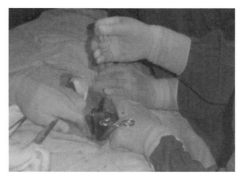

▲ 图 23　外科切开动脉并缝合的术中照片

层地把组织与皮肤缝好，还要防止感染发炎等，很麻烦。而且放进去的管子如何在血管内进到我们要找的那支血管，仍是很大的学问。

直到1941年，Farinas报道称，先手术显露大腿根部的股动脉（图24），然后再用针管穿刺股动脉，将导管（就是前面说的管子）通过针管插进去，从股动脉插入到主动脉。但这种方法耗时长、操作麻烦，能够插进穿刺针的导管很细，无法做到每秒钟注入25~30ml以上的对比剂。

二、许多前人都在苦思冥想

1953年，一位叫赛丁格（Seldinger）的瑞典医生看到了Jönsson在1941年的报道。Jönsson将内外两根金属管紧密地套在一起，外管是圆钝的，内管较长，针头有一锐利的斜形尖端以便穿刺，另配一根银质导丝（一种稍粗的金属丝）。先将内外金属管套在一起后穿刺。进入血管后见血喷出，则退出内管，把导丝经外管插入，然后顺着导丝将外管推进，退出导丝后用外管造影。问题是金属外管不可能转弯，所以它不可能插入很深，又不可能拐弯，所以问题仍未解决。

10年后，也就是1951年，Donald等用粗针带一针芯穿刺颈总动脉（我们在颈部能摸到的血管，见图22），穿刺到位后，退出针芯，从针管内插入导管。他并没有改进什么，只是换了个位置穿刺、造影观察脑血管，问题仍然是针太粗，会损伤动脉。

同年（1951年），Bierman等用6~9F（直径2~3mm）的导管，由外科医生切开动脉后插入。这种方法前面说过很麻烦，不过，他事先把导管前端先弯成弧形，这样导管进入血管后通过旋转，就可让它进入血管的分支。

那一年，Tillander研究的方法更复杂，他用磁性铂金作导管头，导管头分成几段，每段有20°的弯曲，外加强大磁场，透视下诱导它们进入分支。他用狗和尸体做了研究，但最终未用于患者，因为这种方法既复杂又昂贵。

1952年，Rappaport为了让导管头端能够弯曲，可以选择性地进入血管，研制了缠绕性的导丝（在金属丝外缠绕一层像弹簧似的细金属丝，这是后来导丝的雏形）与导管一起插入血管操作。这样，他不是事先弯曲导管，他弯的是金属导丝，因为金属的弹性好。进入人体血管后，先把细导丝插入血管分支，再顺着导丝，推送导管。虽然他仍没有真正解决问题，但他在导管与导丝的研究方面有了很大进步。

其实，在Seldinger穿刺法出现以前，已经有了一些苗头。比如，前述的Farinas和Donald的方法是通过穿刺

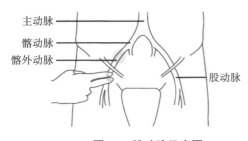

▲ 图24　股动脉示意图

主动脉
髂动脉
髂外动脉
股动脉

针插入导管的，Jönsson 则使用了导丝，只是这些方法各有不足。于是赛丁格想到在导管的侧方打个孔，把针从侧孔插入，从导管头端穿出（图 25）。导管的头端被加工成缩细状，能紧紧地裹住穿刺针的前端。当穿刺针插入血管后，就把导管也带了进去，导管往血管里面送，退出穿刺针。显然，这种导管明显比以前从穿刺针里面放进去的导管要粗，这种方法较之前有了很大进步。

三、一秒钟的灵感

但是，这位来自瑞典的赛丁格（图 26）仍旧感到不满意。最终在 1953 年，他在前人积累的研究中做了改进，创造出赛丁格穿刺法。后来，据他说，那时他手里拿着穿刺用的材料，不到 1 秒钟的灵感，突然"想出"现在的方法。

读者可以想象，前人为现在的医学

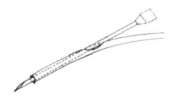

▲ 图 25 侧孔进针的方法

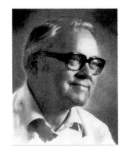

▲ 图 26 赛丁格（Seldinger）

事业做了多少努力，就这样一个小动作都研究了那么多年，我们应该感到，目前的进步是多么地来之不易！

我认为，不是每个人用 1 秒钟就能想出好办法来的，这种灵感只能出自有钻研精神的人，对前人做的研究有深入的了解，非常熟悉各种方法的优缺点及各种器械的性能，经过反复思考才能一下子灵光一现、茅塞顿开。

我为什么要介绍这些枯燥乏味的过程给读者，那是因为从中可以体会发明创造的思维，了解创新者的苦与乐，投入到自身工作的创新中去。读者可能仍不太理解赛丁格穿刺法，图 27 介绍了这种方法的详细步骤。

至此，赛丁格穿刺法取代了切开插管法。这一方法非常简单，只需几分钟就能完成，手术结束后只要拔除导管后压迫一刻钟，包扎一天就可以了。从此，血管造影非常简单，也就广泛开展起来了。

后来，有人说为了表彰赛丁格，曾提名他为诺贝尔奖的候选人，我未做

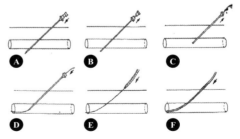

▲ 图 27 赛丁格（Seldinger）穿刺法

A. 先用细穿刺针经皮穿透血管；B. 拔出针芯；C. 后退针管至针尖在血管内，见到有血液喷出；D. 插入导丝；E. 退出穿刺针；F. 导管经导丝插入血管，退出导丝

查实。不过他荣获了北美放射学会的奖励，成为荣誉会员。

现在，每当我们手术结束后写报告时，都会写上："按赛丁格穿刺法插入导管……"。他的名字常被人们提及。

直至 1974 年（约 20 年后），才有一位叫 Driscoll 的医生做了改良（图 28）。方法很简单，他用没有针芯的穿刺针，穿刺方法也做了调整，不再穿透血管后壁，只穿过血管前壁，只要针头穿过血管前壁，就有血液从针尾喷出，此时立即从针尾插入导丝。接下去的操作就与赛丁格穿刺法相同。

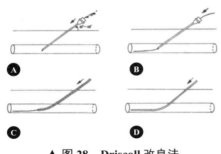

▲ 图 28　Driscoll 改良法

A. 不再穿透血管后壁；B. 插入导丝；C. 退出穿刺针，插入导管；D. 退出导丝

这样是否更安全、更简单？为什么这么简单的动作，赛丁格却不了解呢？

我想这不是赛丁格没有想到，而是那时候的穿刺针，没有后来的针锐利，所以必须用强力穿刺，这样就要穿过血管的前后壁。如果看赛丁格的论文原图（图 29）就可以明白了。

赛丁格很少写论文。他说："论文不在于多少，而在于质量"。我非常同意赛丁格的这一论点。目前论文很多，但是，真正有创新的比例很少。

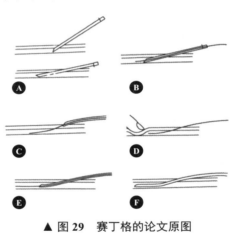

▲ 图 29　赛丁格的论文原图

（李麟荪）

一起医疗"事故"造就冠状动脉造影：把事故变创新

医生也难免会出现意外，如能从中吸取教训，或仍不失为良医

如能从中发现一些意外收获，或可像本例那样开拓出创新典范

一、为了研究心脏病，必须了解冠状动脉

我们知道，心脏的左心房接受肺静脉输送过来的肺部新鲜血液，再把它送到左心室。之所以称它为新鲜血液，是因为右心房接受来自全身的静脉血，经过右心室并通过肺动脉把它送到肺内，

在肺部吐故纳新，排出了二氧化碳而吸收了氧气。然后回到左心房，通过左心室发出的主动脉输送到全身各个脏器。如此循环不息。

那么，心脏依靠什么血管来营养自己呢？它是由主动脉上的第一个分支——冠状动脉得到营养的。冠状动脉有两支，一支为左冠状动脉，另一支为右冠状动脉（图30）。

我们知道，以前人们是很怕做心脏造影的。福茨曼（Forssmann）医生因为将导管插到自己的右心被医院开除了。

但是为了治疗心脏疾病，又不得不做冠状动脉造影，于是，有人就把导管放在主动脉窦（主动脉起始的膨胀处），也就是说放在冠状动脉附近（图31），注射大量对比剂做造影。当时没有人敢把导管放到冠状动脉里面造影，因为怕引起心脏停搏或心跳紊乱。

二、谁也不敢把对比剂注入冠状动脉中

早在 1951 年，多特（Dotter）就先

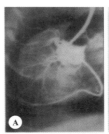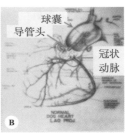

▲ 图 31　冠状动脉造影

A. 将导管放在冠状动脉附近造影；B. 多特用球囊导管阻止血流，让对比剂进入冠状动脉

后研究了两个本质上一样的球囊导管，通过上肢血管把球囊导管放到主动脉起始部。到位后，把球囊充盈起来，在球囊的前端注入对比剂，让对比剂能多进入冠状动脉一些（图31）。

不过这是他在狗身上做的实验，他做了七八次实验，手术是成功的，也没造成狗的死亡。尽管多特热于将这一技术运用到人体上，但他还是担心造影剂注入冠状动脉过多后会出现心跳紊乱，最后还是没敢用于人类。

1963 年，斯特劳勃（Straube）和多特又报道了一种通过下肢动脉放到主动脉的球囊导管（图32），但是还没来

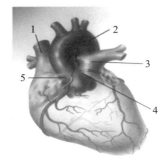

▲ 图 30　心脏与大血管

1.上腔静脉；2.主动脉；3.肺动脉；4 和 5. 分别为左、右冠状动脉

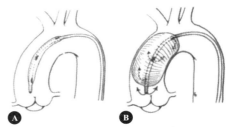

▲ 图 32　通过下肢动脉放到主动脉的球囊导管

A. 球囊导管放到主动脉；B. 膨胀球囊后注入对比剂

得及应用，更好的选择性冠状动脉造影已经开始了。

似乎人们在选择性冠状动脉造影成功之前就没有好的办法，所以继续把导管放在主动脉的起始部做造影。

1959 年的某日，Mason Sones 在给一位患者做主动脉造影时，无意中将导管放在冠状动脉里，造影时大量造影剂直接注入右冠状动脉（图 33），致使患者右冠状动脉一次性快速地接受对比剂达 30ml。Sones 反应十分敏锐，他一边喊助手撤出导管，一边准备开胸按摩抢救患者，因为他认为患者一定会心跳紊乱。

幸而他发现患者只是暂时的心脏停搏，于是他叫患者咳嗽，让心脏受到挤压，把对比剂排出去，这时患者仍很清醒，通过反复咳嗽，心率逐渐恢复正常。

三、这次事故诞生出一位冠状动脉造影之父

Sones 虽然非常后怕，但是大师的思维与平常人就是不一样，也许一般人就此放弃了，不敢再做造影，而他却据此推测，既然患者能在这次事件中幸存，说明注射适量的对比剂进行冠状动

脉造影可能是安全的。

于是他设计了两种导管（图 34），外径为 2.7mm，在头端 5cm 处逐渐缩小到 1.6mm，并且很软，可以弯曲，也可分别插到左、右冠状动脉内。图 35 是他想象中的造影方法示意图，事实上也的确如此。后来大量的基础试验和临床研究结果证明 Sones 的推断是正确的。

就这样，现代冠状动脉介入技术正是从这一偶然事件中开始的。作为大师的他抓住了机会，开动了脑筋，不是退却，而是利用机遇，改进方法，通过自己的研究，设计了合适的导管，成功地开展了这项人类想做而没有做过的事业，于是 Sones 成了冠状动脉造影之父。

一些偶然的事，发生在不同人的身上会产生不一样的效果。例如，一个苹果落在牛顿头上，使他想起为什么苹果

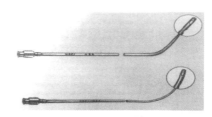

▲ 图 34　Sones 导管（圆圈内放大图可见侧孔）

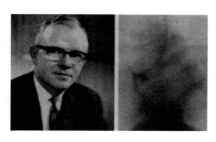

▲ 图 33　Sones 和他的第一张冠状动脉造影片

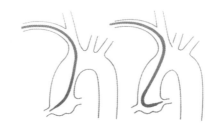

▲ 图 35　导管分别插入右冠状动脉和左冠状动脉内

不是飞到别的地方。通过刻苦研究，任何物体最后都是落向地面，于是他提出地心引力的规律，少年时代的牛顿就成了科学家。不像莫扎特那样表现出令人惊叹的艺术天赋，他的成功全在于善于思考、勤奋与努力。虽然牛顿没有拿到诺贝尔奖（他去世时还没有诺贝尔奖），但是他至今仍是世界上十位顶尖物理学家中排在第一位的伟大物理学家。

青霉菌的发现也是偶然事件。在弗莱明培养葡萄球菌的器皿里，长出一团青色的霉花。他的助手说："这是被杂菌污染了"，要把它倒掉。弗莱明却仔细观察，发现青色霉菌的周围，有一小圈空白，本来在这里生长的葡萄球菌消失了。他想到的是这种青霉菌的分泌物把葡萄球菌杀灭了。弗莱明对它进行了试验，证实了他的想法。佛罗理和钱恩看了弗莱明的论文，生产出可以应用于杀菌的青霉素，他们三人共同获得了诺贝尔生理学或医学奖。

我们再回到正题。上文说到 Sones 发明了冠状动脉造影，但是他却坚持不采用赛丁格的穿刺方法插管，而且他也不觉得他的导管有什么缺点。

1967 年，多特的助手 Judkins（图 36）采用赛丁格穿刺法插管，进行选择性冠状动脉造影，并且改良了造影导管，使这一技术进一步完善，从而得以推广应用，成为心脏造影诊断方面发展的重要里程碑。虽然 Sones 被称为冠状动脉造影之父，但事实上后来很多医生都是跟随 Judkins 学习的。

Judkins 的造影导管被沿用至今。20

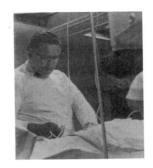

▲ 图 36 Judkins

世纪 80 年代，笔者就曾用此导管完成了南京医科大学附属医院的第一例冠状动脉造影。一次成功，体会很深。

图 37 所示就是 Judkins 设计的导管。图 37A 中，左侧导管是专门插入左冠状动脉的，右侧导管是插入右冠状动脉的。虽然都是冠状动脉，靠得很近，但导管形状却截然不同。所以，导管并不可以任意弯曲，它的定形是依据血管形状、走向、开口位置与角度、导管材料的特性等来决定的。图 37B 为导管的设计图。

图 38 展示了 Judkins 导管的插管

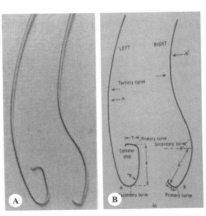

▲ 图 37 Judkins 设计的导管

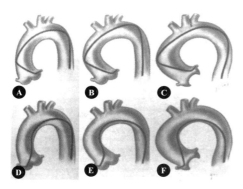

▲ 图 38　Judkins 导管插管方法

A 至 C. 左冠状动脉的插管过程；D 至 F. 右冠状动脉的插管过程

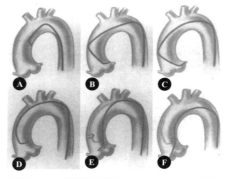

▲ 图 39　对不同体型的人，Judkins 导管的形状不同

方法。图 38A 至 C 是左冠状动脉的插管过程，Judkins 设计的导管非常巧妙，顺着方向导管就可直接到达左冠状动脉；图 38D 至 F 是右冠状动脉的插管过程，导管顺着方向到达主动脉根部时，必须用巧劲旋转，如果方向对，手上功夫巧，导管头能很顺利地滑进右冠状动脉。由于各人的体型与主动脉的宽度不同，需用不同型号的导管插入。图 39 为不同宽度的主动脉弓，造影导管也要采用不同型号，以适应需要。进到冠状动脉后，手推对比剂就可见到造影图像。

我们在这里让大家看一下冠状动脉造影图（图 40 和图 41）。

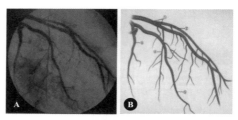

▲ 图 40　左冠状动脉造影图（A）及其线条图（B）

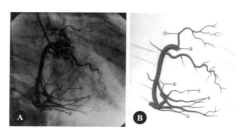

▲ 图 41　右冠状动脉造影图（A）及其线条图（B）

（李麟荪）

第2章　介入医学的奠基人

先有异想天开，才有发明创造

嫦娥梦想了千年，终于奔月了

一、好医生关心的是患者

20世纪50—60年代，西方国家因饮食结构不当，很多人体内大量脂肪沉积在动脉壁上（医学上称作动脉的"粥样硬化"）（图42），这就造成血管内腔狭窄或阻塞。一旦血管严重狭窄或阻塞了，血管里血液流动就会受到阻碍，不能对器官正常供血，就像一个城市没有了水或电会瘫痪一样。发生在人体时，器官就会缺血，这个器官就发病

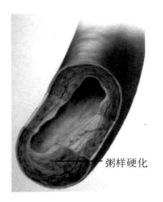

▲ 图42　粥样硬化

了。假如发生在腿部的血管，就会引起小腿疼痛、变冷，甚至溃烂。很多糖尿病患者的"烂腿"就是这样，非常痛苦。

那时候这种"烂腿"无法治疗，外科医生的治疗很简单，就是把腿锯掉。为了确定锯腿的部位，他们会请放射科医生对患者做血管造影，看血管的哪一段阻塞了，他们就在哪里锯掉。

自从穿刺法改进后，大量患者到放射科去做血管造影，很多烂腿被锯掉。本来，放射科医生是不负责治疗的，做好造影后告诉外科医生，血管阻塞的部位在哪里，就算完成任务了，然后由外科医生去截肢。

二、多特关心的是烂腿不要被锯掉

1963年，美国俄勒冈的多特（Charles Dotter）就是一位很人性化的医生，他觉得把患者的一条腿锯掉，对患者来说损失太大。他想，如果能把狭

窄部位的血管撑开，使血流恢复，腿不就能保留下来了吗？可是用什么把它撑开呢？他想象在日常生活中，疏通下水管道的工人就是用长杆子把管道打通，让水管里的水流动的。人的血管与下水道原理上相通，问题是人的血管是软的，会被粗管子捅破吗？疏通后又怎么把狭窄的血管扩开来呢？

终于，有一天他想到用造影的导管，如果在这根管子外面套上一根粗管子，就可以把血管撑开。图43是为读者展示的扩张管模拟图。跟着细导丝放进一根8F的导管，然后在外面再套一根10F的扩张管，如果不够粗，再在外面加一根扩张管，达到把狭窄的血管撑开、扩大的目的，这叫同轴扩张管。

这一想法使他很兴奋，为实践其扩张动脉的想法，他制作了一个长而硬的导丝，它非常粗，但不柔软（那时多特用钢琴丝来做导丝）。多特在尸体上显露一根狭窄的大腿动脉，他的同事将导丝向下推入股动脉，穿过闭塞点，直到导丝出现在脚踝部位。多特在导丝上面放置一个小号导管并推进（如上所述），然后在小号导管上放一个大号导管。扩张血管的手术很成功，狭窄的血管是

可以再疏通的，这给了多特很大的信心。多特这样描述此次实验："也许这只是个想法，但任何情况下，我相信缓解动脉粥样硬化闭塞的最好方法是导管技术。"

三、他的想法获得欧洲医生的支持

1963年，在捷克斯洛伐克召开的放射学学术大会上，他把这一想法告诉了大家。根据当时捷克斯洛伐克学者罗许回忆，多特在结论中说，"血管造影导管不仅仅是一个用于被动观察的诊断工具，让我们使用想象力，它可以成为一个重要的外科手术器械"。多特的演讲在大会的允许下，一再延长时间，最后得到300多名与会者，包括许多著名的做血管造影的欧洲医生们长时间地起立鼓掌。有人说，"对于我们的观众来说，这就像是一颗炸弹降落"。原来，所有做血管造影的医生只有一个想法，为我们在临床工作的同事（内科医生和外科医生）提供一个准确的诊断，从而协助他们选择合适的治疗。谁也没有想到，放射科医生也可以使用导管和导丝治疗患者。出席学术会议的人甚至做梦也没想到多特的话将很快成为现实。

所以罗许说多特的研究文章是介入治疗史上具有里程碑性质的文献。

（李麟苏）

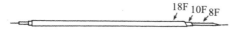

▲ 图43　同轴扩张管

介入医学需要伟大的贡献者：第一位患者

对医学事业做出贡献的不仅仅是医生，还有患者
第一个尝试新疗法的患者与医生无疑都是伟大的

一、是患者给了多特机会

上文讲到多特（Dotter）想把狭窄的血管打通，他将这个想法告诉了外科医生，但是外科医生根本不相信他。所以，一直没有患者找他治疗。

终于，多特的机会来了。1964 年 1 月 16 日，一位 83 岁的女患者，因左脚和脚趾疼痛并溃烂而住院，同时患者心脏功能差，卧床不起已 6 个月，外科医生要替她锯腿，可是患者却拒绝截肢，这使外科医生很为难。虽然多特医生早就告诉他，希望他介绍患者让他尝试扩张血管的治疗方法，但这位外科医生根本不想介绍患者给他。由于这个患者拒绝了外科医生的治疗方案，于是他就让患者去找多特试试，这就给了多特机会。他为患者施行了医学史上第一例扩张血管的手术。

这位外科医师预期这位患者手术后血管会完全堵塞，所以不让她出院。可是手术很成功，术后患者疼痛消失，烂掉的足趾脱落，伤口逐渐痊愈，患者能起床走动。最后，她依靠自己的双腿毫不费力地走出了医院，直到两年半后因为肺炎去世时，她的腿仍是完好的。

二、管道工给多特的启示

多特究竟是怎么做这个手术的呢？

从图 44 中我们可以看到，图 44B 最左侧是一根导丝，导丝是不锈钢制成的，它的外层是螺旋状的高质量不锈钢丝圈。这有利于它在血管内向各种方向弯曲，而不发生折曲。图 44B 的中间是一根塑料做的细扩张管，套在导丝上；右侧为粗扩张管，套在前一根导管上，这就组成了同轴导管装置。

扩张前（图 44D）血管严重狭窄。图 44E 为用细扩张管扩张后，血管已部分扩开。图 44F 为粗扩张管扩张后，血管完全扩开。图 44G 为术前足趾坏死情况。图 44H 为扩张血管后，创面愈合情况。

当年，多特在著名医学杂志 *Circulation* 上发表论文，他说，"动脉硬化性闭塞的发病率高且症状很重，现有的治疗方法很值得改进，非手术方法（指多特所用的方法）可能有效（他实事求是地用"可能"二字，因为病情不同，少数严重患者可能无效），能给患者提供一个继续与疾病共存的机会（它本身的原发病还在，而这个病引起的血管狭窄被解决了）。"

是呀！医生不是神仙，不可能医治好所有的病，如果能帮助患者减轻痛苦，与疾病共存，那也是成绩，何况能避免一部分患者因截肢带来的生理和心

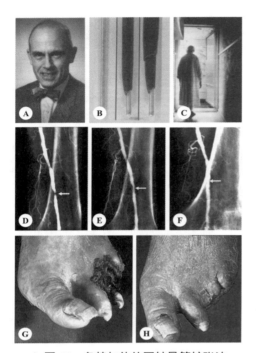

▲ 图 44 多特与他的同轴导管扩张法

A. 多特医生；B. 多特用来扩张血管的器械；C. 患者手术后症状消失，自行走出医院；D. 手术前血管造影见股动脉局部闭塞（白箭所指）；E. 第一次用较细的扩张管扩张后，造影见狭窄已有部分扩张，但还不够；F. 第二次用较粗的扩张管再扩后，造影见狭窄被明显扩张；G. 扩张术前，患者有三个足趾缺血坏死；H. 扩张术后，坏死足趾脱落，局部痊愈，避免了截肢

理创伤。

　　他把这种手术称为"腔内疗法"。所谓"腔内疗法"是指在血管腔内做手术，以区别于外科医生在血管腔外进行的治疗方法。

三、多特自制治疗器械

　　如果你有兴趣，我来告诉你什么是导丝（图 45）。钢丝圈内有两根细钢

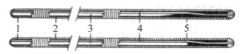

▲ 图 45 导丝的结构

1. 导丝近端；2. 外层的钢丝圈；3. 加强导丝芯；4. 安全导丝芯；5. 远端钢丝圈

丝，叫导丝内芯。其中一根较细，两端与外层钢丝圈的两端相焊接，使钢丝圈不至于在操作时被拉长而松开，当钢丝圈断裂时也不会飘落在血管内，故称为安全导丝芯。另一根内芯较粗，它的近端与钢丝圈近端（亦称尾端）相焊接，远端则不与钢丝圈相焊接，且较钢丝圈短。这一内芯的作用是加强导丝主体的硬度，称加强导丝芯，导丝的两端很光滑，因此不会损伤血管。导丝的主体部分质地柔中有刚，而前端没有加强导丝芯的一段很柔软，称柔软段。因为其柔软而有弹性，可避免损伤血管，且便于在血管内转弯而使导丝不易变形。

　　现在的导丝又有很大改进，并且品种很多，大多数原产于日本。

　　导丝的外径习惯上以英寸（inch）计，最常用的为 0.035 英寸，相当于直径约为 0.89mm。当初多特先把导丝通过狭窄段，然后外面套一根 9F（1F 为周长 1mm，即直径约为 0.32mm）的特法隆导管，套在导丝外面，顺导管插入血管（多特强调要技巧性地、不要靠蛮力强行通过血管的狭窄处）。然后在这根导管外再套一根 15F 外径的扩张导管，方法同上，外管顺着内管推送，通过狭窄处并同时扩张血管。多特的这种方法被称为同轴导管扩张法。

现在我们可能会说这么简单的手术，谁不会做？可是你不知道，当初大家都不知道这样做有多少危险，谁也不敢尝试。治病与生产一部苹果手机不同，手机坏了，损失几十元钱的成本费（顾客手里是几千元）。把一个人治死了，这个损失没法计价。人的生命，能用保险公司的赔偿费来折价吗？

四、华盛顿在极度痛苦中离开人世

我可以告诉你一个不可想象的故事。在近代史之前，西方的治病方法中还有一个"放血疗法"，这是古代西医用于给发热患者退热的方法。用现代的研究来看，不仅无效，而且荒唐，它害死了不少人。

乔治·华盛顿（图 46）是美国第一任总统，在退休不到 3 年的一天，因患感冒而发热，医生从他手臂肘弯的静脉中放血，在整个治疗过程中，医生们为他先后放了 4 次血，放血量相当于他全身血液的 1/3。1799 年 12 月 14 日晚

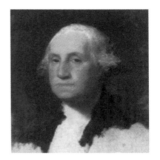

▲ 图 46　乔治·华盛顿

上 10 点钟，这一切治疗手段都无济于事，华盛顿在极度痛苦中离开了人世。

当时，没有人会质疑这种治疗。恰恰相反，直到 1912 年，当时最有影响的医学导师和路易斯的崇拜者——奥斯勒在他的内科学教科书第 8 版上仍写道，"如果患者年轻健壮，他们的肺炎处于早期，仍可推荐用静脉放血疗法"。

所以说，1964 年，多特敢想敢干并开展这一介入治疗，在当时是非常大胆的。当然他也一定知道其中的风险，并且有所准备。我认为即使失败，无非是本来就该做的手术——截肢。

（李麟苏）

美国医生也会犯糊涂：拒绝成为介入医学的"接生婆"

一种好的方法如果被人拒绝
必定与愚蠢或利益冲突有关

一、外科医生并不支持多特的善意

我们先给大家看一张图（图 47）。

图上的股动脉就是我们可以在大腿上摸到的最大的动脉。上文说到多特为 83 岁的患者治好了一条腿，就是因为股浅动脉中间的一小段血管闭塞了，多特为

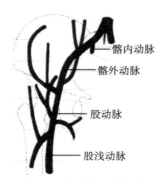

——髂内动脉

——髂外动脉

——股动脉

——股浅动脉

▲ 图47　股动脉及其分支

她开通了这根血管，免去被截肢，还能走着回家。假如我是当时的外科医生，我会很高兴地与他合作，把要截肢的患者都介绍给他，与他一起开创一种新的疗法，让患者健全地、没有病痛地回家。

完成第一例扩张术后两个月，多特又收到一位外科医生给他的造影申请单（图48），为一位左下肢血管闭塞的患者做造影。然而这位外科医生显然不支持多特的治疗方法，而且他怕多特发现这位患者有动脉狭窄，又对病腿做治疗，竟然毫不客气地在申请单上写道："VISUALIZE BUT DO NOT TRY TO FIX"，翻译过来的意思是："左股

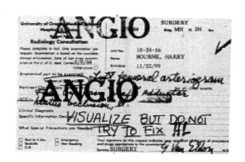

▲ 图48　造影申请单

动脉造影，不要处理"。简直像下了一道命令。

申请单上这样书写显然不仅表示反对，而且也显示了这位外科医生对多特的不尊重（在我看来，这是很不光彩的一份证据）。多特对此却并不生气，他依旧给患者做了左腿造影，而且他也很尊重这位外科医生，发现了异常，他不便处理。不过他同时发现患者的右腿也有血管狭窄，于是他给患者的右腿做了治疗。按多特的说法，外科医生只说不要处理左腿，并没有说不要处理右腿呀！

但是，外科医生却并不以为然。读者一定会问，为什么外科医生不与多特合作呢？外科医生的理由是，如果不锯腿，那么患者就可能会丧失生命，所以他不打算与多特合作研究，也许他怕的是多特会"抢了他的饭碗"？

而事实上，第一例患者就是成功的，那么为什么不可以继续呢？尤其是那些必须锯腿的患者，即使多特的方法不成功，最坏的结果不就是锯腿吗？

可是，情况非常糟糕，因为外科医生不介绍患者给他，而患者又不知道可以去找多特。

二、多特的成功感动不了美国医生

就这样，从1964年1月的第一例患者，直到年底，他只治疗了9例患者（包括第一例）。我在这里向读者说一句悄悄话：也因为同样的理由，我一直想写一本"介入科普"，让更多的人了解

"介入医学"的优点。

当年，多特在 *Circulation*（医学高端期刊）上发表了一篇论文，报道治疗了 9 例患者的 11 根大腿血管，其中 3 根血管为狭窄，其余 8 根股浅动脉（大腿上的大血管）都是完全闭塞不通的（图 49），包括 4 个短段和 4 个长段的闭塞。血管闭塞的治疗并不一定都能成功，但其中 7 例原本计划要截肢（锯腿）的患者，经多特治疗后，有 4 例患者避免了截肢。

也就是说，多特的治疗让一半以上的患者避免了截肢，读者可以设想，如果是你或你的亲人失去一条腿该有多么痛苦！能为患者保留一条腿对患者和患者家属来说有多么重要！尤其是患者，可能两侧血管都有狭窄，难道我们要把两条腿都锯掉吗（图50）？所以，多特的创新是一个伟大的进步。

多特称这个治疗方法为"percutaneous transluminal angioplasty（PTA）"，翻译成中文为"经皮（血管）腔内成形术"。

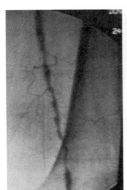
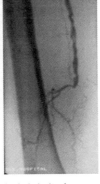

▲ 图 49　股浅动脉狭窄与闭塞

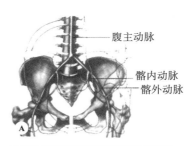
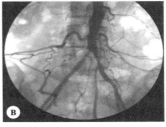

▲ 图 50　双侧髂动脉血管均狭窄

A. 正常动脉线条图（对照用）；B. 双侧髂动脉均狭窄的 X 线片

这就是本文要介绍的"第三临床医学"的起步。

这一论文向世界宣示了一门新的临床医学的诞生，多特用最小的创伤（仅在穿刺部位有一个 2mm 大小的切口）、最安全的方式（没有引起其他任何不良反应）与最轻微的痛苦（局麻下操作使穿刺部位无痛，血管扩张本身不会造成疼痛），保存了原来的肢体（不需要假肢），恢复了原来的功能，治好了病腿，免除了大部分患者截肢致残的痛苦，这是一种极好的治疗方法，一定会代替外科截肢的手术。

第三临床医学就这么诞生了，但它像一个新生儿，还未完善。

其实，这么好的疗法应该立即得到推广。谁知在美国，几乎没有医生支持他，外科医生还强烈地反对，放射科医生除了他的助手 Judkins，也没有人跟他学。许多人预测这个技术会是昙花一现。

心脏血管外科医生一般也不建议放射科医生对患者实施这些"激进"手术，并质问治疗到底是由外科医生进行还是由放射科医生进行（这个意思是只能由内、外科医生来治病，介入放射科医生不能治病）。

三、患者需要良医

不过这次媒体倒也真地发挥了良好的作用，他们做了实事求是的报道。

任何人都喜欢好的治疗方法，于是患者主动上门找到多特，他的病例迅速增多。1966 年 5 月，他报道了 74 例患者的 82 根血管病变，其中包括 6 例髂动脉狭窄（图 50），髂动脉是股动脉向腹部上内方向延伸的一段，尚未与对侧髂动脉汇合之前的大血管。该报道还提到了今后新的设想（我们以后再讨论）。

1968 年，即第一例手术成功后的第 4 年，他报道了治疗 127 例患者的 153 根病变血管（做了 217 次扩张）。这时，他已先后发表了 17 篇论文，其中 7 篇发表在放射学期刊，4 篇发表在外科学期刊，1 篇发表在心脏病学期刊，5 篇发表在普通期刊。

虽然外科与内科医生仍旧不介绍患者给他，但由于他的努力，尤其是由于一本《生活》杂志的介绍，还是有不少

人知道了多特和他的治疗方法，于是美国各地很多患者慕名而来。这其中就有一位很富有的患者——纽约市一家大型跨国公司的老板 Charles Guttman 的夫人司蒂拉（Stella），她因左腿患病，行动不方便，就邀请多特与他的团队飞到纽约为她治疗。幸运的是，他花了 45 分钟时间，成功地治疗了司蒂拉的股浅动脉狭窄。后来，患者为了感谢多特的团队，给多特捐赠了 500 000 美元。多特用这些赠款购买了最新的血管造影设备，这对他进行治疗和操作其他造影手术非常有帮助。剩余的资金除了继续用于宣传这一治疗方法、举办讲座外，他还以奖学金的形式资助了捷克斯洛伐克的罗许（Josef Rösch）医生到波特兰访问学习 1 年（罗许后来成为多特的接班人）。

据罗许回忆：尽管如此，公众对这种治疗方法（PTA）的认识、了解仍然进展缓慢。特别是在美国，PTA 手术经过了很长一段时间才被接受。尽管多特在第一个病例治疗成功后的 4 年中发表了 17 篇 PTA 论文，但在美国，PTA 手术几乎完全是在波特兰（多特所在的医院）完成的。美国其他学院的放射科血管造影医生们并没有分享多特的"导管治疗"思想和方法，他们仍继续专注于老本行——诊断。

美国医生拒绝成为第三临床医学的"接生婆"。

（李麟荪）

医生的目标无止境：多特成为"介入放射学之父"

医学创新常会被人取笑，一旦创新成功，依旧有人轻视其成果
直到哪一天嘲笑者得了病，需要此法治疗，他仍会说不过如此

一、多特要用球囊导管来取代同轴导管

一个真正的科学家总是永不满足于自己的成就。多特认为别人不接受他的方法总是有原因的。其实他自己也知道，他的方法还需要改进。譬如，同轴导管太粗，操作困难，对血管壁有一定的损伤。这是指从身体外插到血管里面时，在血管入口的血管壁处造成的破口太大。于是他想做一个球囊，绑在一根细导管上，这样就比以前用的同轴导管细很多，可以通过很小的切口放入血管里。球囊进到血管的狭窄处再打开，将狭窄的血管撑大，待把血管撑开后，再使球囊收缩到原来大小，然后从血管内退出，这样不但对血管壁的损伤很小，还能把血管扩张得更大，就像他理想中的那样（图 51）。

图 51 中，上方图为血管内有粥样物质沉积在血管壁上，使血管腔变狭窄；中间图为放进去的球囊导管膨胀时把血管撑大；下方图为球囊导管收缩后已撤出，可见血管腔明显扩大改善。

虽然多特的这个想法非常好，但问题是他的球囊都是用乳胶做的（图52）。乳胶的顺应性很好，但材料学上的顺应性并不是顺应我们需要的，而是顺应它所处的环境。当你用力充盈球囊时，因为狭窄处的血管很硬，球囊不会把狭窄撑开，相反却可能在狭窄的两端膨胀得很大，因为狭窄两端的血管是正常的，所以比较柔软，容易被撑开。结果可能是，做成的球囊把正常的部位撑大了，而狭窄处却没有完全撑开。图 52 中，上方图见血管狭窄，下方图为乳胶球囊扩张图，虽然狭窄看似被扩张，但球囊两端已明显扩张，不能再扩

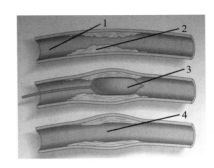

▲ **图 51　非顺应性球囊扩张状态**

1. 正常血管腔；2. 粥样硬化斑块；3. 撑开后的球囊；4. 扩张后的血管腔

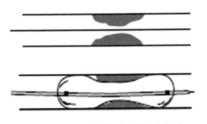

▲ **图 52　顺应性球囊扩张状态**

大了。当缩小球囊时，被推压的斑块可能又恢复到原状。

为了不让这种球囊过度扩张，多特的想法是在球囊外编织一个线网，用来束缚乳胶球囊的过度扩张，同时使球囊变得坚硬一些，这就是"编织网强化的乳胶球囊扩张导管（图53）"。问题是，这种有网的扩张导管表面很粗糙，在血管内可能会有血液凝固而形成血块（医学上称血栓），一旦血栓脱落会把远端的小血管堵塞，引起局部组织缺血坏死。所以，虽然他在论文中讨论了这一导管，但并没有应用过。

1973年，Porstmann开发了一种与多特编织网原理相似的导管。他把这种装置叫作"korsett（笼状）球囊"。1974年，多特对Porstmann的笼状束缚球囊导管进行了改造，发明了他自己的笼状球囊导管（图54）。与Porstmann装置一样，多特在球囊导管外套一个塑

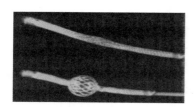

▲ 图53　编织网强化的乳胶球囊扩张导管

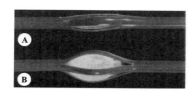

▲ 图54　笼状球囊扩张导管

A. 笼状球囊扩张导管扩张前状态；B. 扩张时的状态

料硬管，管的四周做些纵向切口，当球囊膨胀时，狭缝打开，形成一个保护笼。

多特介绍说："在荧光透视下，向球囊注入0.5～1.0ml的稀释对比剂后，笼状球囊段的直径能从3.0mm增加到9.3mm。扩张后球囊在血管的狭窄处反复上下移动，可以扩张血管。"他用这种导管连续做了48例髂动脉狭窄的扩张术，并于1974年在期刊上报道。根据最长6年的随访判断，这种球囊导管能快速扩大血管内腔，缓解狭窄。它可以取得与外科重建术（这是外科的治疗方法，把狭窄的血管切除，用自身的静脉血管缝接在切除处，代替动脉，让血流重建）同样的效果，且无风险，无疼痛，能短期康复，成功率高于90%，没有一例因手术而死亡。

二、球囊导管尚未成功，又设计支架来取代球囊导管

1980年，多特把所有这类病例做了观察后指出，在合适的病例和有经验的医生前提下，用同轴导管或球囊导管开通狭窄血管的近期效果可以达到80%～90%，虽然其中1/5的患者仍会再在原狭窄处复发，需要再次扩张或外科手术，但对大多数患者来说是可行的。

此外，早在1969年，他还发明了"经皮移植物植入术"（图55）。他用25只狗做研究，在动脉内插入一支长1～10mm、直径1～3mm的塑料管到狭窄的血管处（塑料管将被移植在这

里，所以叫移植物），用来评价塑料移植物能否代替这一段血管。他试用了 4 种材料作移植物，但他没有注意到应该使用防止血液凝固的药物，结果所有的狗在约一天的时间内都出现了血管闭塞。然后，他改用不锈钢金属丝做成弹簧圈，有的表面裸露，有的涂有硅胶。结果发现，虽然部分出现闭塞，部分却能保持通畅达两年半。他把它叫作经皮移植物（就是以后我们称之为支架的早期名称）。我们不在这里详细说它的结果，我们只要知道一点：这是现在的心脏支架或主动脉支架的最早雏形。

从图 55 中可见：图 55A 为先在血管内插入导丝与导管；图 55B 为顺着导丝前端放一弹簧状金属圈，在金属圈后面是推送导管，用推送导管推着金属圈进入血管的狭窄处；图 55C 为退出推送导管与导丝，将金属支架移植物留在血管的狭窄处。

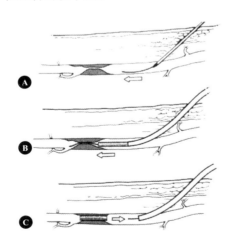

▲ 图 55　经皮金属血管移植物置入方法

A. 插入导丝；B. 导丝通过狭窄处，把移植物推入；C. 移植物留置在狭窄处，撤出导丝

这时，多特已经是一个病人了，他在不断地与疾病做斗争。一个全心全意的创新型医生自己生着病，而一些已经创新成功的方法未被公认与采纳，还被人们称为"疯狂的查理"，这种心情不是一般人所能体会的，更别说承受了。但是他还是在不断地为后人创新，后来我们知道多特发明的经皮移植物就是现在广泛使用的支架的最早雏形。

接着，他证实了把金属做成弹簧状管子（图 56），可以撑开狭窄的血管，并在一定时间内保持其通畅达。1983 年，他报道了用快速扩张镍钛合金线圈在狗的股动脉上的研究试验。他称镍钛合金线圈为"stent"，中文翻译成"支架"。

虽然多特这个弹簧状管子不实用（我们估计是这种形状在外力很强时，它会向一边倾倒，失去支撑作用），但是他的创新思维始终引导着人们去思考、去改良。果然，后来经过很多科学家的不断改进，各种支架（带膜的支架、带药物的支架、可以吸收的支架等）与支架移植物被开发，并得到了广泛应用。

三、支架还没完成，又设计取栓器械

晚年时，多特又急切地想发明一种

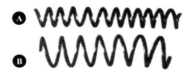

▲ 图 56　多特的支架

A. 扩张前，支架处于被压缩状态；B. 释放后，扩张状态下的镍钛合金线圈支架

去除血栓的导管。他把它称作"圣杯"，这是个可扩张的尖漏斗导管。

他病卧在床的那一年，他向北美放射学会会议提交了一篇这个项目方案的论文，图 57 是北美放射学会会议安排的多特发言时刻表。

可惜我们再也不可能听到他那奇特的创新声音了。

Tuesday Afternoon • David Mayer Theater • Papers 361–366

Cardiovascular (Peripheral Vascular—Trauma)

Presiding: **Melvin E. Clouse, M.D.**, Boston, MA
Computer Code: K14 • 1 ½ hours • Give credit voucher to usher

3:15 P.M.
361. Percutaneous Embolectomy with a New "Funnel" Catheter
Charles T. Dotter, M.D., Portland, OR
The development of a catheter, the tip of which can be caused to assume the shape of a funnel within a blood vessel, places Fogarty embolectomy on a percutaneous basis. Its conduct, under visual control in the angiography laboratory, will reduce the risk hitherto associated with blind intramural passage of the Fogarty balloon catheter. Other applications of the funnel catheter, including percutaneous endarerectomy, are promising.

▲ **图 57** 北美放射学会会议安排的多特发言时刻表

多特对人类的贡献是巨大的，由于他是经典的非线性思维者，他的研究思维超越了时代，他的理论与想法往往没有被当时的人们普遍接受。虽然后来他被推荐为诺贝尔奖候选人，但评奖人并未认识到这个创新的伟大意义，最终多特未被评上诺贝尔奖，这对他来说应该是非常遗憾的事。我们认为这对人类来说，也是非常遗憾的事。因为这是人类的第三临床医学，这是伟大的创举，造福于人类；他是创始人，不仅是他的思维，即便是他的一些具体方法现在仍在沿用，或者说现在的第三临床医学的许多方法是他创造的。

敬于多特对第三临床医学的贡献，他被医学界尊称为"the father of interventiomal radiology（介入放射学之父）"。

（李麟荪　施海彬）

介入放射学之父：多特其人其事（一）

做一两件创新的事比较容易
做一辈子不断创新的事很难

一、多特的精力主要用于创新

多特一生具有无限的创造力和想象力，不过他与爱迪生不同。爱迪生一生 84 年，发明 1328 种物品，从投票计数器到印刷机，从电报、电灯到电影，去世前 3 年还成功地从野草中提炼出橡胶。多特的创造力则完全用于与他密切相关的工作与生活。

1949 年，他作为一名放射科医生，为了在摄片时能抓住对比剂快速流过心血管的瞬间，开发了快速连续拍片盒，达到每秒钟照 2 张心血管造影图片。接着，为了求得高质量的 X 线摄影，多特把最短曝光时间从 16.6 毫秒加快到 1～5 毫秒。

1951 年，多特为了研究肺部血液循环，研制了一种球囊技术，他在 8.5F（1F 的导管直径 ≈0.32mm）导管的头端附近安装了一个橡皮球囊（图 58A），它充盈时（图 58B）能完全闭塞肺动脉的一个分支，使肺阻力临时升高，这样就可以测定压力。

多特解决技术难题的个人思路是很有意思的，他能用日常用品——吉他弦、钢琴丝，甚至是大众车的里程表软轴，来创造早期的介入工具，这归功于他善于实践的特质。

他是一位放射科医生，却不安心于常规地看片、写报告。他认为从 X 线片上可以看到一些异常的阴影，但是，即使你经验非常丰富，可以诊断某个病，也不可能百分之百确定究竟是不是这个病，尤其是病变处在早期，还很小的时候。这是医生们最大的困惑，有时不得不写上"建议观察"。所谓观察，实际上是过一段时间后复查，看看病灶是否稳定，如果变化很快，可能能够说明是什么病。但也仅仅是可能，就像侦破凶杀案时看到有异常脚印一样，可以怀疑，不能断定。这就是放射科医生的为难之处，捕风捉影的事终归有失当之处，最后病理科医生常常成为我们的裁判员。

于是，多特就主动建议做人类活体组织检查。我认为多特的这一精神非常可贵，显然，他心里装的是患者，所以他不满足于只看好片子，而是要真正为患者解决具体问题，做出肯定的诊断。相对于有些医生，恰恰只见病而不见患者，仅仅是完成看片子写报告的任务，没有关心患者究竟得了什么病。

二、他也研究非血管性介入

1965 年，多特从螺旋状开瓶器的原理中获得启发，在金属导丝的前端做成带螺纹的活检针，导丝可以套在导管内（图 59）。

在做肝脏活检时，导管从颈部静脉穿入直达肝静脉，活检针通过导管，直接穿过静脉壁进入肝实质（图 60），即可带出一些细胞，明确诊断。外行人看这样似乎很危险，其实在当时，与通过腹壁穿刺相比，这一方法更安全、痛苦少、不会出血、损伤轻、恢复快。我年轻时听到我院著名传染病专家陈钟英教授给患者做肝穿刺活检，这似乎是一次特大的手术。术中外科要随时准备好剖腹修补肝脏破裂处，因为当时的穿刺针

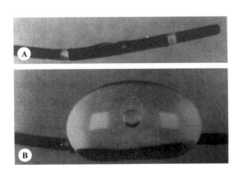

▲ 图 58　橡皮球囊

A. 可见安装在导管头端的一个橡皮球囊；
B. 可见橡皮球囊充盈时的状态

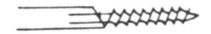

▲ 图 59　带螺纹的活检针

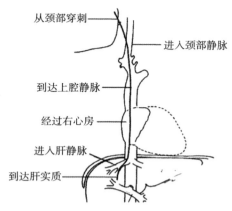

▲ 图 60 肝脏活检时，从颈部静脉穿入，进入肝实质

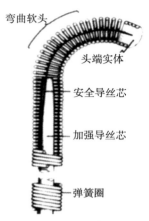

▲ 图 61 多特的安全导丝

很粗。现在不同了，活检针已变细，风险就不是那么大了，更何况是经静脉穿刺，不会有出血的危险。

为了做血管造影，多特尝试使用吉他弦和钢琴的钢丝制作导丝（那时候还没有公司生产这类器械）。当他发现在造影时，导丝偶尔会断裂（断裂段掉在血管内很难被取出来，可能会产生意想不到的情况），他就与 Judkins 和 Frische 一起与 Cook 公司合作开发了一种安全导丝。这种导丝（图 61）因为有安全导丝芯连接前后两端，就可以防止导丝断裂后脱落在人体血管内或进入心脏，避免了意外事故的发生。

三、遇到什么问题，解决什么问题

导丝问题解决了，导管问题还没解决，仍有部分导管会断裂。如果是动脉，它就会流向远端，阻断远端血管，使其没有血流，从而引起这个部位的器官或肢体缺血。如果进入脑血管，患者可能会发生脑梗死，出现偏瘫、失语（不会讲话）等症状。如果进入静脉，它就会流向心脏，引起心律失常，或者它会通过右心，进入肺，引起肺血管阻塞。总之，很麻烦。

于是，为了取出断裂的导管，多特设计了一种可取出异物的环套装置（图62），用来回收断裂在血管内的导丝和导管碎段，并在 29 位患者身上成功使用。这种捕捉技术是先放置一根导管，然后插入环套。用环套套住断裂段，稳住不动，将外面的套管推进，以环套卡住碎段后一起取出。

以图 62 为例，图 62A 为断裂段导管掉落在下腔静脉和右心房区；图 62B 为一根导管插入一根绕成环套的导丝；图 62C 为多圈的环套，为了套取的机会多一些，可以预设几个环，以便套住导管，一旦套住，即可取出。

1971 年，Bilbao 和多特还设计了另一种回收系统（图 63A）。他们在回收导管的一侧切开一条缝，这样环套就

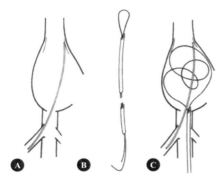

▲ 图 62 可取出异物的环套装置

A. 断裂的导管进入心脏；B. 捕捉导管的环套；C. 环套套住导管

能从缝隙中穿出并操作，套住脱落的鼻胃管（图 63B），然后把它取出来。

总之，多特的成就被誉为革命性的创举。在医学史上不仅有无创的内科治疗和切开直视手术的外科治疗，而且还有疗效良好、操作简单、安全、痛苦小、并发症少、不破坏组织结构、可反复治疗又不损害组织、并在必要时仍可与内外科等联合治疗的新兴医学。

此后，他把毕生精力用于介入事业的发展。

1972 年，多特介绍了导管溶栓术。这也起源于治疗性血管造影和腔内治疗的并发症。由于大尺寸的诊断冠状动脉导管（8F）和同轴扩张术，血栓偶尔可

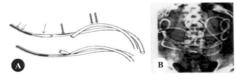

▲ 图 63 另一种回收系统

A. 回收系统；B. 回收系统套住脱落的鼻胃管并取出来

能发生在导管进入人体的入口处或扩张部位的导管（12F）上。多特想用介入技术来解决这些并发症而不是让患者用外科手术方法来解决。他和同事就学习使用溶栓治疗的链激酶和肝素，来防治肺栓塞（血栓进入肺动脉）和急性深静脉血栓形成。他们与血液病专家 Arthur Seaman 密切合作，取得了成功。此后，他们不仅将此方法用于介入治疗的并发症，也用于其他原因引起的慢性血栓性疾病。

有了局部动脉灌注药物的治疗经验，他的团队就联想到开展动脉灌注血管加压素治疗胃肠道动脉和静脉因某些原因引起的出血，避免了把这些出血脏器切除的手术。后来又用同样的方法，把抗癌药物直接注入到肿瘤里来治疗恶性肿瘤，这一方法发展为药物灌注术，我们将在以后介绍。

1969 年以后，多特开始研究血管内支架置入术（见前述）。因为用同轴导管扩张股浅动脉的导管不够粗，扩张后可能仍会再闭塞，他试图放入一个支架来保持血管开放。这一研究虽然多特做了很多试验，但均未能应用于临床。幸运的是，研究报告吸引了很多介入医生参加研究，直至 30 年后，才有了美国食品药品管理局（FDA）批准应用的支架。

前面我们说到在血管内灌注药物，治疗胃肠道因某些原因引起的出血。这里我们要说明的是：急性消化道出血的血管造影诊断与治疗是由 Stanley Baum 和 Moreye Nusbaum 首创的。他们在

1967年的动物实验中发现，通过使用小剂量血管加压素持续灌注，可以控制食管静脉曲张破裂出血。多特等也积极参与其中，使这一技术被广泛应用，从而对胃肠道的动脉出血性病变的治疗做出了很大贡献。

由于使用小剂量血管加压素持续灌注来控制食管静脉曲张破裂出血（呕血）的临床效果欠佳，Anders Lunderquist 于1974年试图用胶或明胶海绵来栓塞出血的血管，但是效果仍有限，于是罗许与多特等研究如何从源头上来处理，这就产生了经皮经颈静脉肝内门静脉向体静脉分流术。此事说来话长，我们以后再说。

多特一生65年，发表了320篇论文，其中约一半左右的论文，他是主要作者。直到1985年他去世后，还有3篇文章发表。他的出版物中，有29本书和4篇文章是关于向医学院的学生教授放射学的。

多特以腔内治疗学为主，创立了第三临床医学（通常称为介入放射学），帮助了成千上万的患者，免去了残疾与灾难，带来了舒适和希望，给全世界民众带来福音，并给世界上无数人以创新思维的伟大影响。

（李麟荪）

介入放射学之父：多特其人其事（二）

唯有睿智和激情才能创新
只有博爱和善良才成良医

一、他唯一关心的就是躺在手术台上的患者

1920年，多特出生于美国波士顿。32岁那年，他成为波特兰州俄勒冈医学院和医院放射科的教授和主任，直到1984年因病辞职，次年2月15日因心脏病去世。不幸的是，他从1969年就患有霍奇金淋巴瘤，他以坚强的意志，在治病期间为人类开创了介入放射学。

多特是热衷于创新的学者，他不仅提出新概念，还直接开展许多具体的开拓性的临床治疗内容。他不是医学政治家，他是实干家；他不是专业的领袖狂，他是创新实验师。他学习借鉴别人先进的技术，如赛丁格技术，也以同样的热情帮助别人（别国学者）学习他的技术革新和创造的内容。

虽然多特曾被谑称为"疯狂的查理"，但许多医生把多特看作是武士，可能还认为他是冒险人物。事实上，许多同行和实习医生评价他说，当他给患者进行治疗工作时，他绝对是严肃、认真的，令人肃然起敬，他唯一关心的就是躺在手术台上的患者。

实际上，他是很随和、谦逊、不摆

架子的人。当谈论他自己时，他会简单地说道，"扩张血管是我喜欢做的事"。他还非常形象地比喻自己为管道工。图64是他画的一张"管子与扳手"交错的图。他说："一个管道工能做的事，就是我应该做的事"，这很真实地流露出他那谦逊、随和的心态。也许他就是受了管道工的启发，想把人体的管道打通或补漏。

二、他热爱他的工作，倾注于介入的创新研究

库克公司的创始人库克（Bill Cook）回忆，与多特谈论他的工作时，多特会很兴奋，一旦开始，他的头脑就不会停止高速运转。后来，库克应多特的邀请参观波特兰多特的实验室，发现这是美国最好的实验室。库克说："到了那里，我看到他的技术员是如何制作导丝的。并且，他们用新买的喷灯把我们的特弗隆导管制作成自己需要的导管。"就这样，库克和多特的完美合作开始了。事实上，多特能利用许多生产商的资源来开发介入放射学的新技术和新器材。

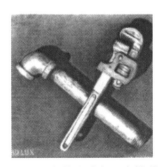

▲ 图 64　多特比喻自己为管道工

多特演讲时富有激情，人们喜欢听他说话，而有些人寻找机会在他演讲时试图对他挑刺，但没有人听说多特能被诋毁者抓到把柄。

他将赛丁格技术引入美国，也邀请许多国际医生到美国，包括捷克斯洛伐克的罗许（Josef Rösch）、东德的 Werner Porstmann 和匈牙利的 Laszlo Horvath 等。他和这些学者一起开展研究工作，为他们回国工作后提供所需的医疗器材。国际条例给这些工作造成困扰，多特没有被吓住，他通过各种机会私自提供导丝给身在东方集团的罗许（多特甚至把这些器材隐藏在汽车的轮毂盖中），他也以零部件的形式运送导管穿越边境（当时这些行为都是违法的！）。

多特积极参与 22 个专业团体，获得了 3 个团体（美国脉管学院、美国放射学院和美国心脏学会）的会员头衔。他是无数美国国立卫生机构工作小组的成员，担任许多科学会议的主席，国际会议上他是个受欢迎的演讲嘉宾。

1963 年，多特获得了俄勒冈心脏协会科学奖和美国伦琴射线学会银奖。他获得政府颁发的西北科学家奖及各种科学会议的奖状。芝加哥医学学会和芝加哥放射学学会授予他 E. H. Gribb 金奖。1981 年他荣获北美放射学学会金奖，1983 年获美国心脏学院金奖。1984 年，美国伦琴射线学会再次授予他感谢状。

三、他热爱生活，似乎对什么都感兴趣

多特也很会享受生活，他（与

Bilbao 和其他人）有一篇文章专门介绍了登山探险所需的一种轻便医用药箱。多特和其他 7 名登山者一起去攀登阿拉斯加州 18 000 英尺（1 英尺 ≈0.3048 米）高的爱丽斯（Elias）山，因此药箱要尽可能地轻便。多特在做任何事情时，善于动脑筋，富有创造性，且注重实效，他选择做必要的事，使物品赋予多种用途。例如，为这个药箱，他事先测定各人的血型，然后相互配对。这样，他们有了超过许多血库备用的血量。药箱内有测定肺动脉压力所需的特殊导管，高浓度的酒精（能消毒也可以燃烧），可的松抗生素软膏（能给眼睛、皮肤、外耳和嘴唇等消炎），镇静药和兴奋药，少量手术器材（包括解剖刀、注射针和注射器、绷带、缝合线、可膨胀夹板、敷药器和防水绷带，还有微孔胶带可用来闭合小伤口等），以及少而精的必备用品。

多特热衷于户外运动，是个登山爱好者（图 65）。他攀登过 67 座山，甚至仅借助绳索就从危险的高端滑下山。

有一次，当他与朋友在餐厅喝咖啡

时，他突然带着相机跑了出去，和一头树上的小熊说话并为它拍照。其他两头熊在远处向这边看着，他全然不顾这是危险的动物。

他也是个电影摄影爱好者，是个观鸟者、艺术家、音乐爱好者、摄影家、车迷和登山者。他一直在改变他的身份和想法。

库克记得多特参加一个聚会时，注意到主人的电视机已经破碎，他居然当即花了很长的时间来修复。不知道他有没有修好电视机，但可以看出，多特对他所做的每件事都充满激情。

四、他的一切成就来自于他富于人性、关爱生命的特质

以上种种，除了他的创新、创立第三临床医学之外，我更看重的是多特的平民化（自称管道工）与人性化。

有一张不起眼的照片（图 66）吸引了我，这张照片是多特在一次外出时发现了一只受伤的企鹅，他把它带回家收养，亲自照顾，直至企鹅康复好转，

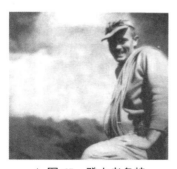

▲ 图 65　登山者多特

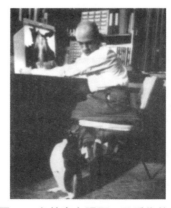

▲ 图 66　多特亲自照顾一只受伤的企鹅

让它回归大自然。这充分体现了他的崇高爱心，对动物都如此地关爱，何况对人类？他一生对医学的创新与钻研是为着人类的健康，充分体现了他对人类的博爱胸怀。

我回想学生时代，听生理课老师葛志恒讲述世界著名生理学家巴甫洛夫的事迹。每次做动物实验前，巴甫洛夫先在动物面前低头默念，以示对生命的崇敬。哪怕是动物，也是有生命的，何况现在它们将为人类贡献出生命，做出牺牲。我听后非常感动，印象很深，至今记忆犹新。

作为一名医生，我们都应该尊重生命，关爱患者。在自己不懂得怎么做手术的时候，不要拿患者做试验；当发生医疗事故后，应当承担自己的责任，勇于承认自己的错误，沉痛地吸取教训，不能让患者白白地做了牺牲。

（李麟荪）

第3章 介入医学的早期开拓者

一、欧洲放射医生接受多特的血管腔内治疗理念

虽然美国医生对多特的血管腔内治疗不感兴趣，但欧洲放射界的血管造影医生却表现出极大的热情，他们渴望改变和拓展自己的工作领域。其中有来自德国的 Werner Porstmann，20 世纪 60 年代中期他开始运用多特的这一方法，并于 1967 年发表了他的第一篇论文。荷兰的 Van Andel 还改良了扩张导管，并且在整个欧洲传播血管腔内治疗方法。其中功劳最大的属来自德国的采德勒（Eberhart Zeitler）。由于他的努力，许多欧洲血管造影医生接受了这一方法。采德勒还把这类手术称为"多特术"（Dottering）。

德国的格林特茨格（Gruentzig）早年在临床诊疗生涯中非常崇拜多特，后来进入放射科学习，是采德勒的学生，有机会接触多特（图 67）。他接受了多特用扩张方法治疗狭窄血管的思路，因为用外科手术的方式毕竟创伤巨大，且并发症多，风险大。他知道多特在研制球囊导管，用来扩张狭窄的血管，这比以往的同轴导管扩张方法更有前景。

二、格林特茨格成功研制并应用了球囊导管

格林特茨格专注研究球囊导管，但他并不是单纯地学习与继承多特的方法。他一开始就抛弃了多特用顺应性材料做球囊的方法，而是选择非顺应性材料来做球囊。也就是说，在一定压力下球囊被撑大，球囊按预设的大小、形状

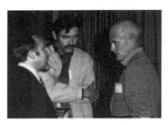

▲ 图 67 从左至右分别为采德勒、格林特茨格和多特

扩大，可以把狭窄的血管撑到需要的大小。

为了寻求满足需要的塑料，他向塑料工程学教授 Hopf 求教，在 Hopf 教授的帮助下，格林特茨格找到了这种材料（聚氯乙烯），并在自己的厨房里用聚氯乙烯做成了第一支"现代化"的血管成形球囊导管（图 68）。

格林特茨格的成功是巨大的，他用聚氯乙烯球囊导管治疗了很多髂动脉、股动脉和腘动脉（在腘窝可以摸到跳动的动脉血管）狭窄的患者，明显地避免了患者外科手术的痛苦，降低了手术死亡率，保留了患者的肢体。

动脉粥样硬化的病变不仅发生在前面提到的四肢周围动脉，还可以发生在给心脏供血的冠状动脉，引起心脏卒中；也可以发生在给大脑供血的颈动脉与椎动脉（在颈部的动脉），引起脑缺血或脑梗死（一种以血管狭窄为基础，由于某种原因促使血液供应不足或中断供血而引起的症状）。

格林特茨格把这一导管先用于外周动脉（主要指下肢动脉）狭窄患者的治疗（图 69），手术成功后，他与 Schneider 公司合作，从此商品化的球囊导管问世（图 70）。

三、球囊导管的问世拓宽了介入医学的领域

血管扩张成形术推广应用以后，欧洲开展了很多其他介入性手术。1979年，在葡萄牙，第一次国际性介入放射学术会议召开。

这个会议的内容告诉我们，欧洲的介入医学非常活跃，能够治疗多种疾病，除了扩张不同血管的狭窄以外，还做了许多其他治疗。本文列选了部分学术报告标题，具体如下。

Gruentzig（德国）：冠状动脉闭塞的扩张成形术。

Paul Lopes Cardozo（荷兰）：非外科手术摄取活体组织的病理检查。

Horvath（匈牙利）：用 Gruentzig

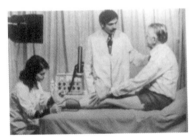

▲ 图 69 格林特茨格在为左下肢血管病变的患者做临床检查

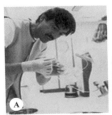
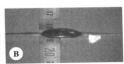

▲ 图 68 A. 格林特茨格在厨房里做球囊导管；B. 聚氯乙烯球囊导管

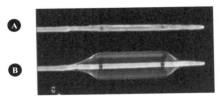

▲ 图 70 A. 充盈前的球囊导管；B. 充盈后的球囊导管

球囊导管治疗动脉闭塞。

C. B. A. J. Puijlaert（荷兰）：肾性高血压的球囊导管治疗。

A. Roche（法国）：肝脏和消化道不同部位出血性病变的介入治疗。

L. Oliva（意大利）：胃肠道手术后残端出血的介入治疗。

G. Simonetti（意大利）：肾脏病变的栓塞治疗。

T. A. S. Buist（苏格兰）：肾脏创伤与动脉炎的介入治疗。

L. Steinhart（捷克斯洛伐克）：盆腔器官的栓塞治疗。

A. Lunderquist（瑞典）：食管静脉曲张的介入治疗。

J. Delvigne（比利时）：胃食管静脉曲张的介入治疗。

P. Stoeter（德国）：面颈部肿瘤的栓塞治疗。

T. Desmond Hamkins（英国）：颈内动脉动脉瘤和瘘的可脱落球囊治疗。

J. Martin Santos（西班牙）：肺动脉栓塞的介入治疗。

L. Vlahos（希腊）：肾和膀胱肿瘤的动脉栓塞治疗。

E. K. Lang（美国）：肾肿瘤的动脉栓塞治疗。

A. Lunderquist（瑞典）：脾动脉栓塞治疗。

H. Suoranta（芬兰）：门静脉直接取血检测。

A. Rosenberger（以色列）：活体组织标本检查术。

W. A. Fuchs（瑞士）：超声下的活检。

D. J. Allison（英国）：胆结石取出术。

（李麟荪）

介入医学从四肢走向心脏：介入医学蓬勃发展

社会需要进步，需要有人超过前辈
学习前辈有道，既学方法更重思维

一、格林特茨格把血管腔内治疗引向冠状动脉

格林特茨格在心脏科工作，他知道有许多患者患有冠状动脉狭窄，所以他想到用球囊导管来扩张冠状动脉的狭窄段。当然冠状动脉与四肢的血管不同，一旦发生意外可能危及生命，因此他必须说服他的老师和大学的教授们。遗憾的是，他当时所在的 Zurich 大学几乎没能给予任何支持，并且还批评他的设想不具有科学性。虽然有来自各方面的压力，但格林特茨格依然执着地追求已经确定的目标——扩张冠状动脉。

他先做了一条狗的冠状动脉狭窄模

型，再采用他的球囊导管（图 71）扩张冠状动脉，他真的获得了成功。

1976 年，在美国心脏学会科学年会上，格林特茨格以壁报形式交流了他的初步实验结果。当时，人们对他的实验结果反响很不一致，有不少人说他精神异常，格林特茨格对于这些批评和嘲讽只是置之一笑。

二、谨慎、坚毅、循序前进助他成功

选择性冠状动脉造影为格林特茨格用球囊导管扩张冠状动脉成形术（简称 PTCA）打下了基础。1977 年，在美国加州大学医学院，他与好友 Myler 合作，在患者被麻醉下打开胸部，准备做外科手术前，先试用球囊导管扩张冠状动脉。如果失败，可以立即用手术处理，不会对患者产生严重后果。结果成功了，他完成了人类第一例冠状动脉成形术。

这一病例做得非常成功，从那以后，格林特茨格非常谨慎地将这一技术应用到清醒的患者身上。他与 Kaltenbach 合作，在德国 Frankfurt 大学医院成功地进行了第二例冠状动脉成形

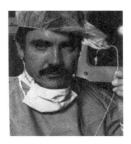

▲ 图 71　格林特茨格的冠状动脉球囊导管

术（图 72）。患者 Adolph Backman，39 岁，男性，冠状动脉造影显示左冠状动脉的一个分支——前降支近端狭窄，左心功能正常。1977 年 9 月 16 日上午，格林特茨格准备了三根球囊导管，其中两根导管的球囊在术前检验中爆裂了，只剩下最后一根导管。他先从股动脉插进一根稍粗的导管，到达左冠状动脉开口处后，从这根导管中腔将球囊导管送向左冠状动脉中狭窄的血管内。幸运的是，球囊很容易就到达了狭窄病灶处，随后他用对比剂把球囊撑开。这个病例与上次开胸做手术的病例不同，因为扩张球囊前本来尚有少量血液通过狭窄处供应心肌，现在扩张球囊时完全将血流阻断了，将会出现什么情况呢？所有助手都有具体的分工，准备应对一旦出现

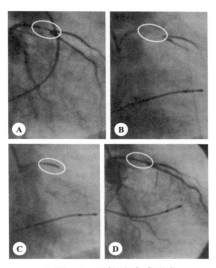

▲ 图 72　冠状动脉成形术

A. 冠状动脉造影见局部狭窄（见图中白色圆圈内）；B. 放入球囊导管扩张前；C. 对比剂充盈的球囊在扩张狭窄的冠状动脉内；D. 扩张术后造影，见血管粗细接近正常

的意外。出乎意料的是心电图是正常的，心脏也没有异常搏动，患者也没有心肌梗死时的那种疼痛。于是，为了达到扩张的目的，格林特茨格持续扩张了15～30秒，当他抽出对比剂，让球囊缩瘪后，发现狭窄远端压力回升了，患者反应良好。为了使效果更确切，他又重复扩张了一次，患者情况依旧良好，最后冠状动脉造影显示狭窄明显改善，周围血管没有痉挛，也没有血栓形成，手术非常成功。所有人都为手术成功而欢呼。

术后才几个小时，患者很兴奋，打电话给报社，要发布这一手术成功的消息。记者到医院要采访患者与医生，格林特茨格闻讯后要求记者保守秘密，以免破坏了这一手术，因为才做了一例，不能证明手术的最后效果。于是他们一起热烈地讨论了这一方法，最后达成了一个君子协定，在没有达到足够病例与论文发表以前，谁也不得向外宣扬。

不久，随着经验的积累和导管操作设备的改进与完善（图73），格林特茨格又非常谨慎地开始扩大手术的适应证。

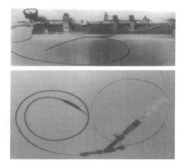

▲ 图73　格林特茨格使用的器械

三、他的成功得到世界很多国家的心脏病学专家的肯定

1978年，格林特茨格又成功地进行了首例右冠状动脉成形术。这样，他对左、右冠状动脉的主干以及它们的多个分支血管的狭窄病变都成功地完成了冠状动脉成形术（PTCA）。格林特茨格认为冠状动脉成形术已经经受住了临床验证，于是他邀请全世界很多国家的心脏病学专家去观摩这一手术（图74），影响空前，由此在动脉成形术的推广应用方面发挥了重要作用。他的成功得到全世界许多国家的心脏病学专家的共同认可。

那时候他已经在努力探索，如何在门诊为患者做这一手术，让患者做完手术后不必住院，即可回家。为此，他像福茨曼一样，决定在自己身上先做试验。那天，正是圣诞节的下午，他尝试将导管插入自己的冠状动脉内，然后拔出导管，再去参加圣诞晚宴，以亲自体验术后能否自行行动。

读者可以体会到，真正的医学大师，在他们心中，患者比自己重要。他们可以拿自己做试验，先在自己身上手术，成功后再用在患者身上。

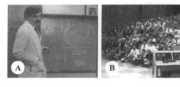

▲ 图74　格林特茨格（A）与世界很多国家的心脏病学专家（B）一起讨论

这样，从 1977 年 9 月 15 日到 1985 年 10 月 25 日，格林特茨格研制了许多介入器械，共完成了 2623 例 PTCA，成功率为 90.1%，合并急性心肌梗死的占 3.1%，必须急诊做冠脉搭桥的占 2.9%，死亡率为 0.08%。其中前 2200 例中无 1 例死亡，后 400 例中因为很多患者有多支复杂病变，这类患者病情严重，以前不敢做任何治疗，在积累了相当经验后，格林特茨格开始给他们进行治疗。其中 398 例取得了成功，仅有 2 例死亡。

由此可见，通过这位人类 PTCA 先驱的不懈努力，取得了来之不易的辉煌成绩。

谁也没有想到，46 岁时，他因飞机失事而离开了我们。

1987 年 9 月 16 日，当格林特茨格做的第一例 PTCA 患者十年后来复查时，荧屏上显示非常良好的结果（图 75），在场的人无不欢欣鼓舞。可惜，大师已看不到自己的成果了。

格林特茨格生前还有两个目标：一是用激光治疗冠状动脉狭窄，希望用激

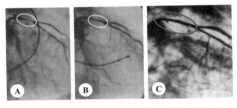

▲ 图 75　第一例 PTCA 患者十年后复查
A. 十年前，球囊导管扩张前；B. 十年前，球囊导管扩张后，显示明显好转；C. 十年后复查，显示修复后的病变血管比当时扩张后的情况更好

光把粥样硬化斑块消融掉；二是研究在血管狭窄处植入支架，以免患者用球囊扩张后再狭窄。可惜大师一去不复返。

格林特茨格球囊扩张治疗冠状动脉狭窄成功之后，心脏科医生不再请放射科医生做冠状动脉造影了，他们自己也跟着学习造影和对冠状动脉狭窄病变用球囊导管扩张治疗，连一向以冠状动脉造影为职业并研究出造影导管的放射科医生 Judkins 也"失业"了。

四、格林特茨格的成功在美国掀起了一阵"球囊热"

球囊扩张治疗冠状动脉狭窄的成功点燃了美国新一代血管造影医生的兴趣。一些人去欧洲观看格林特茨格组织的现场病例演示，其中有些人甚至留在他那儿继续学习。

美国医生赴德国学习后，他们把 PTCA 改良后的 PTA（经皮腔内血管成形术）也带回到美国，掀起了一场美国医学界的"球囊热"。

介入发源于美国，兴起在欧洲，现在又回到了美国。

这些开拓者，包括 Barry Katzen、David Kumpe、Amir Motarjeme、Ernie Ring、Don Schwarten、Tom Sos 和 Charles Tegtmeyer 等，助力 PTA 在美国的快速推广应用，很快 PTA 便成为最常用的临床介入治疗项目。

由于血管扩张术的迅速发展，以后逐渐形成了一门在医学影像引导下同时进行诊断与治疗的新学科——介入医学。

（李麟荪）

诺贝尔奖候选人詹图尔科（一）：错失"球囊成形之父"的机会

遇到失败，应该研究原因，认真吸取教训然后继续努力

许多失败，不是方法不对，而是意外失误导致前功尽弃

一、他应该是球囊导管最早的实践者

说过了格林特茨格的球囊导管，现在我们要讲讲切萨雷·詹图尔科（Cesare Gianturco）（图76）。詹图尔科于1905年出生在意大利的那不勒斯（Naples），1927年获医学博士学位。1930年他在哥哥的推荐下，被美国梅奥诊所（Mayo Clinic，是一所实力很强的大医院，我们可能会很奇怪，一个大医院把自己称为诊所，可见医院重视的不在于名称，而在于历史和实力）聘用，他去美国与他哥哥一起当外科医师。但不幸的是，他到任后2周，他的哥哥便去世了，他又改当了放射科医生。1934年他的好友Witting组建了Carle诊所，他应邀去拜访好友，就在到达的那一天，Witting却因急性白血病去世。詹图尔科被邀请接替Witting的岗位，留下来筹建放射科。

从此以后的34年，詹图尔科在这所医院展现了他的创新智慧。

詹图尔科一生的创新很多，是一位杰出的介入医学领域的发明家，研制出许多介入器械。最有意义和最可惜的莫过于球囊导管。据我所知有两种说法。

一种说法是詹图尔科于1971年用聚烯烃（polyolefin）做了第一根球囊导管，并用它扩张了一例股动脉狭窄病变，不幸的是，患者当晚睡着时因为出血导致死亡，詹图尔科从此放弃了这一研究。可惜该说法没有说明出血的原因，从导管的设计上看，詹图尔科的球囊导管比多特的笼状球囊导管好，而那时还没有格林特茨格的现代化球囊导管。可惜詹图尔科放弃了这一研究。

另一说法是詹图尔科于20世纪50年代中期（有文献明确记录）发明了球囊扩张导管（图77），这显然早于上述二位大师的设计。这是一种8F的导管，上有3英寸长的聚烯烃球囊，两端（1/4英寸）通过电加热（来自库克公司生产的材料）处理使其固定在导管上，中间部分为球囊，无压状态时是充分张开的，用负压抽吸时球囊是瘪塌的，包裹

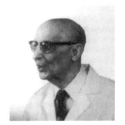

▲ 图76 切萨雷·詹图尔科（Cesare Gianturco）

在导管上，以便插入血管。詹图尔科用此导管扩张了一位患者的股动脉，可惜没有下文了。

我仔细体会：前一种说法是在谈到格林特茨格研制成球囊导管后，紧接着介绍詹图尔科的，并没说两者的关系，也没查到詹图尔科的论文。而后一种说法是记者的采访，可能是记录上有错误。20 世纪 50 年代的时候，不仅没有多特的同轴球囊导管，也没有共轴导管，不太可能忽然出现最现代化的球囊导管，科学必须是循序前进的。

二、研究发明介入器械是他唯一的爱好

早在 20 世纪 60 年代，詹图尔科开发了淋巴管造影的注射器。人类的淋巴管很细，由于动脉压力大，动脉内的血液通过人体组织流入静脉，而静脉血回流缓慢，一部分水分从静脉渗出，变成淋巴液，通过管道系统，将淋巴液回收注入大静脉，这个管道系统叫淋巴管。为了给淋巴管造影，詹图尔科用金属块的重力压迫注射器，以稳定的速度向淋巴管注入碘油，取得了成功。

他是一个工作狂，在满满的日程里，志愿去大学教授每周半天的生理学课程。1968 年退休后，他有一半时间是到 Anderson 那里组建放射实验室，

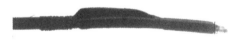

▲ 图 77　詹图尔科发明的球囊扩张导管照片

以实践他的创新和爱好。他设计出了介入治疗的肝素（对抗血液凝固的药）用药方案，避免血管内凝血，还研制出了间歇性搏动的药液注射器等。

当时在医院常见到不少出血患者，有些出血患者可以通过外科手术止血，但是外科医生对有些部位的出血无法进行手术治疗，如面部的动静脉畸形无法切除，轻度鼻出血时可能会自愈；鼻腔前部的中度出血，五官科医生可以用棉球塞到鼻腔内，进行压迫止血；但鼻腔后部的出血是压不到的，简直无法止住。于是詹图尔科就为介入医生研制了棉卷（用于小动脉）与羊毛卷（用于大动脉）栓塞物与它们的输入器（图 78 和图 79），最后他成功地做出了带羊毛

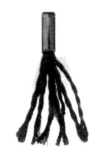

▲ 图 78　羊毛卷栓塞物

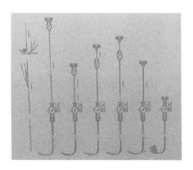

▲ 图 79　栓塞物与它们的输入器

纤维的弹簧圈栓子（图80）。为了止血，介入医生可以从股动脉插入导管，直达出血的责任血管，通过注入对比剂明确出血部位后，就注入前述的栓塞物把出血的血管堵住，就像水管漏水时在管腔内堵住漏口一样。出血部位很容易就堵住了，根本不用做大手术。

虽然詹图尔科不是第一个提出栓塞方法的人，但是他在栓塞物的安全性、持久性、新材料、新设计、新应用等方面做出了很大的贡献。

人体组织是很奇特的，血液在血管里面流动的时候，它不会凝固。但是从破损的皮肤表面流出来的血液就会凝固，那是人体防止不断出血的一种保护机制。在某些疾病状态下，血管的某一些部位，如静脉的血管窦，如果血流过于缓慢，那里的血液也会凝固成血凝块，血凝块还可能脱落成为血栓（图81），随着血流从下肢静脉（图82）到下腔静脉，再到肺动脉，造成肺动脉栓塞（图83）。根据栓塞的范围大小，就会引起不同程度的呼吸困难，当肺栓塞量达到80%时就会威胁人的生命，直到死亡。

为了防止血栓脱落到肺动脉，于是有人想办法在下腔静脉里面放滤网，希望正常的血液通过网孔流过，而血凝块

被滤网扣留下来。那么，网孔多大？放在哪里？如何固定？会不会移位？会不会影响血流？会不会在滤网里产生新的血栓？为了解决这一系列问题，1980

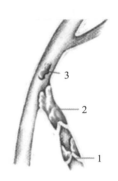

▲ 图81　血凝块还可能脱落成为血栓

1. 静脉窦；2. 血凝块；3. 血凝块脱落

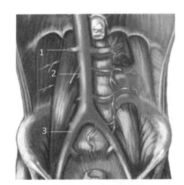

▲ 图82　解剖图

1. 肾静脉；2. 下腔静脉；3. 髂静脉

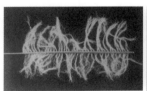

▲ 图80　带羊毛纤维的弹簧圈栓子

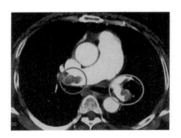

▲ 图83　血凝块移至肺动脉，形成肺栓塞。圆圈所示为栓塞区，对比剂进不去

年詹图尔科研究了一种鸟巢式滤器（图 84），他利用不锈钢的卷曲弹力的特点，在下腔静脉中盘曲如鸟巢，既能让血液流动，又能逮住血栓。

我记得，20 年前，镇江江滨医院狄镇海医生遇到一个患者，准备给患者放滤器。他是很谨慎的医生，自己没做

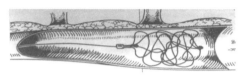

▲ 图84　鸟巢式滤器

过，不便蛮干，特地邀请我前去帮忙。其实我自己也没有放过滤器，只是在书上、杂志上看到有介绍。在详细阅读了滤器释放说明书后，我们一起为这个患者成功放置了滤器。至少在江苏省这是第一例鸟巢式滤器的植入，不过，我们放的那个滤器现在已经有了改进，与图上的原型有些不同。

当然，医疗产品总是在不断地更新，目前市面上有各种不同形状的滤器出售。

（李麟荪）

诺贝尔奖候选人詹图尔科（二）：他的创新无人可及

为人类的进步，哪怕做出一点点成绩都是值得记载的
而有的人做出了巨大的贡献，更值得褒奖和载入史册

一、詹图尔科的成就

詹图尔科的另一重要贡献就是 1985 年研制成功的一款支架，我们称为 Z 形支架（图 85）。他将有弹性的不锈钢折成 Z 形，再圈成一周，用线把

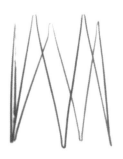

▲ 图85　Z 形支架

它压缩在一起，塞在专用释放器内，使用时将支架推入导管。导管到位后，其支架释放出来（放在狭窄的管道处），Z 形支架会凭借自身的弹力扩张，将狭窄处撑开，这就是支架。以后又出现了很多种支架。

詹图尔科还研制了一种用球囊扩张的冠状动脉支架（图 86）。这是在 1985 年，他与格林特茨格和 Roubin 一起研究、共同完成的。詹图尔科等将金属丝围绕球囊，不是连续一圈接一圈地绕，而是绕一圈后再回绕一圈，如此往复直至满足需要的长度，它们紧贴在球囊上。当球囊扩张时，便把支架也撑开，使其支撑在狭窄的血管上。支架撑开后

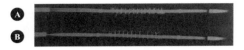

▲ 图 86　球囊扩张支架

A. 支架围绕着球囊；B. 球囊将支架撑开后，支架不再回缩，可撤退球囊

不再回缩，撑开后的支架直径取决于扩张后的球囊大小。然后，将球囊抽瘪并退出，留下支架起持续的支撑作用。当年，至少有 800 多位患者受益于这种支架。

受詹图尔科的影响，1985 年 Charnsangarej 等用这一支架在尸体上研究胸腔主动脉夹层（这是一种死亡率很高的主动脉病变，主动脉内壁破裂，使血液大量灌注进入到血管夹层之中）的治疗，可惜当时他们没有用于临床，但是詹图尔科这一思路很有价值，它启发了后人采用另一种支架治疗主动脉夹层并获得成功。

1986 年，Charnsangarej 把 Z 形支架应用于两例腔静脉狭窄的患者。其中一例在上腔静脉放了 4 个支架，患者症状立即好转。因为上腔静脉靠近气管，所以他担心撑开的上腔静脉会压迫到气管，于是又在气管内放了一个支架。患者患有气管癌，已不能手术，植入支架后减轻了患者的痛苦，也延长了患者的生命。另一例是下腔静脉因恶性肿瘤压迫，使下肢与腹部血液回流受阻，淤积于下肢，造成下肢明显肿胀。于是，Charnsangarej 在下腔静脉放了 3 个 Z 形支架，使下肢肿胀消失，从此没有再复发，直到 5 个月后患者因肿瘤发展

而死亡。尸体解剖显示支架被肿瘤包围，并部分突入支架内，而支架仍保持通畅。有一个支架脱落移位，进入右心室，支架表面已被心内膜覆盖，患者生前并无不良反应。

1985 年，Carracco 等把支架用于胆管的阻塞。1986 年，Wallace 等把 Z 形支架用于气管和支气管的狭窄。1988 年，Uchida 等还改良了 Z 形支架，在它的一端或两端加了"帽檐"似的翼，并把几个支架衔接起来（图 87），从而延伸了支架的长度，并把它应用于上腔静脉。

读者可能会问：这个"帽檐"状的翼有什么用呢？再说把两个 Z 形支架衔接起来，太简单了吧？从 1985 年詹图尔科发明了 Z 形支架后，很多人已用过这一支架，怎么大家都没想到呢？这又是为什么呢？

亲爱的读者，你们能想到吗？看来我们是要经常动脑子才对，许多事情是需要不断改进完善的。而有一些人则是从来不思考，却在别人改良后不屑一顾。

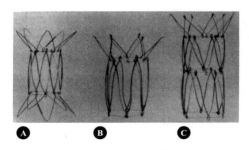

▲ 图 87　Z 形支架的发展

A. 在 Z 形支架的两端加了"帽檐"；B. 一端加了"帽檐"；C. 把支架衔接起来

读者也许会想到，如果你们自己做了一个支架，那么请问，这个支架应该达到什么样的标准呢？应用在人体上的支架必定符合很严格的要求，否则也不会那么久之后才被改进。我请大家一起来开动脑筋、思考一下这个问题。

二、87 岁高龄仍在研究最新器械

1992 年，在詹图尔科 87 岁时，他还在会议上展示自己研制的最新器械，在回答别人的问题时，他说他是一个不善于退休的人。实际上他进入到介入放射学领域是在退休以后，但是一旦参与，便一发不可收拾。

他为介入医学做了许多开拓创新的工作，也有许多发明创造应用于临床医学，无怪乎他与多特、格林特茨格一起成为诺贝尔奖的共同候选人。

（李麟荪）

斗胆评价诺贝尔奖候选人：从中学到一点什么

尺有所短，寸有所长，别把高人当圣人

研究高人，启蒙自己，该说什么说什么

无论从哪一方面来说，我都没有资格来评价医学大师们的成就与不足，事实上也没有人著文指出他们有哪些不足。但是我以为，从学术与思维的角度出发进行探讨，任何人都应该可以的。认真思考大师们的成就与不足，并不是对大师的不敬，也不是作为后辈的狂妄。这对启发人们的创新思维应该是有帮助的。正因为如此，我也常常鼓励年轻医师在讨论时可以否定我的意见，当然这种讨论一定要说出道理来，在此，我也斗胆尝试一下。

一、多特的想象力是超前的

多特是历史上第一位（1963 年）提出造影导管不仅是诊断工具也可以被改造成治疗工具的人。他在捷克斯洛伐克的学术会议上提出了这个观点，使全世界的放射科医生受到极大的震撼。这是一种开创性思维，也是日后开创介入医学的基础思维。

正如爱因斯坦所说的，"想象力比知识更重要"。

次年，他开始用同轴导管扩张狭窄的血管，并取得成功。至此，他的创新思维通过自己的实践得到了验证。在此基础上，他继续发展这一事业，研究球囊导管，以进一步改良扩张狭窄血管的能力。后来又研究支架，以解决球囊导管扩张术所不能解决的问题，这是一步一个台阶的提高。另外，他还研究改良导丝、抓取异物与溶栓治疗等新的介入领域，在及时解决上述手术并发症的同时，又扩大了"将诊断导管扩展为治疗工具"的原始思想。随着一系列介入手术新器械的研发与新疗法的实现，这些技术又从血管腔内治疗扩展到人体各个系统与多种疾病的治疗上，最后形成了被后人称为"介入放射学"的第三临床医学，这是具有里程碑意义的非凡创举。

从多特发明的几个最主要的器械来看，这个思维是先进的、有价值的、有创新性的，但是他的创新工具，却是原始的，临床使用期都是短暂的，很快被改进后的新器械所取代，这表明原方案的理念虽然是对的，但设计方法尚有不足。譬如同轴导管，从原理上来说不如球囊扩张，这一点他本人也很清楚。这也说明为什么当时他的同轴导管扩张术在美国行不通，没有几位医生学习多特的做法，而格林特茨格的球囊导管问世后，很快得到全球医生的响应。谁都会明白其中自有道理在。

再说球囊导管，这也是多特最早提出的创新理念，但是他的思维也被禁锢在以前用过的乳胶球囊框架内，而乳胶球囊是顺应性材料，不利于扩张，他却没有把球囊材料更换为其他材料，始终只是停留在用其他方法来约束乳胶球囊的顺应性上。

他的思维中缺乏灵活性还表现在格林特茨格球囊导管问世后，他也没有能转变自己的同轴导管扩张的方法。据Ring回忆，在1978年美国介入年会上讨论如何使用球囊导管时，大约20位年轻学者都说原来有点胆怯，怕血管扩张破裂或引起远端血栓。多特有些

自满，看不上这些人，称他们为"小老妇"（little old ladies，意思是头发长、见识短），并说血管是不会破的。他的方法很简单，在主动脉内先把球囊充盈完全，然后把它拉下来，通过血管狭窄处，来回扩张即可。显然他已习惯了自己的同轴导管扩张方法，将球囊导管当作了同轴导管操作，他的思维还是停留在他的同轴导管时代。其实这个操作方法是有风险的，这样的操作会造成血管内膜的剥脱（血管内膜会被拉伤）。

从以上看，我很理解伟大的科学家，他们的思维有时候也会禁锢在自满的怪圈里，而不容易突破。正像牛顿为了不影响自己的工作，又想让两只猫能够自由进出，就在自家房屋的门板上开了两个洞，一个大洞，一个小洞。当别人惊讶地问他为何开两个洞，他说，"大洞给大猫通过，小洞给小猫通过"，似乎小猫就不会走大洞一样。对此虽有多种说法，但我以为每个人都可能闹笑话的，或者牛顿根本没有思考，只是机械地给每一只猫各开一个洞（图88）来解决问题。

对此，我必须强调，首先我们得尊重原创者的思维，是他开辟了这条通往

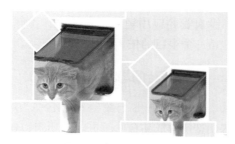

▲ 图88 每一只猫一个洞

介入的光明之路，没有他的启发，我们还将在黑暗中摸索很久。没有爱迪生的第一个电灯泡，也许不会有现在美丽的激光舞台。其次，任何人的思维都会有局限性，圣人也是这样。我们不能把圣人当作万能的神，也不能一直跟随于他们的脚步之后，后人应该踏着他们的脚步往前超越，站在他们的肩膀上更上一层楼，而不能因为痴迷于他们的成果而停滞不前。当然更不能因为他们的不足而刻薄地致以微词嘲笑。

二、格林特茨格的严谨而踏实、继承而超越成就了他的事业

格林特茨格却不同，他并不是球囊支架的原创者，只是开拓者，但他是最佳实践者。他接受了多特的思维，却没有按他的套路走，也没有盲从多特的方法，很快就把球囊的乳胶材料抛弃了。他没有遵循老框框，而是要改变球囊的材料。在请教了化学教授后，他采用聚氯乙烯做了一个球囊导管，这就彻底改变了多特的扩张方法，最终获得了圆满成功。至 1974 年，他成功地扩张了 15 位患者的周围血管。

从 1974 年到 1986 年，在格林特茨格去世前的 12 年间，他将球囊导管从周围血管的应用领域扩展到冠状动脉，这是一个艰巨的任务，在当时这不是一件容易的事。前面提到的 Porstmann 的解聘与格林特茨格被称为"疯子"说明其创新环境的艰难。他能够在短时期内取得这样的成功全靠他典型的德国人作风：严谨而踏实。他自制的球囊导管在

动物实验中取得了成功后，先用于下肢，再用于肾动脉，然后再计划用于冠状动脉。在用于人的冠状动脉前，又做了动物实验。即使被人指责为"精神不正常"，他仍坚持不懈，先在麻醉后的开胸手术患者身上试验，再应用到心功能正常的患者身上，逐渐应用于左、右冠状动脉及其分支血管病变，再到疑难的、多支血管病变。他做得很稳健，从易到难、稳扎稳打、循序渐进，每一步都有退路，终于取得了成功。他的每一步都是成功的、完美的。应该说他在科研的实践道路上是成功的。

他为人低调，不张扬，当第一例冠状动脉狭窄患者实施球囊扩张成功时，他拒绝被报道，并与记者签订了"君子协定"，在医学期刊未报道前，不做报纸宣传，直到取得真正的成功（在医学期刊上发表论文）。

但是他后来忙于做这种手术，并没有什么新的研究，没有像多特那样，早就看到球囊扩张的不足之处而开始研究支架了。所以说他的创新思维与多特不能相比。

前文说到他去世前正在研究冠状动脉的激光治疗与支架置入，不过就在他去世那年（1986 年）已由 Puol 和 Sigwart 将第一个支架置入冠状动脉，同年 Sanborn 等也报道了经皮穿刺冠状动脉内激光成形术的临床应用。格林特茨格已迟了一步，不再处于领先地位。

格林特茨格的成功在于分析了多特方法的缺点后彻底改变了思路，既然知道乳胶的缺点就抛弃乳胶，换成别的材

料。我体会，换个思路是非常好的办法，不由得想起司马光砸缸的故事（图89）。一个小孩跌进水缸，其他小孩没有办法把他从水缸口捞出来，于是司马光就把缸砸破，让水流出来，从而救了这个落水的小孩。新思路就是创新的前提。

三、詹图尔科错失"球囊导管第一人"

詹图尔科是发明家，有最多的创新成果。

他也许是应用球囊扩张导管的第一人，我前面已分析过，他可能在20世纪70年代初（比格林特茨格早）就已应用球囊导管，可惜患者在术后当天因

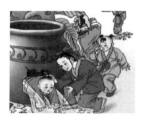

▲ 图89　司马光砸缸

出血死亡。按理说死亡原因与球囊扩张手术本身无关，可能与球囊的大小或使用的方法有关。他应该继续对球囊导管进行研究，因为这个方法是可行的、设计是合理的、理念是创新的。但是他缺乏像格林特茨格那样的坚毅精神，没有坚持这项极有前途的研究，实在可惜。

总而言之，詹图尔科、多特与格林特茨格于1978年同时作为诺贝尔奖的候选人是非常合适的组合。

有多特的首创精神，不停地追求改进自己的创新，并由格林特茨格的改良而取得成功，以格林特茨格的坚毅、沉着，一步一个脚印地前行，再把詹图尔科的智慧叠加一起，介入医学才能不断发展并取得今天的成就。

现在，我们回顾过去，目的是希望从大师们的身上搜求更多的智慧与一些遗憾之处，也许会对现在的年轻人在思维创新方面有所帮助。我的分析当然也可能有偏颇之处，仅供读者参考。

（李麟荪）

把介入治疗引向肿瘤：华莱士

付出一切努力，让患者受益

只要不伤害患者，就是良医

西德尼·华莱士（Sidney Wallace）是美国得克萨斯大学安德森医院和休斯敦安得森癌症中心放射学教授和影像诊断系主任，他在将介入放射学应用于癌症治疗方面取得了重要进展（图90）。

一、动脉用药与静脉用药的差别

20世纪50年代，华莱士首次尝试在肿瘤的供血动脉（给肿瘤供应营养的血管）内灌注药物以治疗肿瘤。因为我

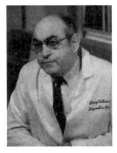

▲ 图 90 西德尼·华莱士（Sidney Wallace）

们平时看到在患者血管里输液用药，都是通过静脉，不是动脉，这有什么不一样呢？其实差别很大。进入静脉的药是跟静脉血回流，先到心脏右侧的心房和心室，再到两侧的肺部，通过气体交换后再回到心脏左侧的心房和心室，由左心室将血液通过主动脉分别输送到全身的血管，这是动脉。这样，我们可以想象，如果下肢骨上有一个 3cm 大小的肿瘤，从上臂注入药物，有多少药能到肿瘤里面？很多药都到全身各处，包括脑、心脏、肺、肝、肾等，也许会对它们产生不良反应。到了肾脏，会把药物排泄出去，到了肝脏药物会被破坏，真正到达病灶起治疗作用的药物就很少了。

如果把药物直接注入供应肿瘤的动脉内，让大量药物首先集中进入肿瘤区，药物的浓度就会很高，或者也可以减少用药量，不仅可以省钱，而且不良反应更小，效果会更好，这就是药物"首先通过"肿瘤的效应。当然，它也会经过静脉再到全身，如果哪个部位有转移，它仍能与静脉用药一样起作用。

华莱士与外科合作，最先把这一方法用于青少年骨肉瘤，直到现在，仍然是介入治疗肿瘤的主要方法之一，效果还是很好。

二、栓塞供血肿瘤动脉的治疗效果优于单纯药物灌注

除了灌注药物，他们还用小颗粒，如明胶海绵和栓塞线圈（图 91），来栓塞血管，不让营养物和氧气进到肿瘤里面，相当于一种饥饿疗法。华莱士于 1975 年第一次用这一方法治疗了巨细胞骨肿瘤。当时，一名 16 岁的女孩自诉她以前试过各种疗法，都是无效的。华莱士的团队用这一栓塞治疗方法，阻断了肿瘤的血液供应，患者报告疼痛迅速缓解，而且持久。7 年后，这位患者的表现仍然很好。

现在用来做栓塞的材料就很多了，Ivalon（聚乙烯醇泡沫）颗粒、明胶泡沫段和粉末、碘油等，通常与药物结合起来。含有化疗药物的微胶囊（图 92）的化疗性栓塞治疗效果优于动脉内局部灌注抗肿瘤药物。所谓微胶囊，那是非常小的胶囊，也称之为载药微球，里面包含有抗肿瘤的药物，已成为治疗肿瘤的重要方法。

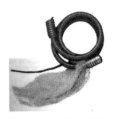

▲ 图 91 栓塞线圈

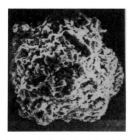

▲ 图92 含有化疗药物的微胶囊

有资料介绍，1952年，Markowitz第一次提出阻断肝脏肿瘤的动脉血供，以造成肿瘤缺血和阻止肿瘤生长。1970年，华莱士的团队尝试栓塞肝动脉治疗肝脏肿瘤。在第一次尝试中，他们意外地损伤了肝动脉（当时的导管很粗），这使得他们很担忧，怕整个肝脏被损害了。一个月后患者回来复诊，检查发现肿瘤已经缩小了一半，这一偶然发现让他们开展了血管栓塞的治疗。

那么，血管被堵死了，为什么肝脏没有坏死呢？原来，肝脏供血有两套血管，一套是肝动脉过来的血，主要是把氧气带过来，还有一套是门静脉，带来消化系统吸收的营养。肝动脉堵死后，门静脉在带来营养的同时也会带来氧气。我在做外科医生的时候，在杂志上看到一篇报道，外科医生想把肝肿瘤切除，结果损坏了肝动脉，手术没有做成，还很担心患者会死亡，结果患者的肿瘤反而缩小了。

在描述这一偶然事件时，华莱士说："很多成功都是意外之喜，你要认清问题，化逆境为优势。你要试着总结利用一些你意想不到的情况下产生的问题，让患者受益，只要你不是故意伤害患者。"

三、开创经皮经肝胆管引流术

1960年以前，有人做过经皮经肝胆管造影术，只造影不引流。从1962年到1963年，华莱士（与Dodd和Greening）进行了第一次经皮经肝胆管引流术（图93），在皮肤上做一小切口，通过穿刺把一根细管子放在胆管里，把被堵在胆管里的胆汁引流出来，等病情好转以后，再做外科手术。

1974年，华莱士的团队还做了肝脓肿的引流术，而原来的办法是外科医生手术切开腹腔后再做引流术。华莱士的团队则是在X线透视下直接穿刺引流，这样创伤就更小了。

华莱士热衷于开发新的方法和用途，选择性地将球囊、支架和其他材料植入血管系统的各个领域。

四、一位多才多艺的学者

华莱士是美国介入界的演说家，他做报告特别生动，他的幻灯片也非常漂亮。我有幸跟他一起在美国西部介入学术大会上主持一次学术会议。他是一位多才多艺的学者，他说工作是他的爱

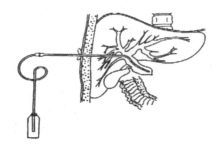

▲ 图93 经皮经肝胆管引流术

好。华莱士认为他对介入放射学的最大贡献是他在动脉内治疗方面所做的工作（动脉灌注、栓塞和化学栓塞）。他还强调治疗癌症患者是他工作的唯一目的。

现在这个"介入放射学"的名称，还是他最后确定的。

然而，他却挤出时间从事雕刻、绘画和音乐等艺术活动。图 94 所示的雕塑是他在 20 世纪 80 年时代亲手做的铜质雕塑。

此外，华莱士非常重视他的信仰，

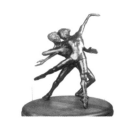

▲ 图 94　华莱士亲手做的铜雕塑

他担任犹太教堂的牧师，并协助他的妻子帮助犹太难民移民到美国。

（李麟苏）

多特的接班人罗许（一）：医学无国界

居里夫人说："科学无国界，它属于全人类"
像多特那样，全身心献给事业，就没有国界了

一、一位勤勤恳恳研究造影的放射学家

罗许（Josef Rösch），这是一位介入医学大师，我们要重点介绍给大家。

1925 年罗许出生在捷克斯洛伐克，毕业于 Charles 大学，于 1951 年成为放射科医生。当时有一位 Basteck 医生在研究经皮穿刺脾脏做门静脉造影。为了讲清楚这个故事，我们先复习一下解剖。

人体的很多器官都是依靠主动脉发出的一些分支，给这些器官供应氧气和营养，然后这些器官通过交换后把含有二氧化碳和废物（包含排泄物）的血液通过静脉回流到心脏。唯独脾脏和胃肠道例外，它们的静脉是通过门静脉回流

到肝脏（图 95）。肠道的回血里含有吸收来的营养物原料，它们被送到肝脏这个人体转化工厂，转化成人类所需要的维生素、激素与营养物等，再通过肝静脉进入下腔静脉，经过肺再到心脏，送到全身。这是我们可以理解的。

脾脏也参与了代谢过程，但机制尚不清楚。现在我要说的是，这位 Basteck 医生认为，既然脾脏的血回流到肝脏，而且脾脏是长在人体上腹部左侧很浅表的一个器官，那么可以用一个细针，穿刺到脾脏里注入对比剂，让它随着血流回到肝脏，这样就可以用来显示门静脉和诊断脾脏增大的原因与程度了。这个方法被称为"经皮脾门静脉造影术"。

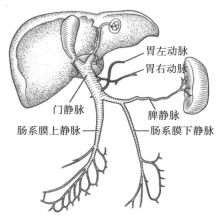

▲ 图 95 门静脉血流图

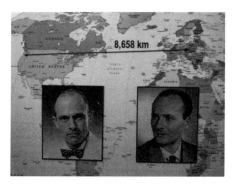

▲ 图 96 多特和罗许成为书面通讯朋友

罗许学习了 Basteck 医生的这一方法，进一步开展了对肝脏与胰腺的研究。在完成 500 例造影后，他写了《经皮脾门静脉造影术》一书。这本书很有价值，为此，他受邀去德国做报告，从此进入国际医学舞台。他参加编写的另一本书也被译成多国语言出版。

多特对罗许从事的"经皮脾门静脉造影术"非常感兴趣，可能在多特眼里，这是另一条通往介入放射学的道路（这是用针直接经皮穿到脾脏，而不是通过股静脉对肝脏做造影），虽然当时还只是造影，并没有治疗，但是在有创新意识的科学家看来是有治疗前景的。在罗许的文章中引用了多特的很多观点和方法，这意味着多特和罗许有许多相同的研究兴趣和研究内容可以讨论。1959 年起，他们俩就成为书面通讯朋友（图 96）。

1963 年，捷克斯洛伐克放射学大会上，罗许作为大会秘书邀请多特到会做报告。就在这个大会上，多特提出了用手上的诊断工具（导管）做治疗的最初设想，让到会的所有学者感到极大的震惊。他的报告经大会主席同意后，从 30 分钟延长到 1.5 小时，报告结束后，与会学者全体站起来长时间地给他鼓掌致敬。

1964 年，多特首次开展了"介入"手术。1965 年，多特基于对罗许从事的工作的极大兴趣，用一位纽约患者的捐款邀请罗许去美国访学一年。真是"科学无国界"，这两位不同阵营的科学家互相惺惺相惜。

二、罗许将多特的研究成果引入欧洲

虽然多特的方法未被美国医生接受，但罗许很理解并支持他，还把多特的论文译成德文在欧洲发表，引起了欧洲医学界的强烈反响。在罗许之后，第一个接受这个方法的就是德国放射学教授采德勒（Zeitler）（前面已介绍过，他的学生就是成功研制球囊导管的格林特茨格）。采德勒为人很友善、很热情，对中国也很友好。我在德国开会时见到他，当他知道我来自中国，马上就问我，认得不认得冯敢生（冯敢生是原武汉协和医院的医生，正在他那里学习），显然他很喜欢这位中国医生。采德勒在德国用多特的方法成功治疗了许多患者，并把这一方法称为"多特术（Dottering）"。

此后，多特与罗许有了更多机会互相了解和交流，成为知己（图 97），多特经常告诉罗许在做造影诊断时，要常常想着将自己手中的工具变成治疗的器械，开创新技术为患者做治疗（笔者认为这就是能成为一名好医生和医学科学家必须具备的理念——为患者创新）。罗许接受了这一理念，也有了许多实践，大家尊称他为"让人信服的老师"。

由于政治原因，罗许被迫在美国滞留了一年，这时，他去了洛杉矶，并在那里继续研究介入医学。

三、多特的创新理念使罗许开创 TIPS 术

这一时期，美国与欧洲有许多肝硬化（由于酒精或病毒的侵蚀，肝脏受损，产生大量相当于瘢痕的组织，医学上叫纤维组织，造成肝脏变硬，即肝硬化）患者，肝硬化使脾脏和肠道

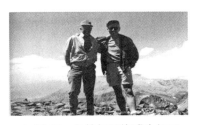

▲ 图 97　多特与罗许成为知己

共同汇合成的门静脉血流到肝脏时受到阻力，这部分血淤积在门静脉内，使其压力升高，并累及门静脉的分支，如食管静脉与胃冠状静脉也扩张，看上去就像一条条蚯蚓，曲张的静脉血管壁很薄。如果食物刺激或患者的特殊动作（如打嗝）等使其损伤或压力突然升高，可能造成血管破裂，引起大出血（向上吐出为呕血，流向肠道后排出为便血）。食管与胃的静脉出血是很可怕的，全身用药往往无效，外科手术又无从下手，因此死亡率很高。

瑞典的 Lunderquist 与 Vang 于 1974 年提出，直接用针经皮肤刺入肝脏内的门静脉，再换入导丝及导管，调整方向后进入出血的静脉，注入栓塞剂，堵塞出血的食管静脉或胃静脉（图 98），能有效地控制出血。

存在的问题是，出血是门脉高压引起的，虽然出血被止住了，但门脉高压的病因仍然存在，所以患者还会再次出血，当时的办法，只能在出血的时候再止血。

此外，原来罗许的另一主要研究方向是内脏血管和胆管的造影诊断，当他做胆道造影时，从颈部穿刺进入颈静脉，直接向下到达肝静脉，再向胆管穿刺，用来诊断胆管阻塞的原因。这种穿刺是盲目的，他不可能看到胆管，只是估计大致的方向，所以经常穿到门静脉内，最初他认为这是无法避免的。由于多特的启发使他突然有了灵感，他想到既然可以从肝静脉穿刺到门静脉，那么就能把门静脉的血引入到肝静脉，让它

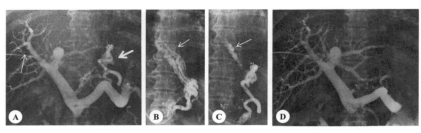

▲ 图 98　经皮穿肝经门静脉食管静脉或胃静脉封堵术

A. 穿刺肝门静脉后插入导管（细箭所指），短粗箭所指为曲张的胃静脉；
B 和 C. 细箭所指为曲张的食管静脉；D. 用明胶海绵、弹簧圈等将曲张静脉栓塞
后再造影，曲张静脉已被栓塞

再通过下腔静脉回到右心，这样不就可以降低门静脉压力了吗？门静脉的压力降低既可以防止出血，也可以防止腹水的产生。于是，1968 年他成功地在狗身上做了第一次实验（图 99）。

于是罗许对此做了多次动物实验研究，发表了大量论文，这一手术就是以后介入医学界的一项重要手术——TIPS（经皮经肝门静脉分流术）。下面我们就用线条图来解释这一手术（图100）。

但是，整个研究过程却是很不容易的。他先在人的尸体上做了研究，理论上都是成功的，但在人体中，这条通道不够粗，而且终究会产生血栓而再堵塞。后来 Colapinto 在人体上用球囊导管反复扩张通道，取得了较好的效果，但被挤开的肝组织，还是会再长回来，以致通道仍会被堵塞。

当时，德国的 Palmaz 在研制球囊扩张支架（将支架套在球囊表面，当球囊扩张时，把支架撑开，同时扩张了狭

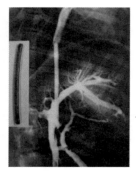

▲ 图 99　罗许在狗身上做了第一次分流门静脉血的手术

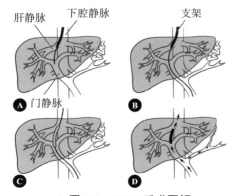

▲ 图 100　TIPS 手术图解

A. 穿刺针从颈部穿刺颈静脉，经下腔静脉直接向下到肝静脉，再向门静脉穿刺；B. 导丝进入门静脉；C. 用球囊扩张穿刺通道；D. 退出球囊，血流从门静脉流向下腔静脉（黑色区为被扩张的人为通道）

窄的血管，再将球囊收缩后退出，支架便停留下来发挥支撑作用）。Richter 与 Palmaz 合作，用这种支架做 TIPS 手术，终于将这一手术成功地应用于人类（图101）。

　　读者也可以注意到：肝硬化的患者肝脏缩小，肝内门静脉细、直而少，肝外门静脉增粗。

　　虽然罗许被称为 TIPS 手术之父，但是真正在临床上做成 TIPS 手术的第一人是德国人 Richter。为什么 Richter 放了支架，这个手术就做成功了，难道罗许不知道放支架吗？罗许当然知道放支架就能成功。但是，美国政府对医生放入人体器械的规定非常严格，在没有被政府批准前，不允许任何人在人体内放入支架，所以罗许的想法一直没有能够实施。

　　1993 年，我参观多特研究所时，他们已被批准做 TIPS 手术，还让我保留了一套当天他们手术过程的片子（图 102）。

　　接着问题又来了，支架在门静脉与肝静脉之间建立了通道，当时降低了

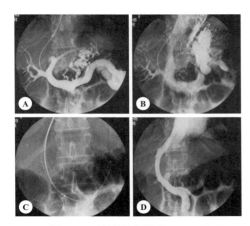

▲ 图 102　多特研究所的 TIPS 手术

A. 穿刺到门静脉后做造影；B. 造影后期见食管静脉与胃冠状静脉扩张；C. 放支架过程；D. 再造影，门静脉血流经肝静脉到达心脏

门静脉的压力，但是很多患者在术后一段时间，通道仍会闭塞，因为肝细胞会通过支架的网孔长进去，最后把通道堵塞了，使这一手术又陷入迷茫的冬眠期。

　　于是，更多的专家对此又做了很多研究，包括我国学者滕皋军（现中国科学院院士）在其中做出了重大的贡献（参见第 8 章）。一系列的研究促使人们考虑用带膜支架（前文已介绍过，支架由金属丝编制而成，称作裸支架；用特殊的塑料包裹或涂敷在裸支架表面，就称作带膜支架）来阻挡胆汁进入支架腔内。这一研究取得了很大的成功，使介入医学界再次掀起 TIPS 手术的热潮，被喻为 TIPS 手术的第二个春天到来了。

　　目前，用带膜支架做 TIPS 手术已取得巨大成功，并大量应用于临床。

（李麟荪）

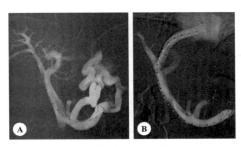

▲ 图 101　A. 门静脉造影见门静脉、脾静脉、曲张的胃静脉；B. TIPS 手术后，门静脉血流经过支架流经肝静脉到达心脏

多特的接班人罗许（二）：创新从患者利益出发

做研究、写论文不只是为了晋升与名利，而是为了解决患者的困惑

一、罗许首创药物灌注术与栓塞术

在美国俄勒冈工作一年后，罗许应聘到洛杉矶大学医院工作，第三个星期就遇上一个胃肠道出血的患者，外科医生打开腹腔找不到出血的部位。可能有些人感到很奇怪，外科医生手术打开腹腔怎么会找不到出血呢？其实，他们只是打开腹腔，而出血是在胃肠道的里面，他们不能把胃和肠道全部切开，所以外科医生无法找到出血的部位。

于是，他们就请放射科医生帮他们诊断清楚哪一根是出血的责任血管。放射科医生的拿手杰作是做血管造影，他们很快就把造影导管插到胃或肠的血管里，在透视下注入对比剂，就能见到对比剂从破裂处喷出（到肠腔），这样可以很明确地找到出血部位。问题是肠管像一团绳子相互交错在一起，说不清楚是哪一段出血。这时，又有人进行了创新，他们在血液里注射亚甲蓝，把出血的肠管染成蓝色，外科医生就能看到，就可以根据放射科医生的诊断，精准地进行缝合，把出血止住，患者也得救了。

这时，罗许已经掌握了多特的创新思想，认为为了缝上两针而剖开肚子做这么大的手术，创伤太大了。于是他在做造影时见到出血病灶后，就在出血附近注入一种药，使血管收缩，让它产生血凝块自行止血（图 103）。这样，他先后成功地治好了 5 例出血患者，由此开创了血管内药物灌注术（因为只灌药）。当然，发展到现在，这种技术就是灌注不同的药，治不同的病，如肿瘤。

但是，问题又来了。灌注止血只对 60%～70% 的患者有效，有一些患者凝血功能不好，不能产生血凝块，止血无效。1970 年，罗许在治疗一个胃出血患者的时候，就遇到这样的问题，于是他经导管抽出患者的一些血，加上凝血酶，使它在体外形成血块，再用导管将血块注入血管，把出血的血管堵住（图 104），止血效果更好。通过这一病例及后来的动脉实验，他进一步研究了其他

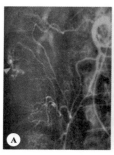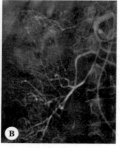

▲ **图 103　肠道出血的造影与止血**

A. 造影可以看到在肠道上有明显出血部位（箭头）；B. 在注入血管收缩药后，血管收缩，出血停止

栓塞材料，如明胶海绵和弹簧圈等，以用于止血。于是，他又开创了一种新技术——血管栓塞术。

血管栓塞术是一种更重要的方法，因为除了止血，还有许多病也可以用这种方法治疗，如各种肿瘤、血管畸形等。

关于栓塞剂，罗许等最早提出和使用了一种胶（IBCA），并于 1974 年用它做了动物实验。在取得经验后就用于急诊出血患者，包括呕血、咯血和肿瘤出血等患者。至 1981 年他做了 24 例患者，证实是有效而无害的（由于美国执行了新的医疗管理法，这种栓塞剂于 20 世纪 80 年代早期被停止使用，10 年后又重新执行）。

二、激惹性（诱导出血性）血管造影

刚才我们说到，为了明确胃肠道出血部位，介入医生把导管插入到胃肠道的血管，然后注入对比剂，一般认为对比剂一定会从血管破裂处流出血管，从而可以证明那个地方就是出血部位。但

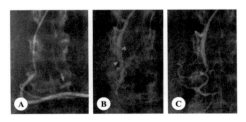

▲ 图 104　消化道造影示出血后栓塞治疗
A. 造影见出血病灶（箭所指处）；B. 血管内注入血块（箭头所指处）；C. 血管被堵住

是，有时候我们看不到出血，那究竟是怎么回事呢？原来是患者在造影的时候，内科医生或者外科医生已经给他们用了一些止血药，如血管痉挛收缩药或凝血止血药，这样我们造影的时候就看不到出血了。那是不是患者就好了呢？不一定，待药性过去了，他们又可能出血了。有时候也会因为出血多了以后，血压自动降低了，或者血管痉挛，或者有了小的血凝块暂时堵塞了破口等原因，使对比剂不经血管破裂部位流出。这使血管造影医生很尴尬，因为找不到出血部位，就无法诊断。如果不能诊断，患者回去后经过输血等治疗，血压回升后又可能会再次出血。

于是，罗许经过研究思考，提出了他的理论，认为这种情况下，应该在血管内注入几种不同性质的药，包括解痉药、溶栓药或升压（升高血压）药，促使暂时不出血的破口处痉挛解除、血块溶解或血压升高，让出血再现，这样可以很快明确出血部位，然后再立即给予栓塞止血治疗。这是一种很好的理念，也是很成功的方法，解决了许多介入医生的困惑，这也是罗许对介入医学的贡献。

三、输卵管再通术

这还没有结束，罗许又做出了新的贡献。由于输卵管（女性体内输送卵子的管腔）阻塞后（图 105），精子不可能通过它进入子宫内与卵子相结合，故女性就不可能怀孕。于是他想把这条输卵管打通，让患者有可能怀孕。这个手

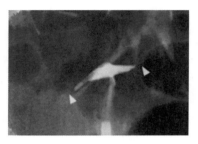

▲ 图 105　输卵管造影图

图中所见，中间倒三角形白色影是子宫腔，两端尖角（箭头所指）是输卵管连接部位，正常时可见对比剂进入管状的输卵管，阻塞时就见不到了

术后来被称为输卵管再通术，是那些有生育要求但输卵管不通的患者的福音。

罗许原来是想做子宫的绝育术，但在做子宫输卵管造影后发现很多女性输卵管不通，这就能解释为什么这部分女性不能怀孕。1986 年，住院医师 Amy Thurmond 与实验室主管 Barry Uchida 为了改进造影方法，研究采用选择性造影方法，即左右两侧输卵管分别做造影。于是罗许和他们组合了一套器械，将阻塞的输卵管用导丝打通（图 106）。

截至 1989 年，罗许连续对 100 个输卵管阻塞的病例做了开通术，其中 86 例至少有一侧打通了，26 例在平均 7 个月内顺利怀孕。图 107 是第一位接受输卵管阻塞开通治疗以后怀孕生子的患者的报道，孩子的父亲写了感谢信并寄来了这张照片。

四、改良了 Z 形支架

1985 年，他们设计了 Z 形支架，但是这个支架太短，释放时会弹跳且位置不够精准。罗许的合作者 Uchida 设法把几个 Z 形支架连接起来，并加了一个附有钩子的边裙，使它不会移动。他们把它用于动物实验，证明这种改良支架不仅释放容易，扩张力度也大，能达到术前设定的支撑直径和覆盖范围。

罗许把这种支架用于 48 位患者，包括因肿瘤阻塞的胆道、食管、气管、支气管与大静脉（包括上下腔静脉及其分支）的患者，均效果良好。这一手术虽然并不能治愈肿瘤，但对肿瘤引起的阻塞症状可以得到明显的控制。譬

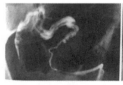
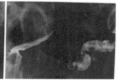

▲ 图 106　先后将双侧阻塞的输卵管打通（与图 105 为同一患者）

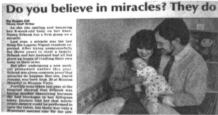
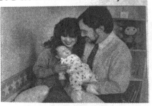

▲ 图 107　输卵管阻塞开通后，得子的父亲寄来了照片和感谢信

如，食管或贲门部癌症引起食管梗阻，患者因不能进食而挨饿，放支架后（图 108），患者可以进食。气道阻塞患者喘不过气来，放支架后就能够平顺地呼吸了。胆道阻塞患者出现黄疸，放过支架后就使黄疸消退了。

图 109 显示一例因腹膜后纤维化（通常是因为用钴、镭等放射治疗腹腔

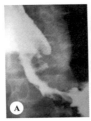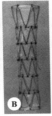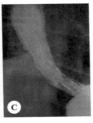

▲ 图 108　食管贲门癌患者放支架前后

A. 食管下段与胃的贲门部癌症，使通道变细（白色对比剂显示的狭窄区），钡剂通过困难，提示患者进食困难；B. 拟放入的支架；C. 放入支架后管腔撑开，钡剂通过明显改善

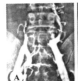

▲ 图 109　腹膜后纤维化，下腔静脉与两侧髂静脉受压后狭窄

A. 静脉造影见下腔静脉与其下端两侧髂静脉闭塞与狭窄；B. 经髂静脉注入溶栓药物后见髂静脉开通，但下腔静脉严重狭窄；C. 放入支架后；D. 造影见血管开通良好

内肿瘤后），引起腹腔后壁组织增厚，医学上称纤维化，它会压迫裹挟附近的组织器官，尤其是造成静脉狭窄与闭塞，引起血流障碍。患者下腔静脉与两侧髂静脉受压后狭窄，出现骶部（腰背部向下靠近尾部之处，医学上称骶部）及双下肢水肿，溶栓治疗后见两侧腿部血管开通，但下腔静脉狭窄仍严重，置入支架后血管被撑开，水肿在 7 天内消失，直至 21 年后患者因脑卒中去世，该处血管仍保持通畅。

我也有幸为自己一向崇敬的老师、我院脑外科开创者侯金镐教授治疗过类似的病变，他一条腿的动脉栓塞了，患腿发凉、疼痛、没有脉搏、不能正常走路，放置支架后开通了血流，完全恢复正常，直到前几年（离治疗已过去了十多年），90 多岁高龄的侯教授的患腿仍旧正常，每次看到我都很高兴地夸奖介入医学好。

这一切都得益于多特开创、由罗许等人继承的介入医学。

我还想提出的一点是：当罗许在研究雷诺病的时候，51 岁的他决定在自己身上测试，先将导管从大腿上插入到左腕血管中，用他的左手在常温、冰水及热水下测试，得出结论后再在患者身上做类似检查。虽然这一技术现已被别的方法取代了，但是罗许的这种精神始终是我们从医人员学习的榜样。

（李麟荪）

非血管性介入放射学的鼻祖：创新大师柯柏

医学创新是不满足于现在的医疗方法
专注于医学创新是对人类的最大关爱

我认为，柯柏（Constantin Cope）是一位被忽视了的介入医学最早的开拓者，他在医学中的创新思维并不亚于多特。他几乎是从开始做医生起，就对当时的一些治疗方法持有怀疑态度，并试图改进。他开始研究的时间比多特还早，他的研究领域也比多特要广，他最初研究的那些介入器械和原理至今还被广泛应用，只是现在加工得更加精致、使用更加方便而已。

一、追求完美

1954年，柯柏作为一名实习医生，就发现只有放射科的血管造影才是对人体伤害较小而诊断更加准确的方法。1955年，作为在培训期间的住院医生，他明确指出当时的临床医生无法区分黄疸患者的病因，即究竟患的是胰腺癌还是肝炎，只能依靠试验性的抗肝炎治疗。如果治疗有好转，则诊断为肝炎。相反，病情恶化，则诊断为癌症。这对患者的诊断和治疗是非常不利的。

我认为，柯柏从实习医生起就善于发现问题、分析问题，并致力于解决问题。也正因为有了千千万万像柯柏这样的有志医生，医学才会不断进步，世界才会更加美好。

二、大口径导管的应用

为了解决临床工作中的实际困难，柯柏就研究大口径导管和新的活检方法，这些方法实际上是开创了非血管性介入治疗的新领域。可惜的是，无论是他自己还是其他人，都没有意识到这一点（因为他为人低调，所以影响力也比较小）。

1958年，他发表在《新英格兰医学杂志》上的论文告诉医学界，一种改良的大口径导管可应用于诊断与治疗中，如血管造影、胸腔穿刺、腹腔穿刺和引流，均具有显著的作用。

现在，医院里天天都能见到最平常最普通的工作，如经静脉注入带药的盐水或糖水作为治疗，或者做一些穿刺引流（把胸腔或腹腔的液体引流出来），或者人体组织活检（在身体有病的地方，摄取一些活体组织细胞做病理检查）。可是，在当年这些操作却是非常非常困难的，甚至没有人知道怎么把管子放进身体里面去。

现在看起来，柯柏的方法很简单，他把一根长度25cm、直径14G（相当于2.1mm）的针放在导管里，然后在前端加热拉长导管，导管就沿着针逐渐延长并缩细，在它中间切断（图110），

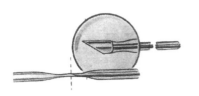

▲ 图 110　在导管中插入细针，局部加热向两端拉伸导管，在缩细处切断

这能使导管的前端紧紧地裹住穿刺针。使用前在穿刺处皮肤上做一个小的切口，导管里裹着针一起穿刺到预定部位（胸腔或腹腔），再稳住穿刺针，把导管继续往前推进，然后退出穿刺针，就可使用这个导管做抽吸和引流了。

不要小看这个简单的方法，实际上他开创了导管引流的新时代。我在 20世纪 80 年代也使用过这一方法，还写在了书上（图 111）。

三、活检套针

柯柏在同一年发明了新的活检套针（图 112），同样，其原理至今还在

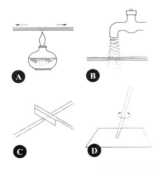

▲ 图 111　A. 导管在加热的条件下，向两端拉伸；B. 急剧地冷却后使其固定；C. 在缩细处切断；D. 把断端磨光

引自李麟荪.介入放射学：基础与方法 [M].北京：人民卫生出版社，2005.

应用，只不过现在的针更锐利，并加了一个弹簧快速削切装置（图 113）。

柯柏的套针使用方法是：先用穿刺针插入套管内，在透视下一起穿刺。到位后退出穿刺针，将活检针从套管内插入，这时拟取的组织会自行陷落在活检针的凹槽内，然后固定活检针不动，将套管快速推入，套管前端像刀片一样的锋利，把陷落在凹槽的组织切下。每次可取得 2mm×3mm 的组织块，可供病理诊断使用。10 名患者接受了活检，没有发生任何并发症，并摄取得到了心脏、腹腔、胸腔、软组织等脏器的活体组织块。于是，他与 Bernhartd 一起报道了这种方法，得到了医学界广泛关注和认可，并被迅速推广应用。当时他只有 30 岁，一直谦逊地把这些实用有效的创新说成是小玩意儿，并很高兴能被其他人争先恐后地采用，一点也不需要他去宣扬这一技术。

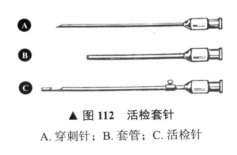

▲ 图 112　活检套针

A. 穿刺针；B. 套管；C. 活检针

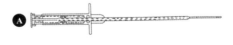

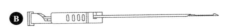

▲ 图 113　现在流行的 Tru-cut 针

A. 穿刺针正面；B. 穿刺针侧面

四、测量左心压力的安全方法

在 20 世纪 50 年代，为了了解风湿性病变引发左心房与左心室之间的二尖瓣狭窄程度，最好的办法是测量它们的压力差，但是怎么能测到这个压力差呢？当时只能把测压的导管，通过血管插到肺动脉，测得肺毛细血管楔压来间接估算左心房的压力，这一方法往往不够精确，会有较大的误差。于是，很多人都在想办法，其中有人就通过气管将一根针插入心脏，也有人通过背部将针插到心脏，用来直接测量左心房的压力。

柯柏认为这些方法太危险，必须找到一种更安全的方法。1959 年，他研究出一种方法，通过将一根细长的针插入大腿上的静脉，透视下往上走可以直达右心房，再向左后方穿透薄薄的房间隔，就进入左心房（图 114），可以直接测量左心房压力。这一方法很容易，

而且很安全。

这一技术后来还被用于测量左心的血流动力学，由此也推动了通过主动脉瓣的逆行导管技术在瓣膜移植中的广泛应用。

20 世纪 80 年代中后期，中国很多学者为二尖瓣狭窄的患者进行球囊导管扩张治疗，就是采用了柯柏的经房间隔穿刺的途径和方法。我有幸在本院最早开展了这一工作。可当时并不知道，这一手术的基础发明人是柯柏。

五、经气管置管术

柯柏是一个喜欢学习、善于思考、勇于探索的人，当他认识到 Seldinger 血管插管技术（前面已经介绍过）的优点时，就把这一技术应用到气管插管（图 115）上，成为第一个（1966 年）使用 Seldinger 技术穿刺插管进入气管、支气管腔的人。他指出常用的经过鼻腔

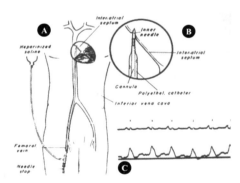

▲ 图 114 房间隔穿刺法

A. 长针通过大腿的静脉插入到达右心房；B. 透视下，针尖端接触到房间隔时穿过房间隔；C. 针进入左心房后记录压力，并显示心电图

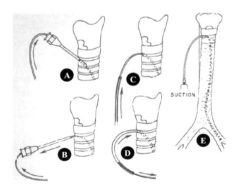

▲ 图 115 经皮穿刺气管置管术

A. 针头穿刺插入气管并注射麻醉药利多卡因后，从针内插入导丝；B. 将直针交换成弯曲的特氟龙针；C 和 D. 沿着导丝换入导管；E. 通过导丝的引导，导管可以插到气管、支气管的任何部位

和口腔插管诊断与治疗的几个缺点，对老年患者来说尤其难受，建议改用经气管穿刺的方法入路。

柯柏报道使用经皮穿刺气管插管技术治疗了 100 多例患者，其中只有一例患者出现并发症。这个方法的众多优点之一是能够从导管头部获得未被污染的肺内液体样本，同时也可以将药物通过导管灌注到病变部位。

六、可控导管系统

我们知道主动脉在腹部的一段称为腹主动脉，它有很多分支（图 116），分别进入肝脏、脾脏、胰腺、肾脏、胃肠道等器官。假如我们想看左边的肾脏，我们怎么能够把管子插到里面去做造影呢？柯柏在 1969 年想了一个办法。他用一根薄壁的聚乙烯导管，将导管前端 3cm 弯成 C 形，配上两根导丝，一根是直头的，一根弯成 C 形头。

图 117A 表明导管和导丝一起进入主动脉。为了做主动脉造影，他用直的导丝把导管撑直（图 117B），退出导丝，注入对比剂就可以看到主动脉了。然后换一根前端 C 形弯曲的导丝，导管前端 3cm 区段被弯成大 C 形（图 117C），根据解剖位置向下拉动导管，导管就会弹进左肾动脉（图 117D），在导丝的引导下送入导管（图 117E），退出导丝后就可以做造影，能很方便地看到左肾动脉的造影图。这种选择性地对某一血管造影的方法叫选择性插管造影。

这个方法很原始，但在当时却是前无古人的实用创新。柯柏报道只需要几

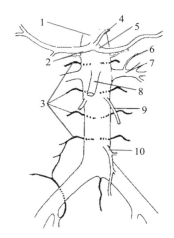

▲ 图 116　腹主动脉及分支示意

1. 主动脉；2. 肝总动脉；3. 腰动脉；4. 胃左动脉；5. 脾动脉；6. 肾上腺动脉；7. 肾动脉；8. 肠系膜上动脉；9. 性腺动脉；10. 肠系膜下动脉

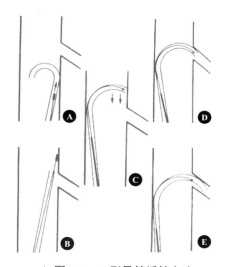

▲ 图 117　C 形导管插管方法

A. 将一根直导丝插入头端弯曲的导管；B. 直导丝将弯曲的导管撑直，退出导丝，对主动脉进行造影；C. 造影后插入头段弯曲的导管；D. 将导管与导丝一起向下拉，到血管的分支开口处；E.　保持导丝在原位不动，插入导管，导管可以进入到血管分支

秒钟就可以把管子放到需要的部位，有效地减少了血管壁的损伤并节省了大量对比剂。

七、引流系统的改善

由于各种病因，导致肾脏产生的尿液不能通过输尿管排到膀胱。外科医生会用手术方式经皮切开身体显露肾脏，在肾脏里面放一根引流管（如 Mueller 管，图 118A），将尿液引流到体外，这叫经皮肾引流术，也有人称它为造瘘术。为了防止引流管滑出，外科的方法是在皮肤上缝一针，然后将缝线围绕导管固定打结。但是这种方法对需要长期引流的患者可能会造成皮肤感染，甚至丝线切割皮肤，最终引流管会滑脱逃逸。后来有人将引流管的头部做成开花状（如 Malecot 引流管，图 118B），但是它也有缺点，如果材质太硬，换管的时候很难插进去，如果材质太软，就很容易滑出来。于是，Foley 做了一根带球囊的导管（图 118C）。

柯柏发现，手术后放进去的 Foley 引流管或 Malecot 引流管仍旧经常脱落，而一旦脱落就难以重新插入。于是，他在 1980 年研制出了一种引流管，简易地解决了这个问题。他的方法是在引流管前端固定一根塑料线，通过近端侧孔回收进入引流管内，当引流管放入肾盂后（图 119A），抽拉塑料线，使引流管头端盘曲（图 119B），再拉紧就成为一个圈（图 119C）。因此，该管具有良好的自我固定功能，不会轻易被拉出。而且，换管也很容易。

八、锚定装置

当胃肠道和胆道系统受阻的时候，也需要做引流。外科的方法必须打开腹腔，介入的方法可以直接穿刺，对患者来说创伤和痛苦小了很多，就是通过皮肤插一根引流管到这些脏器里面（图 120），通过引流管可以把器官里面排不出去的液体引流到体外，如果需要的话，也可以将营养液灌注进去。在操作上与肾造瘘很相似。但是肾脏后腹膜是固定的，而且肾的表层皮质很厚，引流管很容易随着导丝插入到肾盂。而胃壁很薄，且很坚韧，在腹腔里处于半游离状态，引流管无法跟随导丝插入胃腔内。

为了胃造瘘时插入引流管，必须有一种锚定装置可以对胃壁进行固定和对抗穿刺插管的力量。于是柯柏设计了一

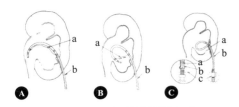

▲ 图 119　柯柏导管固定法

A. 引流管插入肾盂内；B. 抽紧牵引线；C. 继续抽紧，使成圈状。a. 牵引线；b. 导管；c. 塑料接头

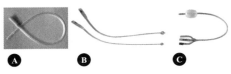

▲ 图 118　各种引流管

A. Mueller 管；B. Malecot 管；C. Foley 管

种很巧妙的锚定装置（图 121）。

操作的方法非常简单：穿刺针穿透皮肤、腹壁与胃壁进入到胃腔内后，用导丝从穿刺针内将锚钩推入胃内，靠近锚钩的部分中心线和头端线也随之进入胃内（图 122）。退出穿刺针，拉紧中心线，锚钩将胃壁贴紧在腹壁上

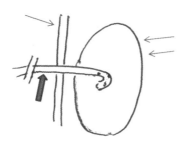

▲ 图 120　细箭所指为腹壁，双箭所指为胃，粗箭所指为引流管

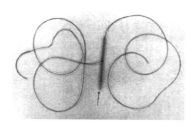

▲ 图 121　中间箭所指的粗线为锚钩（不锈钢或硬塑料）。左侧为中心线，右侧为头端线，均为细线

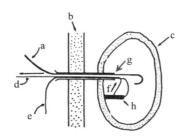

▲ 图 122　向胃内置入锚钩

a. 导丝；b. 腹壁；c. 胃；d. 中心线；e. 头端线；f. 中心线的远端；g. 穿刺针管；h. 锚钩

（图 123）。

拉紧中心线固定胃壁，经导丝将引流管送入胃内，胃壁有了对抗的力量，引流管很容易插入胃腔（图 124）。由于引流管是通过张力插入胃壁的，引流管穿入胃壁处没有间隙，所以，通过引流管送入食物后，不会造成液体外渗。

这一锚定装置也将胃壁固定在造瘘部位的腹壁上，不会移动，能防止导管脱位。2～3 周以后，如果是胃肠造瘘，可将外侧的中心线与头端线剪断，让锚钩从胃肠道排出。如果是做胆囊造瘘，可以将锚钩取出，只需松开锚钩，剪断中心线，即可拉出头端线及其锚钩。

实际上他同时开发了两种腔壁固定装置。一个是可以回收的，另一个是不

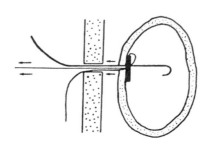

▲ 图 123　固定锚钩

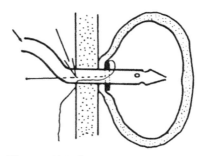

▲ 图 124　拉紧中心线，引流管很容易插入

可以回收的。两者都提供了有效的固定密封效果，可以防止液体漏入腹腔。笔者最钦佩他的独特创新思维，尤其是锚钩。

九、更微创化的理念

1983 年，柯柏提请介入医生注意这样一个事实：当使用一根 18G 针（直径为 1.3mm）或更粗的针用来穿刺血管或肠壁，放置一根传统的导丝时，血管或肠壁可能会被撕裂。为消除这种潜在的损害，他建议使用更细的 22G 针（目前常用的是 21G 针，直径为 0.8mm）。然后再通过扩张的方法，引入更粗的导管。为此，柯柏报道了细针细导丝成功地应用于 30 例患者。现在，一般认为，21G 针或更细的针是"无创伤针"。

柯柏本人把它称为"细针细导丝"技术。我认为这是"更微创化"的理念，虽然这不是一种什么特殊的新技术，却完全是对患者关怀的人性化理念的体现，能做到尽量减少损害，这种理念是值得我们提倡和尊重的。

他知道细针细导丝在穿刺时的好处，但是做很多治疗时还是需要粗一些的导丝和导管。为此，他设计了一套细 – 粗导丝交换系统（图 125），从而开创了在血管系统介入中的微穿刺时代。

柯柏的系统包括四个部分：①一个 21G 穿刺针；②一根不锈钢制作的螺旋线圈导丝；③一个 5F 扩张导管，带有

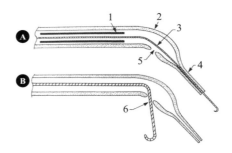

▲ 图 125　柯柏细 – 粗导丝交换系统

A. 细针细导丝插管后；B. 换入粗导丝。1. 金属支撑管；2. 带侧孔导管；3. 细导丝；4. 缩细的导管头；5. 侧孔；6. 粗导丝从侧孔穿出

一个特殊的缩细的头端，该头端是锥形的，以便紧贴在导丝上；④金属支撑管。

使用时，当细穿刺针进入血管后，插入细导丝。将扩张导管与金属支撑管顺着细导丝插入血管，退出细导丝和金属支撑管，插入粗导丝，粗导丝从侧孔穿出导管，保留粗导丝在血管内，退出其他器械。

十、柯柏的金标志

由于使用细针细导丝，在 X 线透视下难以显示，柯柏建议导管尖端用金环，可以在透视下看得很清楚，这一方法至今仍被广泛使用。

十一、柯柏的《介入放射图谱》

据说柯柏和他的同事 Burke、Meranze 一起编写了大量的介入放射学操作技术书籍，并在 1990 年出版了一本令人印象深刻的《介入放射图谱》。该书包括

柯柏设计的许多介入器械和技术，介绍了方法、程序、原理和结果，是一本详细和实用的大部头书。这本书主要是提供给住院医生和主治医生学习的，并且外科医生和内科医生也对它很感兴趣，可以从中了解介入医生的诊断和治疗方法。这是一本很好的放射学和研究人员再培训教材，可惜我无法获取此书。

根据柯柏在前言中的论述，介入手术的成功不仅取决于操作者先前掌握的知识和技术技能，还取决于在处理特别困难病例的过程中，手术操作者对各种可供选择的替代方法的认知和灵活应用（我认为这需要有很高的智商）。

1991 年 7 月出版的《美国放射学杂志》上的一篇评论认为，柯柏的图集应该成为每一个介入医生的参考书。

格利克曼写道："到目前为止，柯柏的创新已经在医学界的期刊、会议或导管公司的小册子中零零碎碎地发表了。最后，这本书不仅向读者展示了一系列巧妙的新技术和精致的操作，而且概述了柯柏博士进入介入放射学的整个一生。"

"这是一本令人非常满意的书。柯柏博士以一种轻松的、常识性的、直接的方式写作，在描述了怎样去做的同时，也解释了为什么要这样做。"

十二、柯柏的为人

柯柏（图 126）生性沉静内敛，当谈及自己的成就，他会谦逊地说，他只

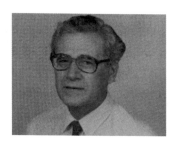

▲ 图 126　柯柏（Constantin）

是很想知道自己是否能找到通过微创技术改善诊治的方法。他甚至对自己的好奇心和对"小玩意"的喜爱给医学界带来了如此大的影响感到有些困惑。

柯柏告诉有抱负的介入放射科医生，"现在是你们做出成绩的大好时机，因为介入放射学正在经历新设备和新技术的爆炸。"他鼓励未来的介入放射科医生要创新，并恳请他们掌握各种技术，而不是仅仅依赖于传统的方法。然而，柯柏深知，这样独特的视角只能从多年的职业生涯的经验中获得。

"医学与其说是科学，不如说更像是一门艺术"，他说，"有这么多的变量，很难预测某一个手术会如何发挥作用或疾病将如何发展。每个人都是不一样的，血管是不同的，人们对药物和插入导管的反应也不同。这就是经验的来源。"

柯柏到过中国，我也曾与他交流过，他是一位非常低调的值得尊敬的长者。他是我最尊重的学者之一，我也从他那里学到开创的思维。我认为他是非血管性介入放射学的鼻祖。

（李麟荪）

介入放射学的命名：从介入诊断放射学到介入医学

以积极的态度来迎接新事物，也许它将成为发展的模式

以消极的姿态压制新事物，最后终将会被历史留作笑话

一、放射诊断学中一支医疗队伍的形成

原来只做造影并读片的医生，使用了经皮穿刺诊断的方法，又在诊断基础上发展为治疗手段，完全改变了原来的工作模式。因此，就有人把这一类放射工作称为侵入性（invasive 或 aggressive）放射学、手术性（operative）放射学、治疗性（remedial）放射学、治疗诊断性（therapeutic diagnostic）放射学等。

随着这一类事业的发展，美国的一位放射学家马古利斯（Margulis）（图127）于1967年正式提出 "Interventional Diagnostic Radiology"（介入诊断放射学）这个概念，把多特等做的工作定义为放射学的亚专业。Interventional 是从拉丁文 intervenire 延伸过来的，其词义有"介于中间、爱管闲事、插入、干涉、

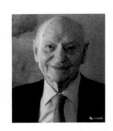

▲ 图 127　马古利斯

手术"等意思。

华莱士于1976年再次在杂志上提出 "Interventional Radiology"（介入放射学），改变了马古利斯的提名，并于1979年5月欧洲放射学会在葡萄牙召开的第一次国际介入放射学学术会上做了专题介绍。

他说："interventional 一词源自拉丁语 intervenire，意为 to come between（来自两者之间）。这听起来似乎是多管闲事或暗示入侵。不言而喻的是诊断放射科医生'介于外科医生和他的手头工作之间'。从这个意义上说，这个名称是恰当的"。

外科医生在介入放射学发展中起了很大的作用，许多介入手术是建立在外科手术已经成功的基础上，经皮穿刺血管造影的技术就是外科医生建立起来的，后来放射科医生采纳了这一技术，并予以改良和扩充。介入医生比外科医生更熟悉这些手术，因为他们熟悉 X 线机器，又熟悉人体解剖和造影方法，所以能把它们扩展到整个介入领域，包括许多非血管性的介入领域，如活检、抽吸、引流。放射设备的进展使放射科医生把这些手术做得更快、更好、并发症更少和死亡率更低，并且减少了财政

的开支。介入治疗已经不再是一种绝望者的选择，而已是一线治疗了。

放射科医生和外科医生没有必要成为对手，相反我们应该调整自己，并一起处理其中的许多难题。这种合作经常会扩大我们共同的视野。

我相信，介入放射学不是一个短暂的幻想，而是一个完善的大专业，将有助于改善患者的护理和治疗。因此，介入放射学必然处在一个令人兴奋的现在和伟大发展的未来。

我认为，既然大多数放射学者并不热心于治疗工作，从事治疗的介入学者就没有必要留在放射科，应该像放疗工作者那样独立出来，对双方都有好处，所以在中国已经改为介入医学了。

二、介入放射学的内容

究竟哪些操作属于介入放射学范畴，尚无明确规定。以下是华莱士于1979 年提出的介入放射学范畴。

1. 血管性介入治疗

(1) 血管疾病方面。包括经腔血管成形、房间隔切开、溶栓治疗、非血栓性缺血、控制出血(急慢性创伤、炎症、静脉曲张)、非手术性关闭动脉导管未闭、血管畸形及瘘与瘤栓塞治疗、下腔静脉的人造间隔、血管再建。

(2) 肿瘤性疾病方面。包括肿瘤的栓塞与药物灌注、动脉内照射、放射性损伤的预防（肾炎、胃肠炎）、化疗、血管作用性药物、酒精等灌注。

(3) 其他方面。包括脾功能亢进的

治疗与激素失衡的诊治。

2. 经皮活检

(1) 胸部。包括肺、心内、胸膜、纵隔。

(2) 腹部。包括腹内肿块、肝（经腹或经颈）、腹膜后肿块、胰、淋巴结、肾、肾上腺。

(3) 肌肉骨骼。包括四肢、头颅、脊柱、肋、胸等骨骼及软组织肿块。

(4) 其他。包括甲状腺、乳房、眼眶、头颅。

3. 抽吸引流

(1) 脓肿。包括肺、肝、腹（膈下或肝下)、腹膜后。

(2) 囊肿。包括肾、肝、胰腺假囊肿、乳房、甲状腺。

(3) 胆道引流。

(4) 肾造瘘。

4. 其他

(1) 取结石：泌尿道、胆道。

(2) 取异物：血管、泌尿道、胆道。

(3) 腔内治疗：肾囊肿、肝囊肿、骨囊肿、嗜伊红肉芽肿、脓肿。

(4) 刷检：肺、泌尿道、胆道、胃肠道。

(5) 肠扭转的压力整复。

(6) 肠套叠的压力整复。

凡在影像诊断仪导引下做诊断和治疗的内容，都属介入放射学范畴。

以上这些手术范围，是 1979 年已经在做的，现在当然有了很大进展，又出现了很多新技术，如消融治疗等。

（李麟荪）

多特介入研究所：介入医学的圣地

永远记住那些对人类做出贡献的事业开创者，包括企业家

一、多特去世给人们留下许多怀念

多特于 1985 年 2 月 15 日在第二次冠状动脉搭桥手术后去世。按照他的意愿，没有举行葬礼就火化了，骨灰撒在他深爱的 Hood 山上。

但是，对多特的怀念仍然留在人们的心中，尤其是多特的晚年同事兼朋友罗许，他想着要如何怀念并继承多特的事业——一个永久性的事业性的方式。于是他在 1986 年 10 月写信给库克公司的总裁库克（Bill Cook），建议创办一个以多特命名的介入放射学研究所。

1986 年，在加利福尼亚州的西部血管造影和介入放射学年会上，罗许怀着深厚的感情做了关于多特的讲座，演讲结束后，库克邀请罗许次日早上一起散步，散步中他们分享了很多对多特的回忆。然后他们专注于如何保存对多特和他一生贡献的记忆的想法，他们还讨论了介入放射学的未来。

在那之后，他们多次商讨创建一个以多特命名的研究中心的想法，该中心将专注于介入临床服务、介入医生的教育，以及开发新设备和技术的介入研究。

二、在罗许的努力下库克捐款创建了多特介入研究所

1989 年 4 月，罗许在位于波特兰的俄勒冈医科大学图书馆礼堂组织了一次"多特纪念日"会议，庆祝第一次经皮经腔血管成形术 25 周年。罗许特地邀请了俄勒冈医科大学校长科勒（Kohler）和库克公司总裁库克在多特实验室的会议室里共进午餐（我认为罗许这样做的寓意很深）。午餐后会议继续进行，大家都劝库克休息一下，相反，他做了"多特的专业和未来"的专题发言，他总结了自己对介入医学未来的想法，最后宣布将向俄勒冈医科大学捐赠 200 万美元，用于创建由罗许负责的多特介入研究所，希望捐款能专门用于介入放射学。库克（图 128）的发言

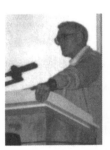

William Cook announcing the donation for the Dotter Institute creation

▲ 图 128　库克公司总裁库克宣布捐款 200 万美元用于创建由罗许负责的多特介入研究所

使罗许无比激动，200 多位参会者站起来热烈鼓掌，向库克致敬。后来库克在去机场的路上还表态，如果研究所能在两年内全面运作，他将额外捐赠 200 万美元作为支持。

然而，这一宣布不仅使人们兴奋，同时也引起了巨大的争议。因为多特原来是放射诊断科主任，曾经建立了介入实验室。多特去世后，放射诊断科的新主任由 Richard Katzberg 医生接任，Katzberg 反对将捐款用于介入放射学，也不同意罗许对拟建研究所的控制权。他想把这笔资金用于他自己的磁共振影像学的研究，医科大学教务长和大部分系主任都支持 Katzberg。这对罗许来说是一个巨大的挑战。

三、经多方努力确定建立多特介入研究所

经过罗许的一再努力，建立研究所得到了俄勒冈医科大学校长科勒的支持。校长邀请了几位著名的介入放射学专家，包括 Frederick Keller、Wilfrido Castaneda、Emest Ring、Barry Katzen 和 Thomas Meany 访问俄勒冈医科大学，他们对新研究所表达了看法，此外，库克也一直提供宝贵意见。而在俄勒冈医科大学，科勒与院长 Leslie Hallick 是帮助制订研究所结构并与州议会联系、沟通的关键人物，最后正式提案交给俄勒冈州议会。在经历了数次听证会后，俄勒冈州高等教育委员会批准了这项提案。随后，研究所于 1990 年 4 月 1 日成立了，罗许成为其首任所长。美国的 GE 公司和日本的东芝公司赠送了大型血管造影机，罗许等也自掏腰包购买办公家具。

最初，研究所从放射诊断科分离后，与其之间存在着很大的摩擦。后来，Katzberg 等离开了俄勒冈医科大学，两个单位间的合作才逐渐日益紧密。虽然两个单位的行政和财务是相互独立的，但是两者仍然在教学、研究与患者治疗领域紧密合作。

多特研究所的五个主要目标如下：①在血管和介入放射学及介入治疗方面培训放射科住院医生、研究员和其他合适的医生、护士和技术人员；②通过研究改进和开发新的介入技术和设备，加强患者护理；③为患者提供最优质的介入治疗，并建立最新介入治疗方法的会诊中心；④教育会诊医生认识介入治疗的优点；⑤教育市民认识介入疗法的优点，以提高市民对非手术治疗方法选择的认识。

罗许担任首任所长后，研究所的大部分临床研究员来自美国，但也有来自捷克共和国的临床研究员 Antonin Krajina（1991—1992 年）、俄罗斯的 Vladimir Ryzhkov（1991—1992 年）、以色列的 Talia Sasson（1992—1993 年）和 Isaac Kori（2002—2003 年）、瑞士的 Christoph Binkert（2000—2000 年）和德国的 Hanno Hoppe（2006—2007 年）。

四、我有幸应邀访问多特介入研究所学习 TIPS 手术

我曾于 1992 年写信给罗许，向他

请教怎么做 TIPS 手术。他回信说，明年他会去韩国汉城（现称首尔）开会，他会跟我面谈的。我不知道下一年在韩国汉城开什么会，我从来没有参加过，也想不到我会参加国际性的学术会议，我怎么可能去韩国汉城开会？我以为这是他的托词。后来才知道原来 1993 年将在汉城召开亚太地区介入放射学成立大会。我受美国库克公司邀请，参加了这次大会。

到汉城后我就找了他，当他听到我是来自中国的李麟苏医生时，他立即把我带到库克公司的展台，交代库克公司邀请我去美国学习参观一个月，并参加 1993 年美国西部地区介入放射学学术会议，这让我异常兴奋。

后来我与中国人民解放军总医院的张金山医生一起得到了罗许教授的邀请和库克公司的赞助，一起去了美国（图 129）。罗许教授让我先参加 1993 年美国西部地区介入放射学学术会议。在这次学术会议上，他还安排我与为介入放射学起名的华莱士（Wallace）一起主持了一段学术活动。自这次活动以后，他把我推向了国际的学术活动。

笔者想向大家介绍一位真正的学者，他的贡献是面向全人类的，他必将受到全世界人民的爱戴，所以人们把多特称为介入放射学之父。

资本家是要赚钱的，但是没有企业的话，医疗器械不会发展，医疗事业必然受到抑制，所以医学与企业应该互相合作，互相支持，库克在这方面做了一个榜样。感恩于库克对我的支持，我与他一起照了一张相（图 130），据他们公司的职员讲，很少有人能跟他一起照相的，没想到他很乐意地让我站在前面。感恩于他对多特事业的支持，我把这张照片刊印在本书上。

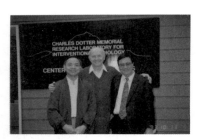

▲ 图 129 罗许教授与我和张金山医生合影

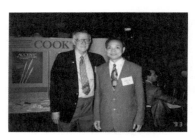

▲ 图 130 我与库克先生

（李麟苏）

第4章　我国介入医学的探索者

我国专家在世界介入早期的贡献：时不利兮

历史只认事实，失去了早期发展机会，尚知来者犹可追
今日拥抱梦想，紧跟世界发展的步伐，力争来日有特色

一、并非人太笨，只因时运不济

我很想在这里介绍很多中国专家对介入医学的贡献，可惜未能找到相关的文献。

这不怪中国的学者，因为我们处在特殊年代。

不过我国台湾同胞中有一位专家，早期在介入的国际杂志上发表了几篇论文，他在国外杂志发表文章的署名为Chuang VP，中文名为庄伯祥。其中一篇很有价值的论文，详细描述了导管成型的110原理，对研究生产导管的成型原理有很重要的指导意义。

导管头端为什么要塑形？我们做一个最简单的介绍。

我们在用导管做治疗的时候，是把导管从大腿根部的股动脉插进去，插入到任何一支需要研究的血管，才能治疗这个部位的病变。怎么能让导管听我们的话，进入到不同的血管里去呢，这就要靠我们对导管的塑形。

可以用J形导管（图131A）插管为例，我们是如何用它进行插管的呢？当它从股动脉插入主动脉时，呈伸展位（导管向头侧）（图131B），继续插进导管，达肾动脉时，因为肾动脉比较水平，J形导管能凭本身的弹性弹入该动脉（图131C）。如果继续插进导管，导管不能更多地深入肾动脉，导管反而退出，头部回到原形，即呈J形（图131D）。当你想插入上方的腹腔动脉时，可以继续插进导管（图131E），达腹腔动脉时导管头同样会弹入该动脉（图131F），这时你不能继续插入导管，继续插入时，导管就会退出该血管（图131G），只能拉回导管使导管头呈屈曲位，可进入腹腔动脉（图131H）。问题是L段的长度与导管的角度如何确定？

二、庄伯祥医生的贡献

从上述内容，我们可以发现导管是很奇妙的，它能弹进去，又能跑出来。这要根据导管的长度与角度来确

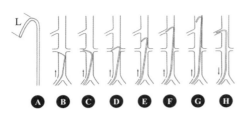

▲ 图 131 J 形导管插管所见

定，也就是庄伯祥医生提出的导管 110 原理。

导管 110 原理之一：当导管弯曲段膝部至导管头的距离（ta）恰为主动脉宽度的 110/100 时，导管头端最容易自动弹入主动脉的血管分支。如过短，导管则游离在主动脉内，不可能进入血管分支；过长时，导管几乎与血管平行，也不可能进入血管分支（图 132）。

导管 110 原理之二：导管弯曲后所成的夹角必须使导管头至导管干的垂直距离（tt）为主动脉宽的 110/100。如角度太小或太大，均不能使导管远侧臂弹入血管分支（图 133）。

这是庄医生的主要贡献。另外，庄伯祥还对众多导管做了归类，并给出了导管各部位命名法（图 134）。

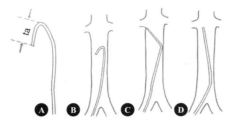

▲ 图 132 导管 110 原理之一

A. 导管远侧臂长应是主动脉宽的 110/100，ta 为远侧臂段；B. 远侧臂过短；C. 远侧臂符合 110 原理；D. 远侧臂过长

出于对庄医生的尊敬，有机会遇上了他，我们一起合影留念（图 135），并把他介绍给我们大陆的同胞们。

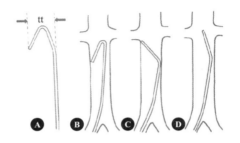

▲ 图 133 导管 110 原理之二

A. 导管头至导管干的距离应是主动脉宽的 110/100，tt 为导管端与主干的间距；B. 导管角度太小，远侧臂不能伸展；C. 符合 110 原理容易插管；D. 导管角度太大，远侧臂不能屈曲

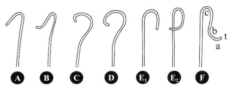

▲ 图 134 导管命名法

A. 单弧；B. 反弧；C. 双弧；D. 强化双弧；E₁. 肝弧（正面观）；E₂. 肝弧（侧面观）；F. 三弧，a 为第一弧膝部，b 为第二弧膝部，c 为第三弧膝部，t 为导管头端

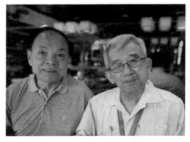

▲ 图 135 我与庄伯祥医生

（李麟荪）

我国介入治疗第一人：连世海钳取胆道蛔虫

在科学路上我们需要有这样探索的人
而科学更需要不断完善不断探索的人

一、创新来自于发现问题

1947 年，连世海是山东省立医院放射科医生，当时蛔虫病流行。1947 年底，外科王学庆医生问他："胆道（图 136）里的蛔虫（图 137）能否用 X 线诊断？"这个问题对他深有启发，他就在平时做胃肠钡剂造影时，仔细观察肠道内蛔虫的特点：蛔虫粗长，雌虫长达 20～35cm，雄虫短约 5cm，直径 5mm，运动不灵活。成虫在人体的小肠内寄生，引起患者消化吸收不良、腹痛、食

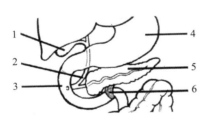

▲ 图 136　胆道

1. 胆囊；2. 胆管；3. 十二指肠；4. 胃；5. 胰腺；6. 屈氏韧带

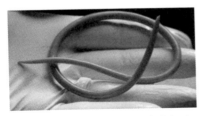

▲ 图 137　一条在医生手中的蛔虫

欲缺乏、出现贫血等症状。体内大量成虫寄生时会扭曲成团造成肠梗阻，有时会钻入胆道或胆囊，称之为胆道蛔虫病，造成胆囊炎、胆道穿孔、胰腺炎、腹膜炎等。

蛔虫从十二指肠进入胆道，刺激附近括约肌，会引起痉挛疼痛。蛔虫不容易全部进入胆道，虫体留在十二指肠内的一部分，可以用钡剂造影诊断。

从此以后，他每次做胃肠道钡剂造影时，让患者口服对比剂（硫酸钡）后，会特别注意观察细小的蛔虫。第一例患者因为蛔虫完全进入胆道，他没有看到；第二例患者的蛔虫被他看到了，得到明确诊断，外科手术证实了他诊断的正确性；第三例患者是位 8 岁小女孩，腹痛难忍，哭闹不停，检查发现一条粗大的蛔虫部分进入胆道，他大胆想了一个方法，用手按压虫子的头部，希望经过刺激后，让它退出。他从早上 7 点半开始，经过多次推压（图 138），直到下午 3 点，小女孩疼痛消失了。再透视时胆道内的蛔虫不见了。

这一次的成功对他有很大的鼓舞，后来他又继续检查了多个患者，都证实钡剂造影诊断胆道蛔虫的价值，准确率高达 97% 以上，大部分患者还可将蛔虫推出，避免手术治疗，减少患者痛

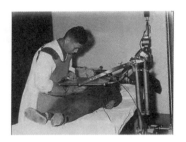

▲ 图 138　推压法治疗胆道蛔虫病

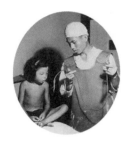

▲ 图 139　连世海医生在透视下钳取胆道蛔虫

苦，费用也很低。

二、大胆设想，从造影诊断到治疗

为了减少患者的痛苦，连世海医生又大胆设想，如何用一种器械将蛔虫从胆道中拉出来，比推压法效果更好，治疗时间也更短。这一事情感染了他的夫人，他的夫人告诉他，手术室有一种弹簧式膀胱异物钳，是否可以改装为胃十二指肠异物钳？这句话对他启发很大。在院领导的支持下，与山东工学院及济南第二机床厂等单位合作研究，最后请了医院铁工部的同事研制成功。他先拿狗做了实验，成功了，他还不放心，他不愿意轻易地拿其他患者做试验，怎么办？最方便的是自己。于是他又将该异物钳插到自己肚子里实验，证实该钳对人体没有伤害。这样他才用该钳子给 7 例患者做了钳取蛔虫的手术，2 例从胆道内拉出四条蛔虫（图 139），2 例将蛔虫拉至胃内，另 3 例因异物钳未能进入十二指肠而失败。同一时期还有 2 例用推压法治愈，1 例直接外科手术取出。实践证明，这个钳子不仅可以将部分进入胆道的蛔虫拉出来，免于外

科手术治疗，而且还可以将食管、胃十二指肠及胆管内的某些异物取出，达到治疗的效果。

三、他的成绩被政府承认

1957 年 12 月，连世海医生开始利用 X 线诊断胆道蛔虫，再用推压法将蛔虫推至十二指肠内，利用胃十二指肠异物钳将其成功牵拉至体外。他发明的这种直接夹取胆道蛔虫的钳子称为"连氏钳"，并特批特殊钢材制造"连氏钳"，该发明也获得国家科技奖。他曾经先后五次走上首都国庆观礼台，两次被国家授予全国先进工作者，先后出席党的第十一次和第十二次全国代表大会。

连世海医生的研究成果《关于用 X 线诊断与治疗胆道蛔虫病的初步研究成就》《胆道蛔虫病用 X 线诊断及推压钳拉治疗法的研究》和 *Radiographic Diagniosis of Biliary Ascariasis* 先后发表于《山东医刊》和英文版《中华医学杂志》上，为山东省与中国放射事业的发展做出了不可磨灭的贡献。

他的这种治疗方式的理念与现代内镜联合 DSA 机或 C 臂机下的介入手术

完全相似,"连氏钳"也与现代的呼吸及消化介入中的活检钳、异物钳非常相似。连世海医生的这项工作用现在的话来说,就是最早的介入治疗技术,连世海教授可以称得上是中国介入治疗的第一人。

他用自己的身体做临床试验,这种为医学献身的精神值得后辈们学习。在他不折不挠、敢于向传统治疗挑战的精神支撑下,在当时医疗条件困难时期,他利用现有医疗技术和设备对胆道蛔虫患者进行治疗,勇于挑战、不断创新,被誉为"影像事业前沿的斗士"。

(夏宝枢　张宗鹏)

我国介入医学的引领者:感恩风雨中走来的放射界前辈

好的导师一定培养出超过自己的学生
好的学生一定要努力超过自己的老师

一、逝去的历史无法追回

1976 年以后,国际上的介入放射学已经形成。虽然改革开放以后,国内最先开放的一些城市先后引进了这一学说,很可惜,我国的介入放射学者没有机会参与到这一学说的开创与发展的早期阶段,所有开展的项目都是从国外引进的,并没有对介入放射学早期的形成有真正意义上的创新、补充和发展,只是引进到国内。

笔者认为,我们应该感谢引领我国介入放射学事业开展的前辈们,是他们在风雨岁月之后毅然决然地在国内推广国外先进的学说,支持和帮助他们的学生去掌握世界最先进的学说。

二、迎头赶上,早日引进国际先进技术

最早发表《介入性放射学》综述的应该是贺能树与吴恩惠。文章发表在 1981 年 1 月 15 日的《国外医学》杂志上(图 140),并于 1982 年的全国年会上,由吴恩惠教授在大会上做了介绍,他们起到了吹哨人的作用。

根据我们所知道的,临床实践中最早做介入造影的是上海第一医学院中山医院心胸外科,他们于 1973 年首先报道采用股动脉穿刺插管技术(赛丁格技术)行选择性冠状动脉造影。

贵阳医学院刘子江于 1978 年报道用赛丁格(Seldinger)技术行选择性脑血管造影 110 例,无 1 例并发症,开启

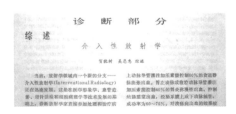

▲ 图 140　《国外医学》(1981 年 1 月 15 日)

了我国放射科医生赛丁格技术的应用。

在介入治疗方面，上海华山医院泌尿外科和放射科于1978年合作应用国产器械行肾动脉造影，并行动脉栓塞治疗肾肿瘤，属国内首次介入治疗。1981年，上海华山医院陈星荣医生在美国研修回国，应用取石篮取出胆道结石，开创了我国非血管介入技术。张雪哲教授在国内最早开展肺部穿刺活检。

荣独山教授于1981年4月在《中华放射学杂志》中，再次以"手术放射学"（图141）综述形式对介入放射学做了介绍，更重要的是他门下的两位学生陈星荣与林贵在此前后已经在国内开展了实验研究及临床应用。

1981年，林贵和荣独山在《中华放射学杂志》上发表了《实验性肝肾动脉栓塞及其临床应用》的报道，他们对22只狗进行了27次肝肾动脉栓塞实验（应用明胶海绵和硅橡胶），并讨论了适应证和治疗效果。

1982年，贵阳医学院受卫生部委托承办"腹部血管造影训练班"，首届5位学员，其中2位为外科医生，这是我国第一个以介入技术为主的学习班，师生皆以放射科为主体，这也是我们缅

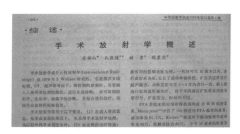

▲ 图141 《中华放射学杂志》（1981年第4期）

怀刘子江教授对介入放射学做出杰出贡献的缘由。

三、主委出马，掀起全国学习热潮

汪绍训教授作为当时全国放射学会主任委员，以讲座形式，到全国各地为当时的放射工作者介绍了国际放射学界的研究热点，对于介入技术在我国的迅速普及和应用起到了很大的促进作用，他的影响是巨大的。他派自己的学生彭勃到贵州去学习，参加刘子江教授的介入学习班。笔者本人就是因为汪教授的鼓励才能够到贵州去学习。

全国各地，从东北的陈炽贤、陈丽英到北京的刘玉清、刘庚年，江苏的蔡锡类、王钟祺、钱铭辉、钱云铉、罗杰，山西的马自新，西安的江海寿，还有四川的闵鹏秋、肖瑞君、黄迪生，河南的李树新，武汉的郭俊渊、颜小琼，还有上海的贾雨辰，广东的胡景钤，云南的翟凌云等许多老一辈放射学专家都全力引领他们的弟子学习和开展介入放射学工作，都值得我们尊重、怀念。

在这里，我们还要特地提到刘玉清院士对介入放射学工作的特殊贡献。

第二届全国介入放射学学术大会前期，在刘玉清教授（时任中华放射学会主任委员）为主的放射学专家们的积极引领下，1990年4月，国家卫生部颁发了《关于把一部分有条件开展介入放射学的放射科改为临床科室的通知》，这就从管理体制上明确了介入放射学的

作用和地位，促进了我国介入放射学的快速发展。并在刘玉清院士担任全国放射学会主任委员期间，成立了介入学组，成为我国介入放射学发展史上重要的里程碑。

从此，我国介入放射学进入了崭新阶段。在此期间，介入学组得到刘玉清院士的倾力帮助，国家卫生部、教育部和科委多次下文支持开展介入治疗，并首次在国家科委专门设立了以介入治疗为主的《九五科技攻关项目》。1996 年 4 月，国家科委、卫生部、医药管理局三大部委联合召开《中国介入医学战略问题研讨会》，正式将介入医学列为与内科学、外科学并驾齐驱的第三大临床技术，称之为介入放射学。

我们还要特别提到的另一位对介入放射学工作做出重大贡献的是陈星荣教授，我们前面已经提到他亲自操作介入放射学的治疗，并且带领大家编写了第一本中国的介入放射学参考书。在林贵教授去世后，他挑起了《介入放射学杂志》主编的工作，帮助常务主编程永德，使杂志得以健康发展，成为医学界重要的医疗刊物，目前这本杂志在程永德主编的努力下，已经创办了英文版《介入放射学杂志》。

（李麟荪）

拉开中国介入帷幕的第一人：首届介入大会倡办者 夏宝枢教授

推动历史前进的人，历史也会为他写下浓重的一笔

一、谁来挑起倡办"全国首届介入放射学学术大会"的重任

谁也不会想到，这是 1986 年由夏宝枢教授主办的"全国首届介入放射学学术大会"的讲台（图 142）。夏宝枢教授（时任潍坊市人民医院院长）是我国最早期学习介入放射学的先行者，他师从美国纽约州立大学的放射学教授 Sclafani，回国后他不仅教导自己的学生开展介入放射学，还十分关注中国介入放射学的开展。1986 年，他认为当时中国的"介入之春"已经开始了，但是还必须花大力推动才能真正全面开展，于是他向中华放射学会提出应该召

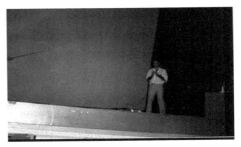

▲ 图142 "全国首届介入放射学学术大会"的学术报告讲台

开"全国首届介入放射学学术大会"的建议。但是当时的情况，谁敢于挑起这样一个重担呢？因为没有条件，没有经费，也没有这个能力和魄力。

在得到全国放射学学会主任委员刘赓年的同意后，他毅然挑起了这副担子——没有条件，就创造条件干。他亲自一封封地写信给那些已经开展介入放射学工作的同道们，邀请他们参加。没有经费，没有厂商赞助，但有来自全国各地学者对介入放射学的热情。这次大会参加者竟达396位，列席200余位，其中教授和正高级职称的专家就有90多位，全国在读介入放射学研究生（当时的研究生就不多）30多位，几乎都出席了。大会共收到论文160余篇，分血管性和非血管性介入治疗两大组活动。大会还邀请了美国、日本、德国等多位放射专家讲学，如山田龙作、打田日出夫、Sclafani等，对推动我国介入放射学发展起到很大作用。

二、夏宝枢教授拉开了"全国首届介入放射学学术大会"的帷幕

夏宝枢教授就这样拉开了"全国首届介入放射学学术大会"的帷幕。他向世界宣布中国首届介入放射学学术大会开幕，参会者报以热烈的掌声。虽然帷幕后放映幻灯的屏幕只是病房用的大被单，一切都很简陋，参加会议的人员（包括放射学会主任委员）也是按标准交纳食宿费，一律配住简单的标准间，然而学习的场面却是非常热烈，内容（在当时来说）都很新奇、新鲜、高端，

互相学习的气氛非常浓厚。

回想起当初，我接到夏宝枢教授寄来的邀请函时，非常兴奋，马上写了一篇扩张主动脉的介入治疗论文寄给他，被他采纳了（见论文集）。因为当时我在澳大利亚访问学习，没有亲自参加，我的老师和他的研究生参加了这次大会。以后每当我在介绍中国介入历史的时候，有一张幻灯片是不可或缺的（图143）。

被大会邀请的美国Sclafani教授在大会上做了学术报告。夏宝枢教授是跟他学习介入手术的，尊称他为导师，其实他们年龄差不多，而且兴趣爱好相同。从此以后，Sclafani教授来华讲学、编著、手术、会诊近20次，中华放射学会第九届中国介入放射学学术大会上首次授予国外学者"国际合作奖"，他就获得了这个荣誉（图144）。

夏宝枢教授高瞻远瞩，十分重视介入放射学的发展，为了鼓励年轻人，把希望寄托在当时的研究生身上，特地召集了研究生和他与大会主席刘赓年一起合影（图145）。

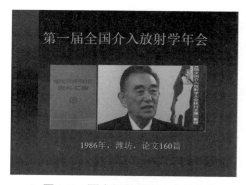

▲ 图143　夏宝枢教授与大会论文集

现在已 90 岁高龄的夏老说，他很高兴目睹了年轻人的成长，许多研究生，如罗鹏飞、翟仁友、李选等都是后来我国介入界的大家，引领着我国年轻的介入人走向世界先进水平。

会后，夏宝枢教授参与主编了国内首部《介入放射学》著作（图 146），这本书还获得了高教部的奖励。

这次大会的 4 年后，放射学会成立了"中华放射学介入放射学组"，夏宝枢教授当选为第一届学组委员。以后介入放射学组每 4 年召开一次年会，他本可以继续领导中国介入放射学事业的发展，但是他高风亮节，只担任了一届委员就退出了介入学组。

三、永恒的介入功臣元勋

虽然夏宝枢教授退出了介入学组，作为第一位拉开介入放射学帷幕的人，永远被中国介入人传颂（图 147），只要涉及介入历史，少不了会提到潍坊和介入的功臣元勋夏宝枢教授（图 148），而"首次大会"被称为是"永远无法尘封的历史"（图 149）。

中华医学会放射学分会于 2008 年在北京的一次年会上，为中国介入放射学发展有成就者首次颁发"介入杰出成就奖"，夏宝枢教授荣获了这一大奖，他从放射学界唯一的院士刘玉清教授手上接过了这份沉甸甸的大奖（图 150）。他说他深深感受到，这份奖来自潍坊人

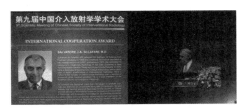

▲ 图 144　"国际合作奖"获得者 Sclafani 教授

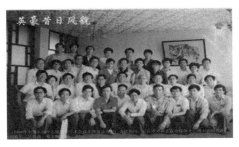

▲ 图 145　研究生和夏宝枢教授与大会主席刘赓年一起合影

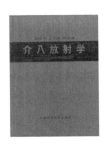

▲ 图 146　国内首部《介入放射学》著作

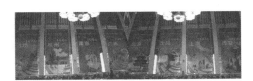

▲ 图 147　中华介入放射学历次大会，潍坊是第一位

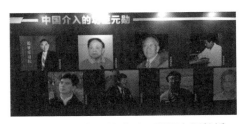

▲ 图 148　介入的功臣元勋夏宝枢教授

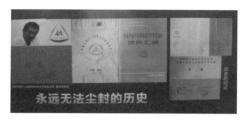

▲ 图 149　那次大会被称为是"永远无法尘封的历史"

民医院放射科全体成员的努力，他还感谢了来自医院党委领导对介入工作的支持和指导（他没有说要感谢院领导，因为他自己就是院领导——笔者）。

当我写到这里的时候，又听到了关于夏宝枢教授的一些传闻。据说他年轻的时候，听到肠扭转的患者在运送的途中，由于路上颠簸，会突然自然复原。他认为这是一种最简单、既经济又安全的治疗方法。于是他碰到这些患者的时候，就把患者放在俯伏位置，然后用双手颠簸，虽然这是非常累

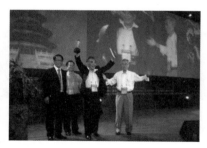

▲ 图 150　夏宝枢教授荣幸"介入杰出成就奖"

的，但是他乐于这样治疗，居然有时候也能把扭转的肠段恢复原位，病被治好了。应该说这不仅仅是他对患者的爱心，他也同样在探索，如何更好地为患者治疗。他与连世海教授一样，是我国介入治疗的先行者，值得我们学习。

夏宝枢教授爱才，爱交友，重情谊，不知道是不是因为我没有能够参加首届全国介入会议，他知道我从澳洲学习回来以后，特地邀请我从南京到潍坊去参加他组织的一次评审会。他比我大五岁，我们相处得一直很好，我一直尊称他为老师，可是他坚决不让我称他为老师。

在中国医师协会介入医师分会2021年年会前，大会根据我国介入治疗走向"大介入、大融合、大格局"为宗旨，请他为大会日报留下了寄语。笔者以他的寄语作为本文结束语。

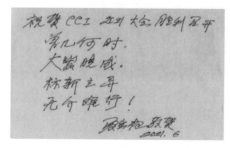

（李麟荪　赵廷常）

我国介入事业的奠基人：林贵和刘子江教授

奠基中国介入历史不是几篇论文，几项手术，而是一项系统工程，
非林贵、刘子江莫属
中国介入经几代人普及化、专业化、临床化、规范化、亚专业化，
创立了中国介入特色

一、谁能被尊为我国介入事业的奠基人

20 世纪 60—70 年代，在国内各地先后已有一些关于介入放射学的论文发表。无疑，这是论文作者们对中国介入事业的贡献，应该说他们都是中国介入放射事业的开拓者。

在我国介入事业的众多开拓者中，谁能被尊为中国介入事业的奠基人呢？这不是由谁来推荐可以确定的。因为作为医学事业的奠基人，必须对此事业开展一系列的研究，从动物实验到临床应用；从自己亲自实践，到带领研究生，办学习班；不仅要把自己部门的事业发展好，还要把它推向全国，能够团结全国的同行一起，成立全国性的学术组织；从自己写论文在国内发表到在国际学术杂志上发表，参与到国际这一事业的发展，还能组织和创办国内的相关学术杂志。

二、林贵教授：非他莫属

林贵医师（图 151）在导师荣独山的指导下，在这方面先行了一步，他是我国介入放射学最早期的研究者。1979

年，林贵等就发表了《选择性血管造影诊断原发性肝癌》一文（图 152），这标志着我国介入放射学事业的正式起步，从诊断开始，再以客观科学的态度对待外来的新科学。我们可以看到他在 1981 年发表的论文《实验性肝肾动脉栓塞及临床应用》（图 153），标志着他已从造影转向了介入治疗——真正的介入医学。

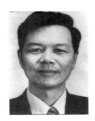

▲ 图 151　中国介入事业的奠基人——林贵教授

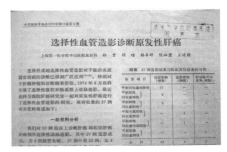

▲ 图 152　1979 年，林贵等发表的《选择性血管造影诊断原发性肝癌》一文

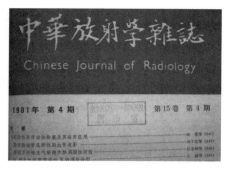

▲ 图153　林贵教授的论文发表在《中华放射学杂志》上

1981—1983年林贵教授到瑞典隆特大学攻读博士学位，在国外留学短短的2年期间，在国际上连续发表了5篇论文，并且于1983年在南斯拉夫世界血管造影研讨会上发表了"肝肿瘤具有双重血供"的崭新理论。譬如，他通过动物实验，提出经导管电凝治疗，这为现代的物理消融治疗做了开拓性研究。在动物的肾动脉内注射无水乙醇开展了化学消融治疗。同时，他对肝转移癌的门脉供血的研究及对肝癌经明胶海绵和无水乙醇栓塞后血供的研究，为肝转移癌的介入治疗做出了贡献。他的论文向世界医学界宣告，中国医生的介入事业开始走向世界（表1）。

回国后，林贵教授率先在国内开展肝、肾、胃、肺及胰腺肿瘤的介入治疗，以后又开展多发性大动脉炎的实验及临床研究（1984年），并且培养研究生，创办学习班，参与主编中国介入放射学最早的一本专业书。

1988年，在国内率先建立介入放

表1　林贵教授发表的部分论文

1. 林贵，顾瑁，韩莘野，等. 选择性血管造影诊断原发性肝癌. 中华放射学杂志，1979，13(3)：129–132.
2. 林贵，顾正明，徐从德，等. 实验性肝肾动脉栓塞及其临床应用. 中华放射学杂志，1981，15(4)：241–243.
3. 林贵，王述静，顾瑁，等. 肝动脉栓塞治疗原发性肝癌的初步报告. 中华放射学杂志，1984，18(4)：241–243.
4. Samuelsson L, Jonsson L, Lin G. Experimental Evaluation of a New Instrument for Transcatheter Electrocoagulation. Acta Radiol Diagn, 1983, 24(4):323–326.
5. Leif Ekelund, Gui Lin, Nils Jonsson, et al. Partial Ablation of the Kidney by Intrarterial Ethanol in Domestic Swine.Urol Radiol,1983,5:233–241.
6. Lin G, Lunderquist A, Hagerstrand I. Umbilical and Paraumbilical Veins in Ligamentum Tears Their Significance as Collaterals in Portal Hypertension. Acta Radiol Diagn, 1984,25(1):1–5.
7. Gui L, Inga Hagerstrand, Anders Lunderquist. Portal Blood Supply of Liver Metastases. AJR 1984,143(1):53–55.
8. Gui L, Anders Lunderquist, Inga Hagerstrand, et al. Postmortem Examination of the Blood Supply and Vascular pattern of Small Liver Metastases in Man.Surgery,1984, 96(3):517–526.
9. Leif Ekelund, Gui Lin, Bengt Jeppsson. Blood Supply of Experimental Liver Tumors after Intraarterial Embolization with Gelfoam Powder and Absolute Ethanol. CVIR,1984,7:234–239.

射学联合治疗中心；1991 年，建立独立的介入放射病房。

林贵教授还设计过介入器械的导管，图 154 是他给我的器械形状，笔者把它写到自己的书上。

1990 年，他组建了中华医学会放射学会介入放射学组，并任首届组长（图 155），两年后，他把这一重任交给了刘子江教授。

学组成立后不久，林贵申办《介入放射学杂志》，经过 1 年多的努力，终于经上海市科委批准为内部刊物出版，期间林贵重病在身。1992 年，他请程永德主任协助他创办，弥留之际曾留下刊名题字，同年 8 月，杂志创刊号面世（图 156），这是他为我国介入同道创办的首个专业期刊，为大家提供了专业性的介入学术分享与交流平台。

1992 年 9 月，主编林贵教授病故（主编一职由陈星荣代，两年后第二届编委会成立，陈星荣任主编，经多方努力，1998 年经国家科委正式批准向国内外公开发行）。他为中国的医学科学事业倾尽了自己的心血，奉献了毕生的精力和智慧，他不愧为中国介入放射学的奠基人。林贵教授英年早逝，是我国介入事业的重大损失。

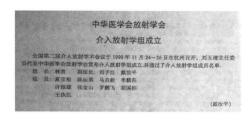

▲ 图 155　林贵教授组建的中华医学会放射学会介入放射学组

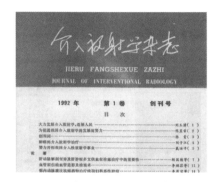

▲ 图 156　《介入放射学杂志》创刊号

三、刘子江教授：当之无愧

刘子江教授（图 157）与林贵教授一起被中国介入同道誉为中国介入放射学的奠基人。

早在 1978 年，贵阳医学院的刘子江教授"无师自通"，开始将专业的重点转向了介入放射学，开创了国内放射

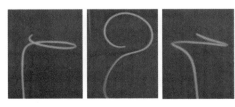

▲ 图 154　林贵教授设计的肝动脉插管的导管

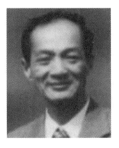

▲ 图 157　中国介入事业的另一位奠基人——刘子江教授

学医生亲自操作进行介入放射学的诊断与治疗的局面，在国内最早推广赛丁格穿刺术，发表论文后受到了国内的重视。于 1982 年起，由卫生部批准举办"腹部血管造影训练班"（图 158），而且一办就是 16 年，坚持不懈，为全国各地培养了许多介入放射科医生，从此介入放射学这一技术得以在全国普及。

汪绍训教授是这样说刘子江教授的：现在放射学有三大发展方向，其中一个是介入放射学，贵阳医学院已经领先开展了，全国都去（贵阳）学习了，我们也派人去了……

在此同时，刘子江教授先后发表了很多论文，成为我国著名的早期介入放射学的开拓者。

他协助林贵教授（当时已患病）主办了全国第二届介入放射学术会议（1990 年在杭州举办，大会收到论文 424 篇），一起组建了中华医学会放射学会介入放射学组，并任副组长（第二届即任组长）；他还大力支持林贵教授筹备出版《介入放射学杂志》。林贵教授在创建介入放射学的事业上没有做完的事情，由刘子江教授责无旁贷地承担起来了。

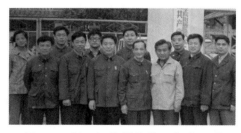

▲ 图 158　刘子江教授的第一期介入学习班，刘子江（前中），彭勃（右二）

刘子江教授培养了一批介入研究生，让我国介入事业后继有人。

在这里值得一提的是，作为介入放射学的奠基人，刘子江教授不仅对别人宣传《介入放射学》，更用《介入放射学》方法为自己进行治疗。1995 年他第一次得病——肺癌，他毫不犹豫地让他的学生为他做了两次介入放射学的灌注治疗，然后再手术切除；1998 年，他又得了腰椎间盘突出症，他又第二次让他的学生为他采用介入放射学的经皮椎间盘切割抽吸术；2002 年，他又得了胆管癌，他不愿意惊动别人，要家里人对此保密，准备再一次用介入方法治疗。他的夫人无法抑制自己的痛苦，深夜打电话给我，我立即赶到杭州，根据他的病情，这不是介入治疗的适应证。在我的坚持下，这才改做手术切除。

我写这一段想说明，我们的介入奠基人，不是"叶公好龙"式的人物，劝别人用介入治疗，而自己却害怕介入治疗。相反，刘教授深深地相信自己推广和从事的介入医学，深信并愿意用介入治疗来治疗自己所有的病，哪怕是不成功的胆管癌，也愿意一试，这才是我们事业真正的奠基人。

写到这里我也得补充一下，前面我们说到的林贵教授，他得的是肝癌，他也同样应用过介入治疗，但是当时我们用介入方式治疗肝癌才刚刚起步，没有很多的经验。林贵教授同样愿意用自己的身体来亲身体验。

他们都是值得敬重的我们事业的真正奠基人。

为什么我要隆重推出这两位我们事业的奠基人？

因为作为继承者的我们，不应该忘了历史；为了激励年青一代介入工作者把介入传承下去、发扬光大；为了留住历史、留住根、继续创新，为人民服务。今天我们纪念林贵教授、刘子江教授两位奠基人，就是要站在他们的高度来考虑介入医学今后的发展。

（李麟荪）

遥望介入的将来：如何看待它的生命力

我不反对：处处有介入，它已牢牢植根于许多临床学科，难分难舍

我还相信：永远有介入，它的优良基因改变了医疗观念，人见人爱

正当介入医学蓬勃发展的时候，国际上忽然掀起了一阵"领域之争"。

——究竟患者应该是内、外科医生治疗，还是（介入）放射科医生也可以治疗？

——放射科医生开创的介入治疗方法应该由放射科医生来做，还是内、外科医生来做？

这一争论同样影响到我国，有人主张放射科管控 X 线机，不让内、外科医生上机做介入治疗。

一、"领域之争"的起因

原来，所有体内的造影都是由放射科医生在做，包括心脏的冠状动脉造影，也是放射科医生在做，因为他们更了解 X 线，这属于他们的职业范畴。自从开展了球囊导管治疗冠状动脉狭窄引起的冠心病以后，心脏科就独立开展造影与治疗了，与放射科再也没有来往，而且不让放射科用球囊导管或支架治疗冠心病。

血管外科医生也开始使用支架、球囊导管等介入器械开展血管病的治疗。当然神经内科和神经外科也是这样，开展了神经介入治疗。

而（介入）放射科医师认为这些工作是放射科医生开创的事业，应该由放射科医生来做。这就引起了"领域"之争。

二、我国介入的现实状况

我国的介入治疗最初也是由放射科中的少数医生开展的，为了发展我国介入事业，刘玉清院士向卫生部请示，并由卫生部发文承认凡开展介入工作的放射科改为临床科室，把介入放射与内、外科并列为三大临床技术。这对发展介入事业起了巨大的促进作用。

但是，并不是所有放射科都能开展介入工作，即便开展，也不是全面开展，水平相差很大，而且并不是所有的放射科医生都愿意做介入工作。根据医院人员编制，只有个别放射科医生能做

介入，他们不可能包下全部的介入工作，相反，他们还要兼任放射诊断的工作。在这种情况下，内、外科医生也很自然地开展了介入治疗。

为此，我在国内最早提出，为了做好介入放射的治疗工作，做介入的放射科医生应该专职从事介入工作，而不要兼职。而且要将介入放射医生从放射科独立出来，只有独立，才能发展。

随着后来介入事业的发展，一些医院，如唐都医院在王执民主任的争取下，得到军区有关部门的支持，批准成立了独立的介入放射科，我在西部介入学术大会上赞扬并提出这是"唐都模式"。后来独立的介入科室在全国各地迅速地得到发展。我国介入事业从推广进入专业化。

这时我们又呼吁成立介入病房，开设介入独立门诊，从接受门诊→住院→介入手术→介入病房护理→出院，全部由介入医生处理，成为介入专职医生。这样，我国介入放射治疗进入了临床化。

进一步的发展是成立省级独立介入学会，河南领先了，我曾在河南省的介入学术大会上讲话，宣扬这是"河南模式"，并提出为了要把介入专业做得更好，必须要在介入专业内再分工，专业的再细化，在介入专业下产生亚专业化，只有亚专业的诞生才能使介入的诊治水平与内、外科相当，够得上第三医学的资格。

而至今，国外的介入仍没有从放射科独立出来，唯有多特（Dotter）研究所一家。他们并没有自己的病房，他们所做的患者都是由内外科医生安排的，做完后再回到内外科。我们却已经有了自己的医师协会，并争取在省市医学会领导下成立独立的学会。

究竟哪一种好？自有公评，至少笔者认为，手术者不负责患者的全程治疗是不符合医疗伦理的，终将"出局"。

三、对今后介入发展的看法

1. 事物的发展必将遵守发展的规律

尤其是科学，它的发展必然是分工越来越细。

人类医学的分类是自然形成的：本来医生就是医生，没有什么区别，随着医学技能不同，动手操作的医生成了外科医生，基本不动手操作的医生成为内科医生。在内科医生中，首先分出来的是儿科医生，以后根据心脏、神经、消化等人体器官系统的不同而分专科，这种分科的优点是专科医生能够掌握更多本专科的知识和经验。外科也分成心脏、神经、消化等不同专科，优点也是很明显的。当然这样也有它的缺点，他们对其他科的疾病就不那么熟悉了。但是人都有其局限性，不可能什么都掌握，于是分工也就很有意义了，但同时也出现了全科医生。

既然介入医学有介入医学的特长，就应该让它进一步发展。如果其他专科医生喜欢这个专科，他们可以转变成为介入医生，就像心脏介入医生、神经介入医生和血管介入医生。他们做的都是介入手术。大家应该团结，而不应该互相轻视。

2. 科学不分国界

科学是为人类服务的，所以居里夫人说，科学不分国界，这是伟大的科学家的胸怀。国界都不分，何必分"科界"呢？现在有极好的介入治疗，有什么理由不让内、外科医生学着做呢？我们欢迎他们参加到我们的队伍中来。

3. 要尊重内、外科医生参与介入学科的创立

介入学科的创始人无疑是美国的放射科医生多特（Dotter），他被尊称为介入放射学之父。但是，介入学科的形成也凝聚着内、外科先辈们的心血。譬如，没有格林特茨格（Gruntzig）的参与，这一学科也许会半途而废，格林特茨格的创新性贡献也让多特的事业得到了业界的承认，所以他们同时被提名为诺贝尔奖的候选人。我们介入医生有什么理由不让内科医生做这一治疗呢？同样，我们也没有理由不让外科医生参与、使用介入方法治疗血管患者。

不过，我更尊重做介入的心脏内科医生，他们不否认自己是心脏介入医生，他们以他们为介入医生而自豪，因为他们尊重事实，更尊重他们的先辈为介入做出的贡献。

4. 听听介入奠基人是怎么说的

当有人向多特提出"领域"之争的问题时，多特说："If we don't assume clinical responsibility for our patients, we will face forfeiture of our territorial rights based solely on imaging equipment others can obtain and skills others can learn"。他的意思很明白："如果我们对我们自己治疗的患者不负起临床的责任，我们就会丧失这一领域的权利，因为 X 线机其他人可以买到，介入的技能其他人可以学会"。这段话再清楚不过地告诉我们，我们必须临床化。是的，多特的话很理性，很客观，很现实，你不能在临床上处理患者，那你只好放弃权利。我向美国的介入医生介绍了中国的情况，建议他们向联合国提出成立"介入医学日"，可惜都没能实现。他们没有自己的病房，没有自己的门诊。

5. 介入医生努力做好自己的事

我们生而为介入医生，这个行业也是我们自己选择的，我们必须忠于我们的介入事业，把一生献给介入事业。早期我们宣传、普及介入，办学习班，写论文，写介入的书，招介入研究生，办介入研究工作，扩大介入治疗范围，开介入学术大会，创办介入杂志，制订介入操作规范……今后我们还必须开展介入理论与器械的研究，没有创新就站不到学科的主导地位。我们不是争夺领导权，而是要为学科的发展做出努力，所以，一定需要有自己的创新，为人类做出贡献。

不要为"领域之争"而烦恼，做好我们自己的工作。对于"领域之争"，我过去认识也不清楚，但只知道一点，那就是要把介入工作做好。

6. 介入的基因已改变了原来的医学

介入作为一个新生事物，它有旺盛的生命力，因为它有着优良的基因，才会产生并且发展；因为它的简单、易学，容易被大家掌握；也正因为它的微创、安全，而被广大患者所接纳，虽然他们中间的很多人不知道介入，那是因为我们自己没有做好宣传工作。所以，我们必须要努力宣传，书写科普读物，让介入医学在我们的手中更加发扬光大，也让广大的患者得到应该享有的效果和更好的治疗。

对于介入已经融合在内、外科治疗之中的现实，我们应该接受。因为这正说明了介入学科进入了更广阔的医学领域，以它的谦卑与爱心造福于所有的患者。

介入无论在哪里，都是介入，不在乎有人承认与不承认。消化科医生在做消化介入，泌尿科医生在做泌尿介入……这一事实证明了，介入的基因已改变了原来的医学，介入医学已植根于兄弟学科，把他们改变成为新的医学学科。

7. 介入会不会消失

我们必须清醒地认识：所有事物都在进化，尤其是医学，基因治疗、免疫治疗等将会取代现在的医学，何况已经在研究将芯片植入大脑。今后只要有人类，介入始终陪伴着存在，无论是纯介入医生，还是与内科或外科交互存在。

有什么需要我们担心的呢？我们唯一要担心的是不再努力、不再创新。

（李麟荪）

第5章　我的介入医学之路

内科不是我的喜爱：恰遇上一位好老师

好医生不只是要会看病，更要关心患者，这才是为医之道，仁医之道
马老师三言两语话不多，语重心长教人，为了患者也为我，恩重如山

一、从医第一天

1962年，我被分配到江苏省工人医院（江苏省人民医院前身）工作。其实，我没有奢望能留在母校的附属医院工作，因为这是高等学府的殿堂。记得当时我们有五个志愿可选择，因为家境差，我是拿着"人民助学金"读完初中，后来工作了五年，通过自学考上了江苏医学院（现在的南京医科大学前身），凭着"调干助学金"读完大学。所以我应该让组织挑选，第一志愿当然是服从分配，毫无顾虑地到祖国最需要的地方去；第二志愿就是当兵。接下来的两个志愿就是去杭州（我在那里工作过）、去宁波（我成长的第二故乡），最后一个是常州（我在那里实习过，带教的老师希望我留下来）。我也没选上海，虽然我出生在上海，也是从上海考上大学的。

没有想到的是，我这个没有扎实基础，没有聪慧天资，又没有后台背景的人被留下来了。摘下白色的学生校徽，换上红色的附属医院教职员工的校徽，心里别提有多开心。

当时没有入职教育，也没有用《希波克拉底誓言》宣誓。

可是到附院后，没想到我被分配到内科，这不是我喜欢去的科室，于是壮了一下胆子向当时的副院长戴秀夫提出要求做外科医生，戴院长看看我表示非常理解年轻人的理想，叫我先别去内科报到。那时候的副院长在刚毕业的小医生面前是非常大的领导，而戴院长却是非常和蔼可亲。眼看着其他同学都兴高采烈地上班去了，我待在宿舍里很不是滋味，一个人就在房间里反复思考。

二、我真的不喜欢做内科医生

记得我在常州市第一人民医院内科实习期间到呼吸科轮转，分配给我几张病床，就是我负责治疗的患者，整天都没事，上级医生每天早上来查房，看看患者的痰盂，今天多一点或者少了

一点，就安慰几句，也不需要修改医嘱，更不知道病情什么时候能好。几天后轮转到消化科，除了还是在急诊室看到过一例用三腔双球囊导管抢救的大出血患者外，病房里都是溃疡病，每天由护士发药或挂一点水，病情变化不大，我也感到无能为力，不能把他们马上治好。那时候也没有风湿科、内分泌与肾科，也没去心脏科轮转就被调回学校准备考研究生，总之，对内科没有多少兴趣。

虽然在妇产科，我觉得很起作用，能接生，能处理脐带与取出胎盘，还能独立刮宫，并示范给四年级大学生看。但是，我是个男子汉，觉得自己不太适合做这一行。

但是在外科，我觉得很有存在感，跟上级医生上台做个第二助手，看他们怎么切开腹部，取出阑尾，或者怎么修补腹股沟疝，手术以后阑尾炎就好了，疝也好了。再大的手术，肠扭转、肠梗阻、胃溃疡，只要上台该切的切，该复位的复位，很干脆，手术后一天天都有明显好转，一周左右患者就可以出院了，做外科医生很有成就感。这样的感觉，我喜欢。

可是现在，两天过去了，仍没见院领导的调令，我就担心了，怕被内科主任知道了，连内科都去不成。无奈，不得不去上班，于是勉强地去内科报到了。

三、做医生第一天的教训

第一天我被安排上门诊。来了一些患者，我就正式当起医生来了，好像什么都记不得了，只是下班的时候，有一位比我年长的女医生来问哪一位是李麟荪？我迎上去说我就是，她问我有一张心电图的申请单是不是你开的？我说是的，看她很认真的样子，我心中十分担心，但又觉得不会有什么问题的吧？我就问开错了吗？她说："单子是没有开错，但是你怎么能让患者自己上心电图室呢？这样重的患者从门诊到病房去会死在路上的！如果没有工人送，你就应该亲自送他去，今天没有出事，算你运气好，以后你要记住。"她讲完就要走了，见我还愣在那里，回过头来又叮嘱了我一句："门诊到病房是要爬一层很高的楼梯，患者没有家属陪，今后你一定要小心。"她严肃但慈祥的神态看上去不像在教训我，也不是在批评我，仅仅是提醒我"要关心患者"。

是的，当时我们的门诊在山下，上病房做心电图要爬两层高的楼梯，患者没有家属陪同，很危险的。因为我没有在附院实习过，不知道心电图室在哪，似乎那是可以推诿的理由，可是说这些有意义吗？假如患者死在半路上呢？当医生第一天就送掉一条人命，我怎么再做医生呀？我还没有回应她，她却已走远了。望着远去的她，我感到这是一位我崇敬的医生形象，一位真情实意关爱我的师长。我终于打听到了她是年资较高的马文珠医生，是我第一位真正值得尊敬的好老师，是指导我一生如何做个好医生的老师（虽然我离好医生还很远），她给我上了最重要的这一课——"为医之道"。一名医生的基本品格是：不仅仅会看病，更重要的是我们应该看到生病的人，关爱患者、尊重生命。

虽然在同一家医院 20 多年，我却没有很多机会跟她学习，直到以后她组织我们一起做第一例肺动脉瓣扩张术、二尖瓣成形术、冠状动脉造影术与肺动脉取血栓术。在有操作风险的过程中她总是挑着肩膀。手术总是会有成功和失败，凡是有功劳可争的，她都是排在最后；凡是失败的，她总是为年轻人担责。我们不需要讨论为什么，因为我们都懂的。为了给患者提供最佳的诊疗方案，她甚至会在晚上打电话到我家，与我讨论患者的问题，这是对我的信任和器重，每次都会使我深感欣慰与自豪。

（李麟荪）

在外科打下坚实的基础：为后来开展介入打下了基础

师要严，道要正，不授鱼而授渔，教你会做，更教你懂得道理
三基本，加外文，掌握知识真谛，唯有大师，能传授学习之道

去内科报到上班的我"身在曹营心在汉"，盼望着医院能调我去外科。这时传来小道消息，说大外科主任马允平"不欢迎"我到外科，因为我不是"科班"出身，初中学的是会计，高中是自学的，大学的主要学习阶段由于种种运动没有能够集中学习，而四年级时也没有在校上课（学校派我去南京大学学习物理近一年），又是自学后通过升级考试的，实习期又没实习好（被学校指定停止实习，准备考研）。

就在这时，院部通知我去外科报到，因为另一位同学不愿做外科，正好我俩对换。

一、遇上一位严师

虽然进了我所喜爱的外科，但大外科（当时的大外科包括心胸、脑、骨等所有外科）主任不喜欢我，心中很不是滋味，担心今后日子不好过。

马主任从来没有与我有私人对话，连打招呼都没有过。我八岁丧父后，虽然母亲对我很严格，但感觉是不一样的。遇到这样威严的上司可是第一次。还记得我第一次工作才半年，就敢于与单位"一把手"在大会上大吵一场，没有胆怯过，可是不知道为什么，现在见了这位大外科马主任却那样胆怯。

不久，据说是马主任特批，科内安排我按时去旁听他给大学生的讲课，这对我是一贴很温暖的安慰剂。竟然让我上班时去补课，这使我下定决心，补！恶补！

那时，正碰上马主任抓全科的基本功，每周一次全体外科医师一起学习，由最低年资医生（我们这一届）从洗手、

穿白大衣开始表演，到如何抓刀子、切皮肤，后来听老师们（马主任强调高年资的医生应当是低年资医生的老师）讨论如何做胃切除等，一步步走来，对我的帮助特别大，我懂得外科医生的每一步都有深刻的道理，譬如说：为什么患者主诉在右下腹痛，你必须先查压左上腹、右上腹、再左下腹，最后到右下腹？而且怎么触摸？为什么下手术刀切开腹壁时，手术刀应该先竖后横最后再竖？马老师严格要求每一位外科医师，必须经过严格训练。

我知道马主任一直在考察我，包括要上级医师查看我写的门诊病历、住院病历，我对患者的态度与能力，等等，我感到似乎任何时候都有马老师在督促我，我不能有丝毫懈怠。

我把大学的外科书籍重新阅读一遍，每天学一点英文。借一本有中译本的英文外科学，对照着看，我用自学高中课程的经验，坚持每天学一点，我坚信终归会有一天，能够感觉到从量变到质变的飞跃，我会感到我行了。

功夫不负有心人，天道酬勤，有一天我突然觉得"我行了"。记得有一次科室安排我给四年级学生表演"腹股沟斜疝修补术"，我以从未有过的自信，一边做一边讲解，讲怎么做、为什么。正巧这时候，马主任听说是我在演示，他特意叫住院总医师张祖荀老师来考察，张医师考察后十分满意地汇报给马主任，没想到从此以后马主任不再考察我了，应该是他信任我了。

他是我另一位最敬重的老师，这不是一般的老师，这是大师。他像严父般地教导我、培养我，让我成才。一位好的老师不仅是教我怎么做，更重要的是他教我懂得为什么要这么做，当我懂得为什么要这么做时，就会一通百通。在大师指导下，我感到进步很快，也有了超过同学的信心。

马主任还要我们重视基本理论、基本知识、基本技能与学习外文。当我懂得治疗肿瘤的理论后，我对所有的肿瘤都有了基本概念，它们都是相通的，我只要了解它们的特点就可以了；当我懂得外科治疗的基本知识以后，我似乎会做所有的手术了；而基本技能则是靠自己训练的，当我做会计时我学着用双手打算盘，现在我用双手打结。这些都是基本功。而外文更是扩大了我学习的内容。三基本加外文不仅仅是一套学习内容，更是一种学习方法，帮你在扎实的基础上一通百通，帮你创造条件去努力超越已走在你前面的同道。

二、感恩我的马老师

1976 年后，他做了医院的副院长，我已到放射科工作。后来，我申请去贵州学习介入放射学，但却没有被批准，我找了马老师，他一听我要去学新知识、新技术，立即支持，而且帮助我把介入放射工作在医院开展了起来。

在医院几十年，我没有与马老师聊过一句很"亲热"的私人话题，也没问候过一句，在他退休后，我每年都会在新年期间给他拜年，我终于看到他的笑容是那么开朗、灿烂，尤其是看着我的眼睛在笑，心里特别开心。我们除了问候，没有什么客套话，也不谈张三李四，坐着、望着、心里明白着。临走时他的夫人每次总要在我的口袋里塞进一只苹果或者橘子。没想到当我不在南京的时候，他永远地离开了我们。

后来听说是因为主动脉的病变。若干年后当我带领我科医生在本院开展主动脉病变的支架治疗，每次做这类手术时，我都会想起马老师，如果他现在患这个病，我一定会把他治好。多好的一位老师，我永远敬颂您。

我把内、外科两位马老师这样的精神当作"南医精神""南医老师的形象"，我希望将它传承下去，永放光芒。

老师，不在于他教了你多少，不在于他对你有多么严厉，而在于你如何认识、如何体会，他们是怎样潜移默化地影响着你，如何做人、做学问，做个好人，做个好医生。

老师也不是神仙，不可能没有缺点，这需要你自己去理解、去平衡、去正确对待。

如果你有一位好老师，那是你终生的幸运，何况我不只有一二位。还有许多我尊敬的老师：侯金镐、陈家伟、张祖荀、尤国才、赵自普、王钟祺……还有曾被批一把刀的王一镗和一本书的孙宏训。我有幸在众多好老师的保护下，学着做人做事的，终于我也学会了"十把刀"，也写了十本书。

（李麟荪）

放射科的两位老师：为师之道与为人之道

王老师教我学习的关键，在起步时帮一把，给我宽松的条件，那是为师之道
赵老师天生聪明却不傲，用自己的坦诚、善良、幽默、乐观，体现为人之道

一、为师之道：学习王钟祺老师

1974 年，我从胸外科改行到放射科。王钟祺主任非常热情地接待我，从此，我成为王钟祺教授的正宗门生。他亲自带我在暗室里为患者做透视，他说："平时我们看东西习惯静态观察，而放射科医生要掌握在动态中观察病灶的本领，你在转动患者体位时，发现某一异常现象，在不同体位上确定它，然后鉴别它的密度与部位，观察它的中心与边缘，计算它的大小与数目，直至注意与周围的关系，结合病史做出诊断。"这样带了一次，就要我独立上班透视了，这使我必须兢兢业业，结合在外科 12 年的临床经验与当时学到的 X 线知识，认真做出诊断。当然，免不了有时再请上级医师指导。

每天早上读片，经常是四位老主治医师（那时候大家都没有晋升）坐在第一排，我们坐在后面，插上要讨论的 X 线片，汇报完病史后从低年资医师开始发言，说出自己的发现、分析与诊断。好在我住在院内，每晚先去看第二天要读的片，再看书。我体会到在一个较好的氛围下，加上一定的压力，是非常有助于自学效果的。我又有了一次从"低年资"起步受到正规训练的机会。

当时的放射科只有四位老"主治"，另外就是我的一位同学与一位年资比我低的"老"放射医生。因医生太少，那时候医院领导先后从内、外等科调来五位住院医生与一位从进修中留下来的医生和部队下来的卫生员。大家都从头学起，请老"主治"讲课，跟我同学和那位"老"放射医生学习，我感到当时的气氛很好。这正是我愿意进放射科工作的原因之一。

那时放射设备很简陋，经常与患者面对面地接受射线，工作量又大，三个月后，我的白细胞跌到 3 千多一点点，王主任明确表示，除非跌到 3000 以下，你别想走。看他的态度，我后来干脆不再复查了，不知道有没有跌到过 3000 以下，反正活到现在我比一般同龄人看上去还健康。

王主任是我敬重的师长，1958 年时，我就看到他（那时他也很年轻）代表年轻医师上台演讲，很鼓舞人心的。进医院工作后，也知道放射科的风气很正，大家相处很友好，我也很快适应了放射工作。

待我们逐渐熟悉了放射工作，王主任让我的同学顾仁麟医师整理纵隔病变的片子，由顾医生给进修医师做讲座使用，要我书写论文，那时候没有写论文

晋升的概念，所以大家都无所争。王主任就指导我写论文，他没有告诉我怎么写，要我自己思考，这是我这辈子的第一篇论文，的确是对我最好的锻炼，我反复观察不同肿瘤的影像表现，结合教科书，还真的发现了有些内容可写，那时也没有什么参考书，外文水平也很有限，所以写的论文在现在看来水平很一般。王主任替我一遍一遍地修改，那时没有电脑，每改一次我学习一次，但又得抄一次，抄到最后都嫌烦了，觉得写论文没有意义。不过，就这样，我开始学会了以后写论文的"ABC"。

为了加快提高自己的水平，只要有空，我就到库房翻阅科里的老片子，想从老片子与报告中得到提高。有一天，忽然看到很多奇怪的头颅片子，里面有对比剂。后来才知道，这是多年前王主任拿山羊做的科研片。

那时候，世界上还没有介入放射学，国内也没有 CT。神经外科在发展，他们需要我们能够对脑肿瘤做出定位和定性的正确诊断。而当时我们只有手术切开颈部皮肤，穿刺颈动脉注入造影剂照片，做脑血管造影，可以看到肿瘤里面有很多的肿瘤血管，并且把其他血管推移了。而对于深部的肿瘤无法诊断，需要做脑室造影。

人的大脑内有四个空间，左右各一，为第一、二脑室，它们与中间一个空间连接，这中间一个就叫第三脑室，然后向后下与第四脑室连接。我们为了给患者做脑室造影，必须在患者的头顶部打孔，用穿刺针穿到第一或第二

脑室，注入对比剂，依靠摆动患者头颅体位，让对比剂经第一或第二脑室流到第三脑室，再转动患者头颅，让对比剂流到第四脑室，在整个手术过程中，要拍很多片子，非常费力，而且还很不清楚。

于是，王主任的设想与现在的介入相似，不过，他用金链条作为引导，放到第一或第二脑室，再转动患者的体位，利用金链条的重量，让它进入第三、第四脑室，然后利用导管通过金链条放到指定的脑室里，撤回金链条，通过导管输入对比剂，以此得到诊断的方法，这样，摄片不多，患者也少些痛苦，操作比较方便，却能清楚显示病灶。

这是一个在当时来说非常巧妙的设计，可惜后来他的研究中断了。再到后来，国外才有了类似的报道。

王主任平常对这个科的要求（目标）是：全面水平要达到优秀的同时，要有某一项能在全国领先。使我产生了这样的想法："我应该做一些什么新的内容，而不是仅仅学习老师教的东西"，这成为我行医事业上的转折点，后来我也总是这样要求我科的年轻医生："一个好的学生应该能超过自己的老师，而一个好的老师要能培养出超过自己的学生"。

王老师的为师之道将在本书中继续。

二、为人之道：学习赵自普老师

据说，赵自普主任早期是内科医生，由于他太聪明而同时兼做胸部透视，成了优秀的呼吸科大夫，以后放射科发展了，他改为放射科医生。

我非常敬佩他扎实的解剖知识与准确的影像判断力，他善于观察，并用最清楚简明的表达方式加上熟悉的数据（定量诊断对医学上很有价值），让学习者很容易接受。他上课时没有废话、不急不躁，每次下课铃响时，他的最后一句话也结束了，听他讲课像听说书一样，非常清楚、明白、容易记住。有一次学术大会，他不可能到场，就做成录像带，不急不慢地准点结束。

他善意待人，乐于助人，没有架子，与年轻医师关系非常好。有时候我们"敲他竹杠"，夏天要他请客，他总是乐于掏钱，一支凉凉的冰棍（4分钱）对于我们来说是暖暖的感情，既是物质上也是感情上的奢侈品。所以我们都乐于与他一起上班。

他是我这辈子见到过最聪明的人，据说有一天他在旧货摊上挑了两样东西，同去的科内同事不知道这有什么用，他却用"百雀羚"（一种扁圆形的化妆品）盒子，装上淘来的照相机镜头做成了实用的照相机。还用另一样东西做成一个电子钟。他能指导眼镜片老师傅为自己磨一副很难配的眼镜。

我亲眼看到的是，他自己选配零件，按图纸装了电视机（在当时是非常时髦的），他让我分享观看，于是我也借了他的图纸装了一个，装好后却放不出正常图像，他问了情况，晚饭后他到我家看了图像，从右口袋取出了一个零件，叫我换上，马上图像跳出来了，又从左口袋掏出一个零件换上，立马图像与声音都非常好。他笑着走了，当然这两个零件也就送给我了。一时间住在医院的小朋友们都到我家来看电视，人太多了，我只好把电视机面对窗外的空地，于是空地上挤满了人。多年后我去美国见到林桂芳院长的儿子，他还回忆当时他也是免费观众之一。

逐渐地，业务又被重视，我借着担任科秘书的权力，每周安排他给我们新调来的人讲课，他总是义务地认真讲课，对迅速提高我科诊断水平起到了极大的作用。得益于他的一批人偶尔回忆也对此记忆犹新。

后来，开始有了学术交流，一天赵主任讲课，他居然用普通手电筒，加上凹凸透镜聚焦光线制成一个非激光的箭头状光标，指着要注意的地方，这是我见到的第一个讲课用的"激光"指示器。

赵主任就是这样一个聪明、善良、知识丰富又肯钻研的人。我们科里的眼球异物定位方法，就是他研究出来的，这是很难很难的，诊断难产的骨盆测量法也是他研究出来的，这一切都没有专利，也没有奖励的，反正，只要科里需要动脑筋的事，少不了他。

由于长期与射线接触，他最终因放射线损害而去世，他的一生给了我太大的影响与感受，是我最崇敬的老师之一。

（李麟苏）

初闻"介入放射学"：原来并非高不可攀

早已过了而立之年，我还在选择最有兴趣的事业
如果干我喜欢的事，我一定会发挥出更大的能量

一、看病要学侦探，诊断一定要拿到确凿的证据

随着国内外的形势变化，我国对外续渐开放，医学界与国外交流也增多了。有一天，一个美国医学团来江苏南京访问，省政府安排他们到我们江苏省人民医院参观。我科王钟祺主任带我一起接待了一位放射科医生，他是来自美国威斯康星州，圣·路克医院的Fueredi医生。这位美国放射科医生第一次向我们介绍了"介入放射学"。

那是我第一次与外国人对话，很有点紧张，好在有王主任，他的英文比我好得多。Fueredi医生看我年轻些，所以问我，如何诊断肺癌？我只能简单地讲讲肺癌在X线片上可能看到的特征（那时候我们还没有CT），他说这只是X线片的表面现象，不能明确诊断是肺癌还是肺炎。王主任又补充介绍了另一种照片方法（断层摄影）的表现，他还是说这种照片方法准确性是更大一些，

但是仍不能肯定是什么病。这时候王主任就问他，那你们是怎么诊断的？他就说现在他们一定要用细针直接穿刺到患病的地方，然后抽出一点"东西"，放到显微镜下面看，看到是肿瘤细胞或炎症细胞，才能明确诊断。

此语一出，真如醍醐灌顶，令人豁然开朗，是的，我在外科做手术的时候，即使肉眼看到像肿瘤一样的一块"东西"，也不能确定它是肿瘤，一定要把它切下一小块，送到病理科做鉴定，这时候我们不得不等着病理科的病理报告，才能考虑手术的下一步应该怎么做。

而且，我当胸外科医生的时候，经常做胸腔穿刺，抽出一些液体送到病理科做检测。但是那是外科医生做的事啊，怎么现在国外放射科医生在做呢？而且抽出来的不是液体，而是肺里面的组织细胞！他就给我们解释，这就是"介入放射学"，一种全新的概念。不同于外科手术，而是直接在 X 线透视下看准了患病区域，通过细针穿刺，就能抽到"东西"，得出病理结果，这样，不仅仅能诊断，甚至放射科医生还可以进行治疗，这就是由放射科医生来做的"介入放射学"！他还说，放射科医生也是医生，由于有了 X 线机，就像有了一副能够看穿人体的透视眼镜，所以放射科医生做起来会比外科手术更简单、更精确、创伤小、更安全，这就是最近十几年发展起来的新的医学。

我听了他的介绍，立即有一种茅塞顿开的感觉，原来世界上已经出现了一种新的医学，而且是由放射科医生主导的，既能诊断同时又能治疗的一种方法，显然是我梦寐以求的目标，多么令人兴奋呀！

后来我跟别人这么说，我们做医生的应该学习侦探福尔摩斯，福尔摩斯判断案件不是片面地听人主诉，而是一定要有证据，比如从作案工具上找到罪犯指印，这样才能确定罪犯的身份。我们作为一个诊断科室，那个诊断就不再是在影像上捕风捉影，而是要亲自取到确凿的证据。作为介入医生我们还能够精确地对症治疗患者，不再像过去的影像医生，只出一份诊断报告了。这完全是一片崭新的天地，可以大有作为。

二、"介入放射学"真好，但是怎么做呢

有一天，我与呼吸科医生一起读片（由呼吸科医生把诊断有疑难的 X 线片拿出来一起讨论，共同提高）。正巧碰到诊断很困难的一个病例，我趁机就告诉大家，国外现在已在做穿刺检查，能拿到确实的病理诊断。当时主持读片的呼吸科张文钦主任说："那你为什么不开展呢？你本来就是胸外科医生，应该来做这个手术呀！"张主任浓浓的无锡口音，到现在我仍记忆犹新，是啊！有了他的支持，我为什么不开展呢？

我立即萌发了这个念头，于是特别注意这方面的报道。终于有一天，我在杂志上看到国内有一位专家在做胸腔穿刺活检（可惜我忘了他的姓名，很抱歉）。经过王钟祺主任（那时候他已经

是常务副院长了）的同意，我就邀请这位医生来讲学，我请呼吸科医生准备患者，告诉大家都来听讲座。我亲自到火车站去接了这位医生，那天他先做学术报告，然后，在 X 线透视下（那时候也没有电视透视）当场为大家做了两例穿刺活检的示范手术。

最后我把这位专家送到火车站，再三表示感谢。为了帮助别人，传播知识，一切为了患者，不辞辛劳、不怕接触 X 线对自己身体的伤害，不为名、不为利，没有一分钱的酬劳，他回去了。

他的报告，把所有的秘密都公开了，实际上并没有那么的神秘。如果你发现这位患者肺部有病变，明确了病灶的位置，通过正侧位透视，避开心脏、血管和肋骨，用很细的针直接穿刺（当然要用上一些局部麻醉药），就可以穿到病灶，取到证据。从理论上来说，因为放射科医生经过长期的专业训练，能够用二维的平面照片来判断三维身体的病变所在，更懂得影像学，懂得怎样在正位透视下，侧位穿刺，或者反之亦然。这么简单的手术，其他放射科医生也想做，内科医生也想做。可是，放射科医生不敢做穿刺，而内科医生不知道怎么掌握好穿刺针的前进方向与深度，他们都怕出事情。

我就有了机会，开展了第一项介入放射学工作——肺穿刺活检。

现在，我们是在 CT 下做这种活检手术，更方便且图像也更清楚（图159），还有了更好的活检穿刺针。

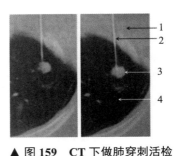

▲ 图 159　CT 下做肺穿刺活检
1. 胸部肌肉；2. 穿刺针；3. 肿瘤；4. 肺

原来"介入放射学"并非高不可攀，这使我想起了哥伦布，有人嘲笑哥伦布发现新大陆，说他只不过是"看到了新大陆，登上了岸，就那么简单"。但是，在找到这个新大陆之前，他们在惊涛骇浪中要冒多大的风险！而我却拿了一个现成的。

三、"介入放射学"不仅仅是做穿刺活检，还有很多工作可以做

过了几天，王主任拿了一本国外的医学杂志，这是一期介入放射学的专刊，由澳大利亚两位医生主编的特刊，比较全面地介绍了介入放射。他让我全文翻译，我译完后给他，他修改后写了一篇综述，他称这为"手术放射学"。送交全国放射学会，作为参加 1981 年中华医学会第三届全国放射学术会议的交流论文。

通过这本杂志，我明白了介入放射学不仅仅是穿刺诊断，作为一门新的临床医学，在诊断基础上可做很多治疗，太吸引人了。于是，我下决心把自己的专业定在了"介入放射学"。

当我知道贵州医学院附属医院刘子

江教授又举办介入放射学的学习班，我就赶到贵州，学习班却已结束，第二天刘教授要到国外去参观交流，刘教授亲切地接待了我们，正好昆明又来了 3 位医生，于是我还是留下来学习了解剖，还观摩了许绍雄副教授如何做赛丁格（Seldinger）穿刺，还有几例颈动脉造影，知道在哪里买导管和穿刺针就回来了。

（李麟荪）

有道是万事开头难：从简单开始稳步前进

告别内外科，爱上介入科，诊断同时带治疗，一门绝好新医路
万事开头难，只要有决心，自信学了基本功，哪怕地狱我也下

从贵州学习回来以后，我就想开展工作，但有几样东西你是必须要熟悉的。

一、工欲善其事，必先利其器

穿刺针（图 160）比较简单。常用的穿刺针长 7cm，18G 的针管，内径为 1.06mm，外径为 1.22mm，所以是很细的。

导丝（图 161）必须买国外的，因为当时国内没有。常用的导丝直径为 0.035 英寸与 0.038 英寸，即外径分别约为 0.89mm 与 0.97mm，长度 1.5m 左右。但是里面结构还是很复杂的。

后来日本生产了一种塑料导丝（图 162），成了临床最常用的导丝。这是由一根超弹性合金丝作核芯，表面敷以亲水性复合物，这种导丝具有很好的扭控性和润滑性。

导管（图 163）也要买国外的，因为他们的质量好。国内的导管是用纯塑料组成的，中间没有钢丝网，就像路边挂电灯的水泥柱中间如果没有钢丝网，容易折断。万一折断了，导管远端就掉在血管内，成为异物难以取出。而进口的导管在塑料管的壁层内有钢丝网，不容易折断。常用的导管长度为 90～120cm，直径约 2mm。

导管的作用在于插入血管内做造影或治疗用，但是你知道怎么把它送到想

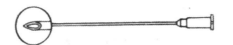

▲ 图 160 穿刺针

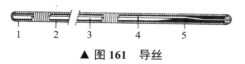

▲ 图 161 导丝

1. 导丝尾端；2. 由钢丝圈成的外表；3. 加强导丝芯；4. 安全导丝芯；5. 导丝头端

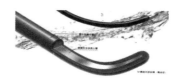

▲ 图 162 超滑导丝

107

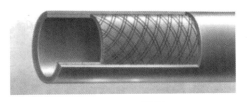

▲ 图 163　导管

要去的部位吗？比如你看下面这一张图（图 164），如何把导管送到对侧去？胖的人（图 164A）比较容易，瘦的人（图 164B）就很难了，这些关系到介入操作的基本方法，是有一定的技巧的。不过掌握基本知识也是很重要的，比如我们要熟悉各种类型的导管。

当初，我们凭着这几样东西，就开始做血管造影了。现在当然有了更多更好的器械，以后我们会给大家介绍的。

二、不怕牺牲健康，忘我艰苦创业

回来后我就开展了介入工作，当时我们的条件很差，只能在做胃肠造影的机器上做手术，做手术的时候，我们必须站在患者的身边。对一个患者来说，也许他只会接受一次放射线的伤害，而我们医生必须每次手术都要接受一次伤害。所以有许多医生不愿意做介入，也有医生做了一段时间的介入工作就放弃了。

我们介入行业里有一位早期开拓者李彦豪他曾宣誓般地喊出："我不下地狱，谁下？"这句非常有豪迈气概的誓言，代表着我们每一位介入医生献身事业的意志："为了患者，牺牲自己"。

当然，我们也应尽力保护自己。为了减少放射线的伤害，我们会在机器上挂一件防护服（图 165）。

三、掌握方法、熟悉解剖

手术时，患者平躺着，我们先用针穿刺到股动脉，通过穿刺针插入导丝，退出穿刺针，把导管套入导丝尾部，一点一点顺着导丝套入，到达穿刺口时，稍用力将它与导丝一起进入血管，这就进股动脉了，然后从股动脉插进去（图 166），向上（头侧）插入就到髂动脉，再向上一直可以到达主动脉，甚至到脑动脉。

早期，我们不知道导管怎么能够进入到血管分支，所以造影都是在主动脉做的，把对比剂打到主动脉内，然后对比剂跟着血流进到各个分支里。这时

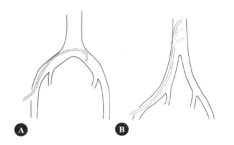

▲ 图 164　髂血管分叉角度大小不同

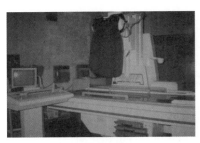

▲ 图 165　在胃肠造影机上做手术

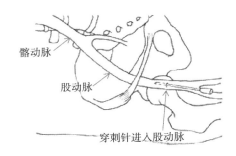

髂动脉

股动脉

穿刺针进入股动脉

▲ 图 166　导管从股动脉可以到达主动脉

我们能够从主动脉把导管插到它的分支（图 167），譬如支气管动脉、肾动脉等，在这些分支里造影称作选择性插管，因为我们是选择好的。如果要插到再下一级分支，就不那么容易，如肝动脉、胃十二指肠动脉，这叫超选择性插管。

在早期，我们只知道选择性插管，不懂得做超选择性的插管。那就比较简单，选一个弯的导管，根据解剖部位到那里去来回找，总是会有机会找到主动脉的分支，这是我从基本原理上体会到

的，因为当时没有老师教。恰好供应肺癌的血管是直接从主动脉发出的，大多数咯血的血管也是这一支，医学上叫支气管动脉，不是肺动脉。

所以，我先从支气管动脉插管治疗肺部疾病开始，当时一方面是为了治疗咯血患者。一般的咯血，内科治疗是很有经验的。但是如果咯血很凶猛，内科无法处理，我们可以帮他们用栓塞剂把出血的血管栓塞，咯血可以立刻停止，就像水管漏水，我们可以把它堵住。有一次是去扬州抢救一位严重咯血的患者，他们无法处理，就到我院呼吸科请求会诊，呼吸科李医生请我一起去，栓塞支气管动脉后（图 168），患者咯血立即停止。因为这是新的方法，当时还引起了一点儿轰动的效果。

如果在支气管动脉灌注抗癌药物，可以治疗肺癌。我们最成功的一例肺癌患者，在灌注抗癌药 3 个月后，患者的情况有了明显的好转（图 169）。

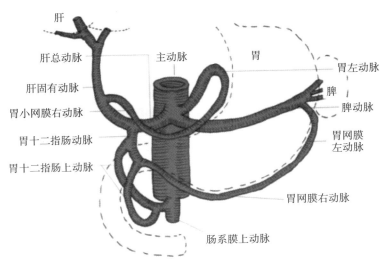

肝

肝总动脉　　　主动脉　　　胃

肝固有动脉

胃小网膜右动脉

胃十二指肠动脉

胃十二指肠上动脉

胃左动脉

脾

脾动脉

胃网膜左动脉

胃网膜右动脉

肠系膜上动脉

◀ 图 167　腹主动脉及其分支

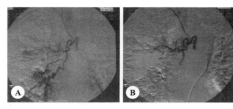

▲ 图 168 栓塞支气管动脉后，咯血立即停止

A. 栓塞前，右下肺支气管动脉出血；B. 栓塞后，血流中止

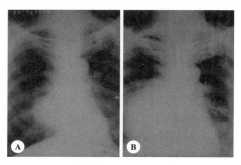

▲ 图 169 肺癌患者，灌注抗癌药 3 个月后明显好转

A. 治疗后肿瘤缩小；B. 对比治疗前肺癌明显好转

我们把论文发表在《中华医学杂志》[李麟荪选择性支气管动脉造影及药物灌注术 . 中华医学杂志，1986，66（4）：214.] 上，是当时最早的一篇论文。不过我们对这种方法治疗肺癌是有保留的，我们认为仅仅依靠每 2～4 周灌注一次药物是不可能把肺癌根治的，只能缩小一些，有利于外科手术切除。所以，我们认为动脉灌注化疗并不是肺癌治疗的首选方法，这几例都是因为患者不愿手术；或因病灶较大，手术有困难的病例。

我更赞成后来顾建平医生提出的"超选择性支气管动脉栓塞化疗治疗肺癌"。他们做了 221 例患者，有效率达 63.9%，1 年生存率为 77.8%，2 年生存率为 65.7%。不过我们还应该寻找更好的方法，来配合灌注栓塞治疗肺癌。

目前，在治疗肺癌的同时，我们已经把注意力用在开展新的治疗上了，如射频消融、微波消融、冷冻治疗、放射粒子治疗肺癌等，联合化疗栓塞，配合内外科治疗应该可以收到更好的临床效果，对于有些小病灶，可以起到与外科切除相媲美的根治效果。

（李麟荪）

艰难困苦地创业：打铁还需自身硬

我习惯：自学才能出真果，有道是老师只能领进门，修行还要靠自己

我坚信：没有白费的努力，机会只留给有准备的人，打铁还需自身硬

凭着我做外科医生的经验，插管很顺利，做了很多血管造影。有一次，小儿科主任姜新犹介绍一位血尿的患者给我做造影，他认为是肾脏的问题，我做了肾动脉的造影，没有见到异常，又做了（阻断了肾动脉）肾静脉造影，还是

没有看到异常。姜主任问我，什么道理，患者为什么血尿呢？这是我最想解决的问题，于是我拿着这个患者的片子与其他患者全身各部位的造影片去北京和上海好几家大医院讨教，但是他们门诊复片的医生都说他们还没有开展，这些片子看不懂。这时我明白，许多诊断与治疗要靠自己摸索，这让我体会到学习外语的重要性，因为国内文献确实找不到这些报道。

这时，泌尿科收了一位肾外伤患者，这个患者只有一个肾脏，而这一个肾脏受外伤了，破裂、出血，如果把这个肾脏拿掉，他就没有肾脏了，而不拿掉，他又出血不止。于是他们找了我，我给患者做了造影，有一支上极动脉血管在出血。我就用明胶海绵轻轻地把出血的这支血管栓塞，这样，出血止住了，等伤口长好后，明胶海绵也会被吸收，一个肾脏被完整地保留了下来。泌尿科主任尤国才老师从此对我非常信任，他说他会支持我的工作。

可惜，年代久了，这一张片子没有被保留下来，现在只能用一张肾上极肿瘤的片子（图 170）来说明当时怎么栓塞的。图片上这位患者也是一个孤立肾，这个孤立肾的上极长了肿瘤，我们通过弯头导丝，让导丝先进到肾脏上极动脉，然后让导管跟着它进到肾的上极，这样就可以仅仅栓塞肾的上极，而不影响肾的其他部位。

此后，我们做了更多的栓塞术，包括穿刺以后造成的出血（图 171）。

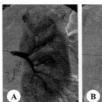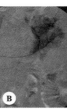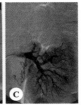

▲ 图 170　采用局部栓塞方法，栓塞肾上极供血动脉

A. 造影见上极肿瘤；B. 导管插到供血动脉；C. 栓塞后造影见局部血管中断

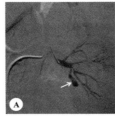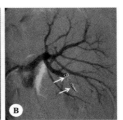

▲ 图 171　穿刺后出血经栓塞止血

A. 箭所指为出血灶；B. 箭所指为栓塞物（金属弹簧圈）

创业之初，有人支持，那是一辈子忘不了的贵人。在泌尿科主任尤国才老师的支持下，我打算开展经皮肾盂穿刺做泌尿系造影及造瘘术。我们知道，人体的废水是通过肾脏排泄的，肾脏通过输尿管将尿向下排泄到膀胱，然后从尿道排出。在这中间如果某一部分有狭窄或者梗阻（如结石、肿瘤、结核等），都会引起肾脏排泄受阻，于是肾脏中间贮尿的肾盂就会积水，如果我们能穿刺到肾盂就可以通过造影看到它的病变，通过插入导管把尿引流出来，就可以暂时解决排尿梗阻问题。

从外文书上我知道了如何去做：先从背部垂直插入一根细针（图 172A），

直接插到肾盂，但是我们不能在这里造瘘，因为要考虑到患者需要仰卧位睡觉的。在这里注入对比剂，可以帮助我们确定方向，然后从患者的侧后方找到最佳的部位，穿刺肾盂（图172B）。当细针进了肾盂后，可以拔去背上的那根细针。现在通过这根细针就可以插入导丝（图172C）。然后用扩张管通过导丝扩张通道（图172D至F），退出扩张管（图172G），通过导丝把引流管放到肾盂里面（图172H和I）退出导丝，固定引流管。医学上称肾造瘘，可以把潴留在肾盂里面排不出来的小便引流出来。虽然下面的梗阻并没有解决，但是我们先解决了患者排尿困难的问题，保护了肾功能。等到合适的时候，我们也可以把导管通过狭窄的部位直接放到膀胱，让小便顺流下去，患者就可以正常小便。

我成功地做了10例，写了一篇论文，便再也没有收到这样的患者了，后来知道是他们的年轻医师自己做了。

后来，他们另外一个泌尿科主治医生凤仪萍，从日本带回来一根球囊导管，约了一个小患者，到我们科来做肾动脉成形术。我已从外文书上知道，有些小孩肾动脉狭窄，引起高血压，可以用球囊导管把狭窄血管扩张开来，血压就会下来。但是我没有患者，也不可能让医院买导管。知道那天下午他们来做这个手术，我没有看过，所以很想过去学习。手术时，他们科的人几乎都到了，一位年轻的泌尿科大夫在做手术，当我进去的时候，发现他们不懂得赛丁格穿刺，多次穿刺不成功，两侧股动脉处都被穿得像馒头一样鼓起了两个大血肿，他们正尴尬得下不了台。这时候我说"让我来做吧"，他们在无奈之下，就让我上台了。按照常规手术穿刺股动脉，插入了导丝和导管，然后换上这根唯一的从国外带来的球囊导管，等我用对比剂把球囊膨胀起来，这时候每个人都像是指挥官一样，喊着"好"，指挥我把球囊导管退出。

那时候，我已经学会了冷静，如果我当时听了他们的话，球囊还是膨胀状态，如果拔出球囊导管的话，膨胀的球囊必然会把肾动脉的内膜撕裂，后果不堪设想。虽然我以前没有做过，也没有看过，但是，我知道书上说最好再扩张一次，于是我又扩张了一次，让狭窄

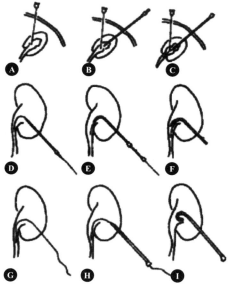

▲ 图172　柯柏穿刺术，患者俯卧位
A 至 C. 轴位相；D 至 I. 正位相

的肾动脉充分地扩张以后，抽出了造影剂让球囊缩瘪，然后慢慢退出了球囊导管。

这一例给我最大的启示是："打铁还需自身硬。"

我明白，虽然我没有做过，但如果我多看一些书，多掌握一些知识，我就可以做更多的不同的新手术。而且在读书的过程中我也享受了读书的快乐、获得知识的快乐。也许在读书的时候还用不上，但是一旦碰到要用的时候就胸有成竹。

我感恩大外科马允平老师，当初指导我的学习方法以及如何掌握三基本与外文。

（李麟荪）

护士是医生的姐妹：我们是合作伙伴

护士是"伟大女士"与"天使"，医生不能没有护士
护士也是医生的姐妹，优良环境需要医护患共同创建

一、老教授以"姐妹"称呼护士

1986 年，江苏省外办派我到澳大利亚墨尔本皇家医院去交流、学习，那是我第一次到国外去学习，一切都是那么的新鲜。

我穿着他们发的白大衣，挂着他们的工作证，近距离地观摩老教授做介入手术。突然听到教授喊了一声"sister"，于是进来了一位护士。我不知道他说的"希斯特"是什么意思，我以为是这位护士的名字。过了一段时间他又叫 sister，原来的那一位去享受"coffee time"（这是他们医生与护士每天上午、下午各一次工间休息、喝咖啡的时间）了，进来了另外一名护士，我奇怪，怎么这一位护士的名字也是"希斯特"。后来我才知道他叫的不是"希斯特"，而是 sister，这是西方医生对护士的尊称"姐妹"。

对于这一个称号我没有更多的研究，但是心中老是想着老外医生对护士的尊重。

我是 1962 年从事医疗工作的，我看到医院里的一些年长的护士，像脑外科的王淑贞护士长，待人谦逊，对工作极其负责。她的个子很小，但是为了不让患者得压疮，用尽了全身力气，定时为患者翻身，让我非常感动。

后来知道国际上有一个护士节，但是一直不感觉到它有什么特殊意义。直到有一天我认识到，没有护士，我的工作无法开展下去。

二、没有护士，牺牲了第一位患者

那是 20 世纪 80 年代初，我刚开始用介入放射方法治疗病人，科主任安排

两位年轻医生跟我学。当时许多规矩还没有建立，我与他们都是住院医生，没有上下级关系。我没有资格支配他们，工作中也没有规则。

有一天，儿科有一位8岁的患者从东北来，拟诊断为肾性高血压，要做血管造影。正巧，我不在医院，两个年轻医生以为造影很简单，就请麻醉师给小患者做了全麻，他们自己独立做起造影来了。其实当时我们没有球囊导管，就不应该随便给患者做有创检查，因为有创检查会有并发症。他们刚刚学习，我并没有让他们独立手术，照理他们不应该做。

后来知道，他们从右侧股动脉穿刺，插管时针管不在血管腔内，却把导管从血管的夹层里插进去，当他们感觉插管很困难，仍旧用力勉强地把导管插到了腹部水平，注入对比剂才发现错了，导管不在血管里，对比剂弥散在后腹壁。他们退出导管，再从左侧进去，做了造影（图173）。

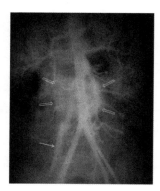

▲ 图173　主动脉造影图

实心箭示导管在血管外，空心箭所指为对比剂漏入腹膜后

上午造影结束后，由于我们没有护士，他们就让送患者来的两位儿科年轻医生看护那位小患者。这两位年轻医生不懂得需要看护什么，只是陪在患者边上聊天，一直到下午患者死亡才发现。晚上我从外地回来，知道医院派人到家里找我，我赶到太平间，做了腹部深处穿刺，抽到有积血，明确了死亡原因为手术引起的出血。

根据我12年的临床经验，我明白，事故是医生造成的，但是，如果当时有护士，护士懂得术后最基本的应该观察什么，什么叫生命体征，这一种出血应该可以及时发现，完全来得及抢救，患者不会死亡。

从这次意外事故之后，我坚持向院部要护士，医生没有护士是做不成事的，这是科学关系，于是后来，我们终于有了一名手术护士。

三、护士有多重要？请看南丁格尔

通过学习，我知道护士是如何产生的，护士的伟大作用在哪里。在他们的学术大会上，我说："妈妈的伟大在于平凡的生活之中，而护士是在平凡工作中体现伟大"（图174）。

因为有了护士，才建立起现代完整

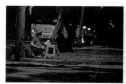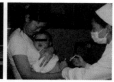

▲ 图174　妈妈的伟大与护士的伟大

的医疗体系。早在第一次克里米亚战争（1853—1856 年）中，战地医院没有护士，只有一些没有受过训练的护工，做些简单的清扫、清洁工作，这些护工缺乏爱伤观念，战地伤员死亡率高达 48%。

南丁格尔出生于英国上流社会，家庭十分富有。她天资聪慧，精通英、法、德、意四门语言，除古典文学外，还精于数学、自然科学、历史和哲学，擅长音乐与绘画，毕业于剑桥大学。她天性富有耐心和同情心，乐于帮助穷苦人摆脱困境，她主动克服家庭的阻挠，率领一批护士前往战地医院。

南丁格尔和护士们的到来，使战地伤员死亡率下降到 2%！这一成绩征服了医生，感动了伤员，轰动了世界。护士被尊称为"伟大女士"与"天使"，从此诞生了护理专业。

我的体会是：没有护士，医生做不成手术，他们是并肩作战的战友，只是分工不同，所以他们是兄弟与姐妹的关系。我终于理解老教授为什么称呼护士为"姐妹"。

南丁格尔的护理工作体现了科学与心理学的双重关怀。我们现在怎么能把治好病只认为是医生的功劳，而轻视护士的伟大作用呢？这是不公平的。

四、我们需要懂介入知识的护士

虽然后来我们有了介入手术护士，但是我们还是没有自己的病区，我们的患者来自于其他科室，手术后需要回到原来的病区，他们的护士不懂我们的专业，仍旧会出现意外。

那时，医院里有一个病区收了一位肝癌患者，让我们为他做介入治疗。从造影的片子上我们可以看到，肿瘤很大，由于肿瘤压迫，把血管都挤得扭曲变形了，可想而知，患者是很不舒服的。经过我们一次介入治疗以后，患者自觉症状有了明显改善，他要求做第二次，从第二次造影片子上可以看到血管已经伸展了，说明介入治疗后效果很好，肿瘤明显缩小了（图 175），我又给他做了第二次治疗。第二次介入治疗的 48 小时后，患者感觉到腹痛加重，有便意但无大小便，出现烦躁，这种症状最初出现的 12 小时，并没有得到病房医护人员的重视，直到患者心跳停止，医护人员才开始做心脏按压。我接到通知后，患者已经死亡。我又做了一次腹腔穿刺：有血。

显然，这位肝癌患者进行碘油栓塞后，肿瘤再次坏死、水肿、液化、体积突然增大，导致肿瘤破裂，患者疼痛加剧，开始时出血少量，沿着右侧结肠旁向下流至盆腔，腹痛也向下转移，同

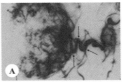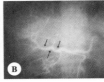

▲ 图 175 肝癌患者血管造影像（箭指为血管）

A. 第一次介入前肿瘤很大，圆球状，血管扭曲明显；B. 第二次介入前，肿瘤明显缩小，扭曲的血管已舒展

时刺激膀胱和结肠，使患者有刺激性便意，实际上并无大小便。随着出血量增多，心率加快，出现烦躁，却长时间没有得到正确的处理。出血量继续增多，患者血压降低，出现休克失代偿，神志逐渐淡漠，病区医护人员还以为患者安静了，没有想到患者已进入休克状态，直至死亡。这时再做心脏按压，牵动肝脏，出血更多。

如果医护人员能够耐心、细致地观察患者，早期发现和认识患者以上的表现，能够发现这是很典型的并发症（肝癌破裂出血）。如果能及早告知介入科医生，我们可以用多种方法处理，镇痛、镇定、避免烦躁、活动，及时给患者输血，最后还可以通过介入栓塞血管止血，完全可以免于死亡。结果本来疗效很好的病例，却意外地逝去。不应该呀！

由于管床医生不是介入医生，他们不懂得介入手术后可能的并发症，以至于丧失警惕了，失去了最后抢救的机会。

这是一次非常痛心的教训，我又一次请求："我们需要自己的病区，我们需要自己管理患者，我们需要我们自己的专业护士。"

后来，我们终于有了自己的病区，有了介入护士团队。我对他们抱有极大的希望。我们介入病房的护士要比其他病区的护士懂得更多的医学知识，因为我们病区的患者什么病都有，从头到脚，不像其他专科，有的专门管理肺部，有的管理头部，往往只是一个系统或者一个器官。所以，我呼吁大家爱护我们的护士，尊重我们的护士，她们是我们的姐妹。我不希望有人轻视我们的姐妹，可能有一天，你也会要我们的护士像妈妈一样照顾你。

五、我们有懂专业、重人性的护士

此后，我与护士们一起编写了《介入护理学》一书（图176）。

在这本书里，有很多关于护理学的知识，护理学是一门医学科学，也是一门心理学。

终于有一天，我突然接到妇产科老主任唐伟章的电话，他调到省卫生厅工作已经多年了，他似乎很激动地专门告诉我很简单的一件事。他说他正住在我们的介入病房，我以为他是要我关心他的病，但他说的却是："老李啊，你现在的护士工作态度怎么这样好的？以前的护士叫患者不叫名字，而是叫床号，你们的护士叫我老爷爷，听起来非常亲切。"我听了以后也很高兴，我说："我也不知道啊，真的吗？你感觉到舒

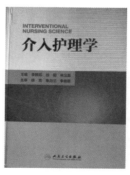

▲ 图176 《介入护理学》

适就好，有意见向我反映。"

我马上打了一个电话给我们的护士长王雪梅，我感谢护士长，感谢我们的姐妹，他们为我们介入科、也为我个人争得了面子，有这么一群姐妹，我无上荣幸。

王雪梅护士长是位有着 30 年护龄的 "老" 护士，做介入科的护士长有十几年了。她非常了解介入护理的发展和现状，知晓介入护理在国内外的发展历程。当谈到唐主任对介入护士们的赞扬时，她也很欣慰。她经常对年轻的护士说："护士要尊重自己的专业，要有爱心，细心，耐心；要有慎独精神，有护理学、心理学和社会学知识；要能把人性化关怀的理念用在日常工作的每个环节；爱护呵护所有患者，这是护士最基本的要求。同样重要的是：护士必须经历系统的学习培训过程，有非常完整的专业知识，并且有终生学习的热情和能力。"

多么希望我们的护士姐妹们在各个方面都表现得非常优秀，能更好地履行救死扶伤的神圣职责。

真的，如果你住在我们的病房，你会看到我们的护士，个个都是美丽、善良、亲切、博爱。

（李麟荪　王雪梅　冯英璞）

当我前列腺增生时：毫无悬念地做介入治疗

孔子说："己所不欲，勿施于人。"我想悄悄加一句："君欲施人，必也自爱"恰如今："以身试术，享受介入。"我内心直呼："呀！介入，介入，我爱你"

故事暂时讲到这里，我们应该讲讲自己了，如果我自己得病了，用不用介入方法来治疗？这是一个考验，自己到底是不是 "叶公好龙" 式的人物？

一、什么是前列腺增生，怎么治疗

那天，一个不好的消息传来，体检发现我的前列腺良性增生，不手术不行了。

这是怎么回事呢？原来前列腺增生也叫前列腺肥大，是老年男性的常见良性病变，与年龄有关，得这个病的人，30 岁以上占 8%，60 岁以上占 50%，70 岁以上占 75%，80 岁以上占 88%。

人的尿液是从肾脏产生的，通过输尿管流到膀胱，存到一定的量就通过尿道排出。

前列腺增生的原因尚不完全清楚，目前认为老龄和有功能的睾丸是发病的基础。正常男性上了年纪以后前列腺越长越大，就增生了。它增生本身倒是没有什么，问题就在于被它包围在中间的尿道受到了挤压，管腔变得很细（图 177），于是排尿就困难了。

前列腺增生后，排尿次数增加、小

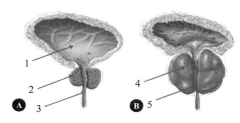

▲ 图177　A.正常前列腺，1为正常膀胱，2为正常大小的前列腺，3为正常尿道；B.增生的前列腺，尿道被挤得很细，4为增生的前列腺，5为被挤压变细的尿道

便急、排尿费力，尿流细、滴尿，夜里排尿次数增多。

当然可以用药治疗，但是用药物的不良反应可能会影响抗高血压药的作用和阴茎勃起功能（对年轻一些的人就不合适了）。手术治疗很彻底，但是手术创伤大、难度高，可能还会出现很多并发症。

外科现在用特殊的刀片削切治疗，他们把刀片从尿道插进去，通电后刀片就旋转，把狭窄处的尿道壁削切下来，使尿道内腔扩大。据说术后效果还不错，但是并发症也不少。我担心的是旋切以后的地方，瘢痕长起来以后，是否仍有可能引起尿道狭窄。

二、我的选择

泌尿外科医生建议做膀胱镜下的前列腺旋切手术，我没有接受。因为那段时间我正在宣传国际上最先进的介入治疗方法——动脉栓塞治疗前列腺增生，就是把供应前列腺的动脉用很小的颗粒把它堵死，前列腺没有血液营养，增生的前列腺就会萎缩，只要它萎缩变

小，就不再压迫尿道，也就没有症状了，病也就好了，也没有什么并发症。

问题是进一步检查后，我们科的医生认为我不适合做这个手术，因为我的前列腺明显突入膀胱，很可能栓塞成功后，症状没有改善，或可能增大部分退缩后，剩余部分塌下来盖住尿道口，引起排尿困难。我的膀胱已严重变形，明确诊断为神经性膀胱，按当时的理论并不适合于动脉栓塞治疗，即使手术成功也可能没有预期的效果。而消融术（激光、射频、微波、冷冻等，用极冷或极热来毁损组织的方法治疗）也是介入治疗，我能不能做消融治疗呢？我就向做这方面治疗的介入专家求治，但是山东的、天津的专家们都认为我不合适消融术。那怎么办？

我想，目前国际上动脉栓塞治疗前列腺增生的经验还不多，这些动脉栓塞治疗的禁忌证并没有被验证，只是人们的假想和推测，也许通过我的手术如证明有效了，就可以打破这一限制，就可以推翻这些禁忌证。或者，如果栓塞不成功，也可以证实这个禁忌证是成立的；退一步说，栓塞后再做其他治疗时，还可以减少术中出血，我为什么不先做介入治疗呢？

于是，我决定做动脉栓塞治疗。作为介入医生，我还想当一回介入患者，感受一下介入手术，也许，趁此机会还可以促使我们科把这一手术广泛地开展起来。

我请我们科里的年轻医生帮我做介入栓塞手术，可是他们说，之前没有做

过，不会做，要不先找几个患者做了以后，等有了经验再给我做。我批评了他们，这个理由虽然是出于对我的关爱，但我不能接受这种特殊化，对别的患者来说也是不公平的，为什么就不能把我当试验品，第一个拿我做尝试呢？非要拿别人做试验，这会让我自己觉得连做"医生"的人格都没有了。我说："你们不会做，我来教你们"。我就告诉他们怎么做，并且选了一位比较年轻的医生（我以前研究生的研究生）给我做。

三、我的体验

手术时我躺在手术台上，一点异常感觉都没有，非常平静。

回想起四十年前我作为外科医生，参加过前列腺摘除手术，先将腹部剖开，由于前列腺位置很深，只能用手指进去直接把它一点一点抠出来，我作为助手，忙不停地用吸引器把涌出来的血吸走，再把纱布塞进去压迫止血。因为患者都是老年人，出血多了，手术风险很大，死亡率较高。术后痛苦得很，要把填塞在里面止血的纱布，一天一块地抽出来。

现在可以由介入微创手术代替了，我深深感受到医学的进步，医生职业的伟大。

事后我知道，由于我的血管很扭曲，手术还是很有点难度的。虽然这样，手术还是很顺利，没有什么并发症，手术后我的病情很快就有好转。正巧，亚太地区介入学术大会召开，我在会上做了自我体验的报告，吸引了不少国际介入医生来听，赢得了一片掌声。

手术至今已经 8 年多了，现在我一点症状都没有。

如果真有来世，我还是愿意做医生，而且仍做一名介入医生，那时可能是完全无痛、在微微创的环境下将患者一个个治好。我也愿意再做一次患者，还是患有前列腺增生，不过，到那时，我还需要做栓塞治疗吗？可能有更好的方法——这就是人，人的追求永远不会满足，这也是促使社会进步、让世界变得更美好的原动力！

呀！介入，介入，我爱你。

（李麟荪　刘　圣　周春高）

下　篇
介入病例的"神操作"

第 6 章　肿瘤再难也能治

肿瘤，自己身上长的"肉"：却害着自己

事物发展的规律就是：如果原先的方法不能解决问题，
就必然会有新的方法产生，
之所以介入治疗肿瘤的方法能产生，就是适应这一规律而来的，
这让你不能不信

一、奇妙的人体

人体是怎么来的？至今还是个谜。

笔者没有机会去研究人类的起源，只知道人体的结构是很复杂、很奇妙的。比如说你的手被割破了，如果不是伤害到很大的血管，出血会自行停止，皮肤和皮肤下的肌肉会自己长起来，直到伤口愈合。这个重新长起来的肌肉和皮肤不会无限制的生长，它长得不多不少，正好与表面相平。你再仔细看一下：如果创伤小，表面长的是皮肤；如果创伤很大，就不是真正的皮肤，而是一个瘢痕，医学上称为结缔组织。是什么让它们这么神奇呢？我们也不知道，只能称之为人体的自身修复机制。

二、肿瘤是怎么回事

肿瘤就不是人类身体的好机制，而是破坏性机制。根据科学家的研究，这是细胞里面有一种基因发生了"突变"，它就无限制地增长。从一个细胞变成两个同样的细胞，两个变成四个，这是一种几何级数的增长，很快就变成一个团块。它并没有正常功能，却占了一个位置，影响了正常组织器官的功能，我们称它为占位性病变，其实就是肿瘤。

肿瘤分成两种，一种是良性的，一种是恶性的。良性的肿瘤自己生成一团，外面有一层膜包裹着，所以它不侵蚀到其他组织，也不转移。这就容易治疗，而且容易被彻底治愈；恶性的很麻烦，它往往不是自己抱成一团，而

是与周围没有明确的分界，会渗透侵蚀（播散）到周围的组织里面，这一种侵蚀的组织可能很微小、很散在，人们用眼睛看不到，对人更有害的是，它会脱落下来，随着血液或者淋巴液漂得很远，在那里种植、生根、发芽继续生长，这就叫远处转移，所发病变为转移灶，转移灶可能有多处，生长的大小不一。为了彻底治病，医生就要努力找原发灶。

由于恶性肿瘤的无限制生长，破坏了原来的组织结构，危及生命，这是人类的大敌。

三、如何制服这个人类的大敌

内科医生和外科医生都尽了最大的努力，到现在还是没能解决。如果内科重拳出击加大用药量，增加治疗的疗程，那么它的代价是不良反应越来越大，人的抵抗力也越来越差；如果外科切除手术范围越来越广，试图从根治到超根治切除，把它挖干净，则对人体的伤害也会增大，许多器官和组织会受到伤害。肿瘤经过治疗后，通常都是用 3 年或者 5 年生存率来表示治疗的效果，这对于患者来讲，结果不尽理想。

这种情况就给介入放射学创造了机会，因为介入是一种创伤轻、疗效好、可以反复多次治疗，又与内、外科治疗不冲突的方法。

根据肿瘤药物治疗的理论，如果要让同一种药对肿瘤发挥作用的话，有两个重要的决定因素：一是药物的浓度，单位时间用药浓度越高效果越好；二是药物与肿瘤接触的时间，接触时间越长越好。问题是内科用药主要是静脉注射，静脉注射药物首先不是到肿瘤里面，而是通过全身循环再进入到肿瘤里，这样与肿瘤接触的药物浓度就会稀释，如果想提高药物的浓度，就会损害身体的其他脏器。更糟糕的是，很大一部分药物进入到肝脏与肾脏，会被肝脏破坏或被肾脏排泄，不仅如此，还会损害肝肾功能。

介入的方法是通过导管将药物直接注入肿瘤的供血动脉（供应营养到肿瘤的血管）里面，把高浓度的药直接注入肿瘤里面。而这个导管可以保留使用 24 小时或多天，甚至可以埋植导管药盒保留数年。

介入的另一个方法——栓塞治疗，效果更好。栓塞是通过导管将微小的颗粒注入肿瘤血管内，深入到肿瘤内部，将血管堵死，使肿瘤没有营养和氧气，肿瘤也就会被"饿死、闷死"。

以上就是通过血管途径的介入治疗肿瘤的方法与原理。

我们还可以通过非血管直接穿刺的消融方法治疗肿瘤，甚至两者结合参与到治癌大军中去，并取得了明显的效果。

（李麟荪）

肝癌的介入治疗：经血管途径起步

中国以治瘤为主发展介入，不仅因为中国肿瘤患者多，也因为肿瘤确实难治
正因为介入的效果很明显，让中国的介入很快站住脚，天助我还是我确实灵

一、万事开头难，就怕你敢闯

20世纪80年代早期，我们开始用介入方法治疗肝癌，起初面临着三大问题。第一是没有人相信我们，我们没有患者；第二是肝动脉插管很困难，如何能把导管插到肝动脉里去？又能避开其他血管，不影响其他脏器；第三是用什么东西去堵塞肝动脉，不让它对肿瘤供血？

于是我就努力找资料学习，那时候国内的相关书籍很少，只能从国外的杂志上去找。好在国内林贵教授介绍了一种方法，用的是抗癌药物，通过导管灌注到肝动脉里，再把明胶海绵剪成很小很小的碎块，注射到肿瘤动脉里，把肿瘤的血管堵死，希望能使肿瘤缺血而"饿死"。

这个方法最大的缺点是透视下看不清楚明胶海绵。正在这时，江苏省肿瘤医院的钱云铉主任（原来在我们医院工作的一位非常好的老师）通过陈世晞医生（当时在我科培训，与我一起上台做手术）告诉我可以用碘油栓塞。我立即查阅国外文献，查到这是日本医生率先使用的方法。它的优点很多：碘油可以混合化疗药物一起注入；透视下可以看得很清楚；它会在异常的肝癌组织里停留，显示出一般造影看不到的小肿瘤，从而有利于诊断；同时还可以起到对肿瘤血管的栓塞作用，可以用它来治疗肿瘤。

于是我们就采用了这一方法，将碘油与作为抗癌药的多柔比星混合后注入肝肿瘤内，由于碘油潴留在肿瘤动脉里面，挡住了肝动脉的血流供应，让肿瘤细胞没有营养而"饿死"，起到了良好的治疗效果。我的一位研究生后来就专门研究这个课题，认为目前介入界所谓的碘油乳剂，实际上只是混悬液，要真正做成乳剂，可以加一种催化剂，但是乳剂太稠，无法使用。

二、机会不负有心人

说来也巧，我们科的一位护士知道我会做肝癌的介入治疗，就给我介绍了一位患者，他是郑州市委的领导干部，当时住在我们医院的干部病房，他的肿瘤比较大，不适合外科手术。好在只有一个团块，包裹得很完整，没有扩散到周围组织，这对我们的介入治疗是非常有利的。我就把导管插在肿瘤里面，用碘油加明胶海绵栓塞治疗，把肝癌的供血动脉堵得很死（图178），果然，治疗后各项肿瘤指标都下降，肿瘤缩小，说明效果很好。患者后来出院回郑州

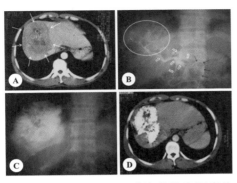

▲ 图 178　用碘油加明胶海绵栓塞肝癌的介入治疗

A. CT 片见肝癌（箭指处）；B. 圆圈内为肝癌，黑箭所指为导管，造影可见肝动脉的许多分支，必须避开；C. 栓塞后透视见碘油聚集在一起；D. 碘油栓塞后 CT 所见

了，这一病例让大家都感到很惊奇，大家开始相信我们了，我的患者就开始增多了。

这时，郑州一个大厂的党委书记也患有肝癌，经这位领导干部介绍，请我到郑州去为他做治疗。可惜并不是所有的肿瘤都像上面那位患者的那个肿瘤一样呈包裹型的，他是弥散型的，肿瘤边缘不清楚，而且还是多发性的，更不利的条件是肝癌长在左叶，门静脉已有转移，治疗效果就没有前一位患者这样理想。不过，应该说治疗后还是有所好转的，延长了患者的生命。这两个病例让我深深明白，肝癌的治疗效果与肝癌的类型相关，而且我们也要注意到在治疗肝癌的同时，要保护好患者的正常肝脏组织，以维护肝脏的正常功能。

这时我们医院内科一位女医生，她的父亲得了肝癌，而且是弥散型的多个病灶，他主动找我给他治疗。他知道自己的状况不是很乐观，介入治疗再好，也可能会损伤正常的肝脏组织。所以他对我的要求不高，只希望能看到他怀孕的女儿平安地生下一个健康的宝宝，他就满足了。按当时的预估，肝癌明确诊断后，只有 3 个月多一点的生存期，而他的全身情况更差，预后很不乐观。所以我的担子不轻啊，既要治肝癌，又不能伤害肝功能，我用最大的努力插管到位，局部少量用药，适量的栓塞，尽量不伤害肝脏的功能。

没想到几个月后，他一向健康的夫人发现了结肠肿瘤，遗憾去世，这对他的打击非常之大。而他自己又做了两次介入治疗，以无比坚强的意志继续活着。终于，他等到了外孙女的出生，产科以特别照顾的方式，让他隔着产房的玻璃窗看到了刚刚出生的外孙女，接着又以非常愉快的心情迎来了外孙女的满月，他终于安心了。在外孙女 100 天的庆祝宴席上，抱着可爱又活泼的小宝宝，他满足了，潇洒地抛开一切，让生命自然地告别人间。

这是对我又一次的鼓励，让我更加充满了信心，进一步研究肝癌的介入治疗。

三、提高介入治疗的效果

后来，又有人在这个治疗的基础上，用碘油栓塞后再加明胶海绵栓塞肝动脉，称为"三明治"疗法，但我并不欣赏这个"三明治"，因为我认为介入治疗，不可能一次栓塞就能彻底治疗好，必须适量多次治疗。如果使用明胶海绵把血管堵死，下一次再治疗就很困难，局部给药没有入路了。我让我的另外一个研究生研究用酒精的方法治疗肝癌，显示出良好的效果。

这与"三明治"疗法在学术上属于不同见解，在客观调查之前，很难说清楚谁对谁错。但是我很赞同广东罗鹏飞主任的意见，他提出致密栓塞，把肿瘤的供血动脉密密实实地栓塞，彻底阻断肿瘤的血供，才是最好的治疗。我们虽然没有写论文，但是已采取了同样的方法，而且对于合适的患者，我们还加用酒精注射，彻底杀灭肿瘤细胞。

这时，我的一个朋友，因长期乙型肝炎，肝功能很差，发展为肝癌。经过我的致密栓塞，又用无水乙醇注射治疗（图179），其肝功能保持了较好的状态。

我告诉他肿瘤已经治疗得很彻底，这样很好了，千万别手术。但是患者最

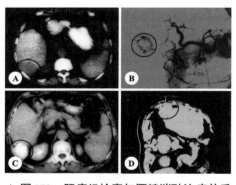

▲ 图179　肝癌经栓塞与酒精消融治疗前后
A. CT 片见肝癌（黑色圆圈中的深色部分）；B. 血管造影证实为肝癌（黑色圆圈中）；C. 致密栓塞后碘油沉淀（黑色圆圈中的白色部分）；D. 细针穿刺，注入酒精（黑色圆圈中）

终还是做了手术切除。然而，他再也没有能坐起来，也没有正常出院。可能是他后悔了，也可能是不好意思见我，手术前后都没有告诉我，直到他离世以后，他的家属告诉了我。我失去了一位朋友，却得到了一份证据：我们的治疗是成功的，手术后病理报告没有发现存活的癌细胞。

四、介入治疗也可以超过手术治疗的效果

如果你仔细看图178C 的片子，会发现它的上方似乎没有下方的白，为什么呢？是不是还缺少了一点碘油？是的。当初我们认为血管的近端都堵塞了，远端肯定是更加堵塞了。通过学术会议的互相交流启发，知道可能还有其他血管参与了供血。因此，我们以后对缺失的那一部分，进行认真的搜寻，果然发现有些患者确实是有另外的血管供血。

下面这位患者，其肿瘤的供血动脉就有两条（图180）：肝动脉和膈下动脉。

事实上，还有很多血管都可能进入到肿瘤里面，参与供血。所以，我们必须认真观察每一例的造影表现，观察肿瘤的栓塞是不是完全，如果不完全就应该认真地查找，当然这很费力，很费时间。做好一个手术是不容易的，我们做到这样，仍旧对自己的手术结果有不满意的地方。我们希望看到的都能像上面展示的患者那样，手术以后能够彻底地灭活肿瘤细胞。

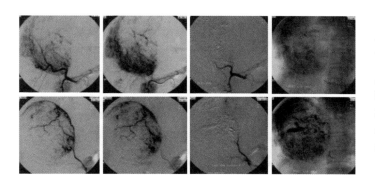

◀ **图 180　肝动脉和膈下动脉供血给肿瘤**
上排为肝动脉供血，下排为膈下动脉供血，从左向右为栓塞前到栓塞后的造影表现，右下图显示栓塞很完整

于是有人提出用煮沸的热碘油来栓塞，我觉得这是一个好主意。物理性的杀灭肿瘤比化学性的效果直接，对全身影响更小，于是我们也做了尝试（图 181）。

这一病例在两个月以后做了手术切除。从标本上观察没有存活的肿瘤细胞。说明效果非常好。

江苏省某一省医院的工会主席得了肝癌，因为肿瘤比较大，所以他不愿意做外科手术，吃了中药，结果发生了肝功能损伤。肝功能恢复后，他找我做介入治疗，从 CT 上看，他是一个包裹性的肿瘤，非常适合做碘油栓塞。

我把导管插得很深，插在肿瘤里面，碘油加热到沸腾后注入，肿瘤由两支血管供血，就分别把它们栓塞了（图 182）。术后 CT 明确，栓塞得非常彻底，肿瘤指标下降到正常（图 183）。

一个半月以后，他要求我再给他做一次治疗，但发现肿瘤血管完全堵死，

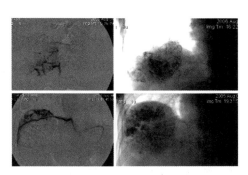

▲ **图 182　两支血管为肿瘤供血，分别被完全栓塞（2006 年）**

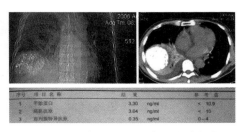

▲ **图 183　栓塞得非常彻底，肿瘤指标下降到正常**

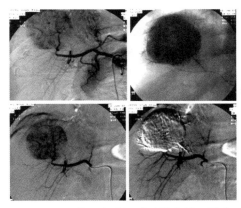

▲ **图 181　热（煮沸）碘油栓塞杀灭肿瘤**

不需要再治疗了，我告诉他以后每年复查一次就可以了。

他按照我的意见每年都做CT复查，连续查了5年，肝脏始终保持"正常"，所以他不再来找我了。如果他找我，我会给他做血管造影，因为后来我看到原来的病灶里面的碘油绝大部分已经被清除了，所以我会给他再做一次栓塞。并且要求他坚持每年一次进行CT检查。

但这时候，他却越来越相信有些人的说法，认为他本来就不是肿瘤，如果是肿瘤的话，怎么一次介入治疗就能活那么久呢？于是第6年开始，他就不再复查了，直到第11年，他感到肝区不适，做了检查，这一次明确肿瘤"复发"了。

但是我看片子发现，这次"复发"不能称为复发，而是重新长出一个新的肿瘤。因为他的肝脏基础本来就不好，完全可能在原来"正常"的肝脏上新发生一个病灶。如果发现得早，肿瘤比较小，治疗仍旧会有效果。但是他放松了警惕，以至肿瘤已长到不能再治疗的地步。

又一次听到一个患者的家属说"后悔"。这一次他再找我治疗，我也没有办法了。这一例给我触动很大：如果我们没有把病治好，就会有人说介入治疗效果不好；而当我们把病治好了，就有人否认原来的诊断和治疗，认为我们"误诊误治"了。这情何以堪？

我们从20世纪80年代初开始探索，到那时候已经是2011年。30年的时间，并非我们不努力，而是人们还是不了解介入治疗，还没有充分信任我们。

但是，介入人是很争气的，我们不满足于现状，继续研究开发新的疗法，于是又有了新的介入方法，在化学治疗后物理消融治疗：微波、射频、冷冻、纳米刀登场了。

要问消融治疗怎么样，请听下回分解。

（李麟荪　施海彬）

肿瘤的介入治疗：非血管途径建奇功

介入医学有了越来越多、越来越好的方法来治疗肿瘤，
充分显示新生事物的强大
而且它的损伤轻、效果好，尤其是对小肿瘤，
比大创伤的外科手术更受人们欢迎

动物实验结果表明，当组织温度超过70℃时，组织细胞就会发生不可逆性的损伤。

早在1908年，就有人用电灼法治疗膀胱肿瘤，1980年开始发展射频技术，用于全身各部位肿瘤的治疗，结果

令人鼓舞。早期肝、肺肿瘤采用消融治疗，5 年生存率略高于外科手术切除，或与外科手术切除持平。

一、射频消融

射频消融治疗实体肿瘤的原理是将射频电极针穿刺到肿瘤组织中，在 375～500kHz 的高频交变电流作用下，肿瘤组织内的离子振动相互摩擦、碰撞而产生热生物学效应，局部温度可达 50～110℃，就会引起肿瘤细胞凝固性坏死。

二、微波消融

与家庭的微波炉一样，在微波电磁场的作用下，肿瘤组织内的水分子、蛋白质分子等极性分子产生极高速振动，造成分子之间的相互碰撞、相互摩擦，在短时间内产生高达 60～150℃的高温，从而导致细胞凝固性坏死。微波消融的优点是：组织穿透力强、无须直接电接触，加热消融时间短，在瘤内高温持续时间长，消融肿瘤体积大，消融时间短，手术治疗次数少，疗效确切，安全性好。因其有彻底的肿瘤消融范围和速度，所以越来越多地用于肝、肺、肾、骨、乳腺等部位肿瘤的治疗。近年来，在肺内的应用明显增多。

三、冷冻消融

冷冻消融（俗称氩 - 氦刀）是通过高压氩气使病变组织冷却至零下 140℃，组织冷冻成为冰球。然后让局部组织从零下 140℃迅速上升至零上 20～40℃。通过这种温度急剧的变化导致局部蛋白质变性，细胞内外渗透压改变和"结冰"效应造成细胞裂解，达到治疗肿瘤的目的。冷冻消融可用于肾、肝、肺、骨、乳腺和前列腺等肿瘤的治疗。

上述消融治疗可以作为拒绝手术或高龄体弱、有明显心血管疾患、心肺功能低下和（或）并发症而不能耐受手术切除的淋巴结阴性患者的治疗选择。

消融作为一种局部微创治疗手段，已显示出良好的疗效和安全性，日益受到重视（图 184）。

四、纳米刀

所谓纳米刀，不是真正有一把刀在切割，而是一种肿瘤局部治疗手段，通过插入电极，外加特定强度与宽度的电脉冲后，就像有一把纳米数量级别（很

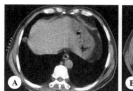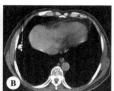
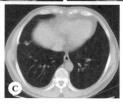

▲ 图 184　患者男性，原发性肝癌右下肺单发转移

A. 右肺转移病灶位于右侧肋骨内缘；B. 微波针从前胸壁垂直穿刺，通过正常肺组织，到达病灶处；C. 微波消融后 8 个月，病灶明显萎缩

小很小）的刀，把细胞膜切开或打孔，致细胞膜破裂毁损，细胞内的平衡失调，使细胞死亡。这个设备是不依赖热源的新型消融仪，人们利用这一技术治疗肿瘤，故俗称纳米刀。

它在使用时需要相隔15mm间距插入两个电极，距离过大则无效。当电压增强的时候，细胞膜开始变化。电压较低的时候，细胞膜部分破裂，细胞膜仍处于可以逆转的状态，电压继续增强，细胞膜破裂明显，处于不可逆转状态，在医学上就可以达到治疗的目的。

它的优点在于：仅仅作用于实质细胞（肝脏、肾脏、胰腺等）的细胞膜，所以可以破坏肿瘤细胞，而对于这些细胞间的其他组织（如血管、胆管、胰管等）不会起破坏作用，这一点正是我们所需要的，这就是它比其他消融方法更好的原因。

笔者之一曾特地去澳洲参观了汤姆逊（Thomson）教授做的纳米刀手术（图185）。

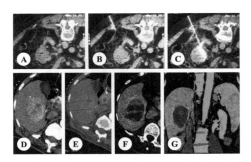

▲ 图185　汤姆逊教授采用纳米刀治疗患者
A 至 C. 肾癌纳米刀治疗术中；D 至 G. 肝癌纳米刀治疗前后的 CT 图像

纳米刀治疗的边界非常清晰，达到细胞级别的精确度。它能够避开敏感组织，因为没有温度变化所引起的不良反应，所以血管、胆管、输尿管等都不会受伤。此外，研究还推断出能够启动免疫作用来帮助清除消融后的残余组织的远隔效应，也称为"隔山打牛"。

手术结果显示，这种方法可用于肝癌、脑肿瘤、乳腺癌、肺癌、胰腺癌和肾癌等，是很值得推广的新治疗方法。

（张　晋　尹国文　李麟荪）

小苏打治疗肿瘤：改变它的生长环境

临床上，在发现问题和解决问题的实践中造福患者
科研上，在勇敢探索和善于探索的创新中开拓进取

一、肿瘤也在对抗化疗栓塞术

根据肿瘤生长的原理，它依赖于肿瘤血管提供营养，于是有人想：肿瘤不是想吸收营养吗？给肿瘤喂点"毒药"行吗？是的，这已经在做了——化疗药物，毒死肿瘤；阻断肿瘤的血液供应，让肿瘤缺乏营养达到"饿死"肿瘤的目的，这一点也在做；介入栓塞术就是希望通过"毒死"和"饿死"肿瘤的双重

作用来达到消灭肿瘤的目的。

理想很美丽，现实却是这么骨感。肿瘤很难被完全"毒死"和"饿死"。研究发现，肿瘤血管被介入方法栓塞后，肿瘤会产生新生血管，一旦新生血管形成，肿瘤就又有了活路，一般只需要 7～9 天。那么肝癌在化疗栓塞后，能否在 7 天内歼灭肿瘤呢？回答是令人悲观的。对大多数患者来说，无论我们如何将化疗栓塞术做到尽善尽美的精准，把肝癌围得如何水泄不通，总有一些肿瘤细胞能坚强地残存下来。正因为肿瘤的新生血管形成，最终让战局变得不可收拾。

化疗栓塞术虽然有些疗效，但是仍被定性为姑息性治疗。何为姑息性治疗？这是针对根治性治疗而言，即无法做到对疾病根治痊愈，只能以延长生命、改善生活质量为目的，换句话说，这座城堡（肿瘤）我们是攻不下来的，我们只能控制，"与瘤共舞"，一旦患者体质差了，肿瘤反攻，其结局可想而知！

二、肝癌细胞为什么会这么顽强

肝癌毒不死！饿不死！难道它们有"防护罩"能够抵抗化疗栓塞术的进攻？

2012 年，浙江大学肿瘤研究所胡汛教授发现肿瘤细胞真有"防护罩"，这就是肝癌细胞生长的环境——乳酸。如果有乳酸这层"防护罩"，肿瘤细胞就能够在"缺粮"的情况下进入"节俭

模式"。简单地说，就是肝癌细胞在化疗栓塞的围攻下能够省吃俭用，原来一日吃三顿，现在三天吃一顿，艰苦地生存下来；当完全"断粮"时，肿瘤细胞还能依靠乳酸这个"防护罩"进入"休眠模式"。这肿瘤就像人一样，在断粮的情况下减少活动，休眠了，减少消耗自身的能量！脂肪被消耗了，肌肉来顶替，哪怕饿成皮包骨，连枪都抬不起，最终等到援兵的到来，又活过来了。结果在这场战争中，坚守下来获得最终胜利的往往是肝癌细胞，而不是我们！

同时，胡汛教授的研究还具体地告诉我们，肿瘤细胞有了乳酸这层"防护罩"，可以在"缺粮"或"断粮"的情况下生存 30～60 天。但是，如果肿瘤细胞没有乳酸这层"防护罩"，它不但不能进入"节俭模式"和"休眠模式"，还会大幅地消耗存粮，这样在"缺粮"或"断粮"的情况下只能生存 3 天。胡汛教授的研究告诉我们这座城堡可以攻下啦！我们只要破掉乳酸这层"防护罩"，就能攻下肝癌这座城堡，奇迹是可能发生的！

三、找到肿瘤生长规律，治癌有望了

看到这里，大家应该知道肿瘤的"软肋"在哪里了吧？那么如何破掉乳酸这层"防护罩"呢？简单！用小苏打（碳酸氢钠）！为什么呢？酸碱中和！

于是，浙江大学医学院第二医院晁明教授带领临床团队正是根据这一原理，与胡汛教授联手首创靶向肿瘤内

乳酸的动脉化疗栓塞术（TILA-TACE）（请大家记住这种术式的名字，以省篇幅），即在肝癌常规动脉化疗栓塞术中，将碳酸氢钠精准地注入肿瘤滋养动脉，并充分断流闭塞肿瘤滋养动脉，碳酸氢钠中和肿瘤内乳酸，破坏上述肿瘤细胞的"防护罩"，在新的肿瘤滋养动脉形成之前，TILA-TACE便可快速有效地杀死肿瘤，造成肿瘤栓塞区域的大面积坏死，大量消灭或全歼敌方有生力量，从而攻下肝癌这座城堡。

靠谱的理论，简单的原理，还有真实可信的临床数据，我想你对于前面的问题，"小苏打治肿瘤"是否靠谱？TILA-TACE是否靠谱？应该有自己的答案了吧！

有人会说，TILA-TACE只是在原方案中加点佐料（小苏打）而已，没那么神奇吧！我想说的是，这是科学研究的成果，不是随便加一点什么。为什么晁明教授团队加小苏打而不是加盐酸？这是胡汛教授的研究成果，这是从基本理论上推导出来的。小苏打（碳酸氢钠）是微不足道，但在肿瘤治疗中，它决定着肿瘤有无"防护罩"的功能，决定着肿瘤的生和死，就像《星球大战》中宇宙飞船的防护罩一样，所以小苏打不是佐料，它不仅提高了肝癌介入的疗效，更重要的是，它将改变大家的观念——从肿瘤生长的环境中去研究肿瘤。

可以预计，TILA-TACE将不再是姑息性治疗，有可能创造出中国方案的巨块型肝癌根治性的奇迹。虽然笔者不敢如此的肯定，我们还是需要更进一步

的研究，作为参与者，我可以给大家看一些具体病例。从2016年10月8日至2016年12月14日短短2个月间，诸多肝癌患者经过TILA-TACE治疗后，基本处于肿瘤痊愈状态，高质量生存已超过5年时间，这不是靠"撞大运"能够解释的事件。

我们用事实说话。

病例1：浙江舟山，阮某，男性，53岁，2016年9月发现巨块型肝癌（134mm×94mm×156mm），2016年10月17日起做了2次TILA-TACE治疗，以及1次门静脉癌栓治疗后（图186），未经其他治疗，随访至今，已生存71个月。

病例2：四川甘州，周某，男性，70岁，2016年8月发现右肝巨块型肝癌（118mm×119mm×120mm），2016年11月28日首次行肝癌TILA-TACE治疗，一年内经4次肝癌TILA-TACE治疗（图187），之后定期在四川华西医院复诊，未见明确肿瘤复发，已生存72个月。

病例3：云南文山，余某，男性，68岁，2016年9月发现左肝巨块型肝癌（64mm×70mm×60mm）伴门静脉

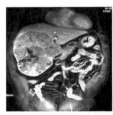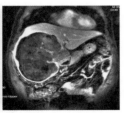

▲ 图186 巨块型肝癌 TILA-TACE 治疗前后（46天）比较

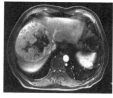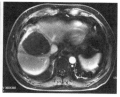

▲ 图 187　术前与术后 **12** 个月对比，影像学上肿瘤已痊愈

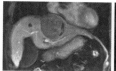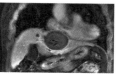

▲ 图 188　术前与治疗后 **2** 个月影像学复查

P$_3$ 段癌栓及右肝癌子病灶，2016 年 10 月 31 日行首次肝癌 TILA-TACE 治疗。经 2 次 TILA-TACE 及门静脉 P$_3$ 段癌栓放射性粒子植入治疗后 2 个月复发（图 188），后期于当地医院复诊，未见明确肿瘤复发，已生存 71 个月。

病例 4：浙江余姚，熊某某，男性，80 岁，2016 年 10 月发现右肝巨块型肝癌（129mm × 83mm × 117mm）伴肝内多发癌症子病灶，2016 年 10 月 8 日行首次肝癌 TILA-TACE 治疗，患者

经 1 次肝癌 TILA-TACE 治疗后 3 个月复诊（图 189），随访至 2019 年 4 月后，患者出现肝内局部多处复发，再次经肝癌 TILA-TACE 及放射性粒子综合治疗后评估为痊愈，目前已生存 70 个月。

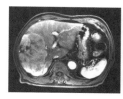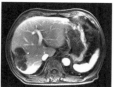

▲ 图 189　术前及术后 **3** 个月的影像

（伍建军）

医生，医生，我想吃：但是水也咽不下

医学在解决患者痛苦中不断进步和改写历史
中国介入治疗借鉴国际先进经验而快速发展

一、一位善良的韩国医生

在一次国际会议宴会前的鸡尾酒会上，大家拿着酒杯，在酒会上随意走动，找自己的新老朋友交流或聊天，这是国际上的一种交谊方式，往往可以看到三五成群的人在那里说笑。我是第一次参加这种活动，虽然感到很新鲜，也

很自由，但是，我没有熟悉的外国朋友，而且我的英语口语也不够好，跟人打交道的时候能说些什么呢？正在发愁的时候，看到一位（长得像）东方人，在向我打招呼。有人主动向我打招呼，我当然很高兴，我就迎了上去。他用英文问我是不是从中国来的，我说是的。然后他问我有没有兴趣到韩国他们的医

院去参观，我当然说我很高兴，如果有机会的话，我不得不补充这一句话。于是他说他想邀请我到他们医院去，这一下搞得我很窘迫，我怎么可能去呢？首先是没有钱。我就说："呃，等我回去申请经费吧。"他却说他可以承担我所有的费用。这当然是绝对好的机会了，心里想着什么叫所有的费用？首先是飞机票很贵，再说在国外住宿也很贵，我先答应了再说。我们就交换了名片，留下了地址。我不知道这些话是真的还是假的，不是常常会有人提醒这么一句话："没有免费的午餐"吗？真的要我负担很多费用的话，那这个午餐我就不吃吧。

没有想到回国后不久就接到了他的邀请函。原来他是国际上研究食管支架很著名的专家——宋昊永教授。1993年罗许请我去美国的时候，他也去了。他报告的题目是《食管与气管、支气管支架104例的经验》。我想我去访问是值得的，不是为了玩，而是可以学到一些这方面的知识。何况他提供了所有的费用，包括飞机票和食宿，他还表示了他会在飞机场接我。于是我的申请很快就得到批准了，办了出国手续，买了飞机票就去了。

我到了韩国首尔（当时称汉城）的峨山医院，第一次见到有这么大的医院，旁边还有一栋楼是专门做研究的，宋教授的研究室就在那个楼里。他对我的到来非常热情，把我介绍给他们介入科室的主要人物。

虽然宋教授比我年轻，但是他对

我这次去是有要求的，而且他很严肃地告诉我（这是一种文化：待人尊重和客气，对事却很严肃、认真），要我能够掌握他的食管支架生产的全过程，要求我回国以后，能够生产。接着，他说："你生产支架以后，一定要以最低的价格卖给中国的患者，因为现在你们的人民并不富裕。"这让我非常感动，我就问了一句，那这是你的专利呀！他说没有关系，你尽管生产，我不会追究。真的让我非常感动，什么叫国际主义？以前知道有一位白求恩大夫，但是我没有见过。现在这位宋昊永教授，他亲口给我说的，我真的很敬佩他。他一点也没有要我对韩国、对他们的医院或者他个人做点什么（除了让我做了一次学术报告）。我想我必须认真地学习，不是为了我个人，我要对得起这位陌生的韩国大夫和我国的患者。

过了两天我们熟悉了，我问他，你名字中这个"昊"字是什么意思？他说这是一种空间的概念，非常广阔无边的意思。我知道这个永字是时间的概念，无限长久的意义。这完全是中国人的传统，而且那时候，在他们的办公室门上都用汉字写着他们的名字。

二、他带我进入到介入器械的生产与研究领域

于是我开始了解食管支架的研究与生产过程，在系统学习以后，我知道宋教授在这方面做出过杰出的贡献。

很早以前，食管癌患者吃东西有困难，食物被肿瘤挡住了，咽不下去，人

不吃东西是要活活地饿死的，善良的宋教授思索着：如何让他们能把东西咽下去。1821 年有人开创用探子扩张，随后，不同学者采用不同材料（从塑料到硬质橡胶和金属）制成不同形状的探子（图 190）用来扩张狭窄的食管。

London 等于 1978 年用球囊导管治疗食管狭窄取得成功，虽然只有两例，但作者提出，对于严重狭窄、长段狭窄或不规则狭窄者可用球囊扩张，他指出传统方法探子的扩张是纵向用力，这个方法的优点是很简便，但是缺点是会造成食管表面的黏膜擦伤。如果用球囊扩张的方法则是横向扩张（图 191），黏膜损伤机会比较少，主要是撕裂瘢痕或推挤肿瘤，所以扩张狭窄的效果更好，也更持久。他的这一理论是符合道理的，也推动了这一方法的发展。

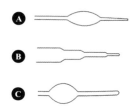

▲ 图 190　不同形状与材料的探子

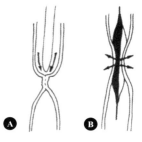

▲ 图 191　A. 探子的纵向用力；B. 球囊扩张的横向用力

据说 1821 年，Hildrech 就给患者放了食管支架（实际上是一根管子），但是我们不知道他是怎么放进去的。后来有了内镜，内科医生就在内镜下，在食管癌肿引起的狭窄部位放一根管子，但是，有些患者的食管被管子穿孔了。在 London 的影响下，1982 年，Owman 与 Lunderquist 设计了专用于食管扩张的球囊导管，可惜球囊导管太贵了，而且要反复扩张，不是一次就能解决问题的。

于是，在 1990 年，韩国的这位宋医生就用 Z 形支架（图 192）去持续支撑狭窄的食管，把癌肿向周围推开，效果很好。这种支架是由不锈钢丝编织而成的。

但是过了一段时间后，肿瘤很容易从支架的网眼里长进去，又会把食管堵住。于是他就在食管支架周围敷了一层塑料膜，称它为覆膜支架（图 193）。

我在韩国一个月，就跟他学到了这些知识。同时他还在研究一种鼻泪管

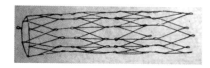

▲ 图 192　宋氏扩张食管的 Z 形支架（钢丝走向呈 Z 形）

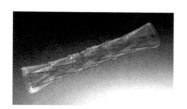

▲ 图 193　覆膜支架

支架，我也跟着学。在此同时，我也学习了他的科研思想、科研方法，这对我更加重要。而更值得我学习的是他的国际主义精神，人文关怀与乐于助人的品德，心中要始终想着比自己困难的人。一个月以后我回来了，我吃了一"顿"特殊的免费午餐。宋教授不要我回报他，我把这个免费餐转送给了比我们更困难的国际友人并支持国内生产厂家。

三、不断产生并发症，不断想办法改进

支架放入人体内，对人体来讲它是一种异物，人体会自动地排斥它们，食管努力地蠕动着试图把它排挤出去。支架两端的食管就会与支架产生摩擦和刺激，最后形成瘢痕增生，于是就要想办法把支架的两端做得更加柔软，宋教授就又研究如何开发一种可以回收的支架，到了一定时间把它取出来，他就在许多患者中比较，什么时候把它取出来最好。

同时，覆膜支架带来了另外一个问题，那就是它表面上有一层塑料薄膜，因此，支架变得光滑缺少摩擦力，容易随着吞咽的动作向下方移位。于是宋教授又想办法在支架的上端，或者中间加上倒钩，防止它向下移位（图194）。

但是，带倒钩的支架也有新的问题，它容易刺伤食管壁，甚至刺破旁边的主动脉，引发大出血。于是，另一位医生Strecker生产了一种编织支架，我国南京微创公司生产了另一种编织支架（图195）。

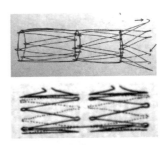

▲ 图194　防移位带倒钩的支架（黑箭所指为倒钩）

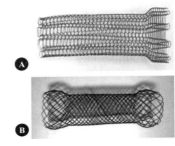

▲ 图195　编织支架

A. Strecker编织支架；B. 南京微创公司的编织支架

南京微创公司生产的编织支架，两端是向外膨出的球形支架，这是为了避免向下移位，同时也避免直接刺激食管壁。

老问题解决了，新问题又来了。如果这种支架放在贲门口（在食管与胃的交界处，那里有一道"阀门"，我们称它为括约肌，它专门管控食物的反流，食物可以从食管到胃，而不能从胃反流到食管），支架就会影响括约肌的功能，食物可以通过支架下去，但是患者平卧的时候，食物和胃里的酸水也会从胃反流到食管，造成反流性食管炎。这时候有人想到用心脏二尖瓣的单向阀瓣方式，防止食物和水反流。但是如果支

架里放了单向阀瓣，他的承重量不够，阀瓣很容易被破坏。于是就有人想出另一种方法，在支架里装一个袖套（图196），食物可以向下通过，但不会反流，因为通常情况下它是瘪塌的，近乎闭合状。

可是，有时候，人们因为某种原因而打嗝、呃逆或呕吐，而这个袖套就妨

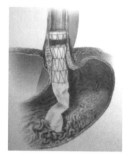

▲ 图 196　支架里装一个袖套

碍了打嗝、呃逆或呕吐（也许有许多人把打嗝、呃逆或呕吐当作一种病态，其实这是一种人体的自我保护机制，我们不能妨碍它），这又会让人非常不舒服。

医生和生物工程学者尽了最大的努力，解决患者的痛苦和困难。但对于肿瘤患者来说，支架解决了进食的问题。仍旧没有解决肿瘤生长的问题。于是又有人把放射性碘粒子捆绑在支架上，在解决梗阻的同时也对肿瘤做了放射治疗。

当然，支架的问题还有很多，我们不想在这里讲解许多具体技术上的问题。但是，读者可以看到，在支架发展的过程中，已经给患者带来了益处，解决了痛苦，延长了生命。

（李麟荪）

我母亲呼吸困难已月余：请您救救她

每个医生的心中都有一本账，他挽救过多少患者，也送走了多少患者
有他的成绩，或有他的无奈和失策，愿他能毫无愧疚地说"我尽力了"

一、救人一命，胜造七级浮屠

那一年我到银川去开会，在开会的期间，主办方把我叫到会场外面，说是有一位患者要我会诊。原来是一位老太太，因为气管上长了肿瘤，现在呼吸困难喘不过气来。我看患者很痛苦，可是年龄太大了，给她装一个气管支架吧，风险太大。我正在犹豫，这时患者的女儿说了一句，"请您救救她吧！"那一

句凄凉的请求，在呼唤着我的职业责任感。是冒险抢救还是保全自己的面子推脱不做？因为自己的经验也不多，万一失败了那也是一条命呀！如果在自己的手术中患者结束了生命，不仅自己内疚而且影响也不好。可是再一想，我不能见死不救啊！也许以后自己想起来会后悔一辈子！做与不做，两种思想在我脑海中激烈斗争着。人性在天平中摆动，最后，我豁出去了，决定冒险为她放一

137

个气管支架。让当地医院请医疗器械公司，赶快送一个气管支架来。

我请他们麻醉科来一位麻醉师给患者保驾，根据 X 线片，在透视下确定了病灶的部位，在患者的身体上做了一个标记。在患者的咽喉及气管内，喷上一些麻醉药以后，先将一根导丝插到气管里，确定不在食管内。然后，将气管支架的输送器，顺着导丝通过咽喉插进气管，一切都很顺利。我警告着自己：支架到位置以后，不要急着把支架推进去，而是抓着输送器，稳住不动，让外面的鞘管往后撤，先把支架的头段放出来一小部分，透视一下，检查这个位置是不是正确。如果不好，仍有机会做调整，确认位置准确后，外鞘管才能继续后撤，释放全部的支架。我就这么每走一步，给自己一个提醒，直到支架完全释放开了，患者的呼吸立即顺畅了。我松了一口气，退出输送器，很高兴，我今天救了两条命，救了患者的命，也救了我自己的灵魂。我先让自己的内心平静一下，然后让患者家属进来了。

患者的女儿进来后，看样子她仍很紧张，因为患者躺在那里没有什么动静，不像原来那样呼吸困难喘着大气，是不是出了什么意外了？她似乎站不住了，跪下来看着自己的母亲，母亲还活着，呼吸很平顺，只是太累了，没有说话，想舒畅地多呼吸几口。患者的女儿回过头来看着我，"谢谢您，医生，谢谢您"！那种出自肺腑的感恩之情，不是哪几个字能表达的，那是发自内心的颤抖的感激之音，几乎把人的内心击碎

后再糅合起来。我没有说话，但是领会了，患者的信任和真诚同样让我心存感激。我永远记住：要把患者当作自己，自己希望医生怎么治，我就给患者怎么治。

二、打好基本功，什么都能做

出门后，我为我自己的这一绝技而高兴。这时我想起我放的第一个气管支架，当年南京铁道医院（现在的中大医院）办一次介入医学会议，有很多医院的医生都来参加学习，并观摩介入手术演示。

正巧有一位气管狭窄的患者，大会组织者突然宣布要我做手术演示。这是对我的"突然袭击"，把我"逼上梁山"。我怎么能演示放气管支架呢？我从来没有放过气管支架呀！但是，我不放谁放？这是全国介入刚刚起步的时候，在这里没有人放过气管支架！于是，我毫不犹豫地上台了，也许本来就想做这一手术。在众目睽睽之下，我放了第一例气管支架。

我为什么敢放？我并不是盲目的，我知道如果在这么多人面前，要是失败了，不仅会害了患者，也害了自己。我之所以敢放因为我相信，我能成功。在基本技术上，放气管支架与放食管支架毫无差异，我有这个基本技能，而且我已掌握了有关气管支架方面的基本知识和基本理论。剩下的问题就是有没有勇气，敢不敢实践！这牵涉到我的情商和意商。如果你没有博爱的情商，你会很冷淡，没有善良的心态去帮助别人。如

果你的意商很低，你就没有意志和勇气去接受挑战。

我们可以看看气管支架的示意图，与食管支架一样，它们的输送器也是一样的（图 197）。

从这个图的解释和它的实际功能来看，是不是很简单？只是这个推送杆其实不应该叫推送杆，而应该叫支撑杆，因为在释放支架的时候，它是不能往前推送的，当确定支架释放部位以后，"推送杆"应该支撑在那里不能动，而让外鞘管向后撤，这样支架才能释放在预定的位置，否则支架就会被推送到原定位置的前方。

现在让我们来看看，气管支架释放前后的 CT 情况（图 198）。

显然，气管支架放了以后，不仅解决了呼吸困难的问题，而且为患者的后续治疗提供了基础。例如，接下去患者气管上的肿瘤可以去做放射治疗。可能你会问：既然要做放射治疗，那何必

放支架呢？这是因为如果先做放射治疗的话，可能会有反应，造成气管更加狭窄，可能导致呼吸困难加重甚至窒息。

三、深层次的问题

我们知道气管继续向下，会分成左右两侧支气管（图 199），那么，如果肿瘤在气管的分叉部位又怎么办呢？你把这一侧撑开了，那么另外一侧是否会受压而更加狭窄呢？是的。一位德国医生向我们南京微创公司提出要求，能不能做一个"裤子"型的支架，因为患者的病变在气管分叉的地方。南京微创公司不负重托，一个新型支架终于诞生了（图 200）。这个支架确实是好，问题是怎么放进去？我就留给读者去猜想吧。

恰好，常州武进医院也有这样的患

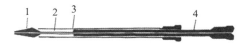

▲ 图 197　支架输送器

1. 输送器的头端；2. 预置支架的内腔；3. 外鞘管；4. 推送杆

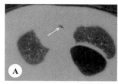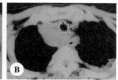

▲ 图 198　气管支架放置前后

A. 支架放置前（白箭所指为受压的气管）；
B. 支架放置后气管已撑开

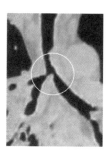

▲ 图 199　肿瘤在气管的分叉部位

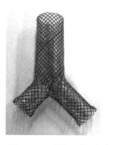

▲ 图 200　倒 Y 形支架

者，成功应用了这种倒 Y 形支架，释放不难，很成功（图 201）。在放气管支架时，为了保证患者氧气供应，通常先经鼻孔插 1 根 6F 工作导管（guiding 管内腔比造影管大）到健侧主支气管里，然后尾部接上氧气。

然后，再从容地从口腔路径植入气管支架。这样，在植入支架的操作中，防止患者缺氧烦躁，妨碍介入操作。等支架植入后，退出推送器，最后再小心地把工作导管撤出来，一般不会带出支架。

这时了解到，河南有一位患者，因一侧肺切除以后，切除端支气管没有闭塞好，残端漏气了，怎么办？那里的韩新巍主任，要求南京微创公司生产一个一端为盲端覆膜的堵漏支架（图 202）。装上以后，把瘘口封堵住了，患者得救了。

这时我想到了，很多年以前我在胸外科工作时，曾经就有这样一位患者，他是医学院的老驾驶员，切除了左侧肺以后，左侧支气管切断处漏了，我们没有办法把它堵起来。痰和分泌液进到胸腔里，只能切开胸腔，把里面的液体引

流到外面。我天天给他换药，直到他最后离开我们。我想着如果那时候能给他放一个气管堵漏支架，他是不会死的，可惜那时候还没有这些技术和器材！

善于动脑的读者也许会注意到，支气管注入对比剂后，在图 202B 的片子上是白的影子，而在图 202C 的片子上，怎么变成黑色的影子了？这是因为现在采用了数字化图像，为了显示得更清楚，将图像黑白翻转很方便。支架堵漏，这又是一招介入的绝活。

这以后，上海茅爱武医生又遇到一位患者，其支气管远端的下叶支气管侧方漏，南京微创公司就生产了一个更细的可以放入叶支气管的覆膜堵漏支架（图 203）。

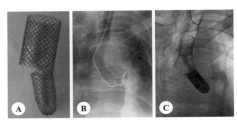

▲ 图 202　堵漏支架

A. 一端为盲端的覆膜堵漏支架；B. 左侧支气管注入对比剂后见到明显的外漏（白色）；C. 放入一端为盲端的覆膜堵漏支架后，对比剂不再外漏（黑色）

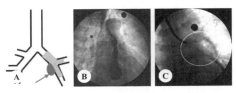

▲ 图 203　放在叶支气管的覆膜堵漏支架

A. 示意图；B. 左肺下叶支气管漏；C. 左肺下叶支气管覆膜堵漏支架植入

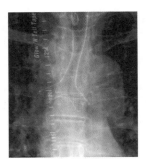

▲ 图 201　倒 Y 形支架放置成功

我带着这些图像到国外去讲学，外国人看了都惊叹。

我真想说一句："气管病变，还有什么我们不能做的！"但是也不能太骄傲。

（李麟荪　施海彬）

肿瘤引起肠梗阻：介入如何治疗

有关学科合作，提供患者最佳治疗方案
采集众人之长，促进医疗技术优化组合

一、人得了病硬熬是熬不过去的

俗话说，"天不怕地不怕，就怕喉咙口筑坝"，意思是说，一个人如果连吃饭都咽不下去，那就完了。然而，如果一个人能吃饭，却不能排便，那又将是什么样的一种痛苦呢？

前段时间，83 岁的张大爷在家人的陪同下来医院就诊。身体一向健康而又开朗的张大爷是一个乐天派，除了有点高血压需要服药控制以外，没啥大病，平时抽烟、喝酒、吃肉无所顾忌，很是潇洒，家人有时提醒张大爷注意健康合理的生活方式，他却乐呵呵地调侃着说"宁愿吃死、喝死，也不要饿死"。家人也不能太强求他改变几十年来养成的生活习惯，觉得已经是 80 多岁的年纪了，只要能够开心快乐就好。

可是，近 2 个月来，张大爷时常感觉腹痛，也没有告诉家人，自认为是年纪大了，消化功能差了，估计是吃得太多，只要减少点饭量、少喝点酒、少吃点肉就没事了。家人感觉张大爷近来进食少了，人也明显消瘦了。他自己却煞有介事地解释说，我现在也赶时髦学年轻人，正在减肥呢，而且初见成效。事实却是少吃少喝也不管用，腹痛症状并无好转反而加重了，不仅体重减轻，而且体力也下降了。有时腹痛腹胀就去解大便，却又排不出什么东西来，更要命的是，近 1 周来腹胀越来越严重，阵发性腹痛也更加频繁，甚至连排便都困难了，并且最近还有暗红色血便，这下子只能向家人摊牌求助了。否则家人仍被蒙在鼓里，恐怕还不会把他送到武进医院来呢。

二、肠肿瘤引起肠梗阻使肠内容物通不过，那种难受常人难以体会

急诊科的医生听完张大爷和家属的诉说，给张大爷做了体格检查，发现腹胀得很厉害，能摸到扩张的肠管，左下腹有压痛，肛门检查未发现肿块和痔疮。初步诊断为"急性肠梗阻（肠道因为外压或本身的病变，使肠道内容物不易通过，医学上称肠梗阻），结肠（下

段肠道）癌待查"。医生给张大爷鼻子里插一根胃肠减压管，然后被安排去做急诊腹部 CT 与肠镜检查。

腹部 CT 检查结果显示：乙状结肠肿块伴严重狭窄、病变上部的肠道显著扩张、水肿伴大量粪便潴留，CT 报告为乙状结肠肿瘤伴梗阻（图 204）。结肠镜检查发现：距离肛门口 30cm 处的结肠内见不规则肿物突向肠腔，致肠腔严重狭窄闭塞，肠镜无法通过，钳夹了肿块组织做病理检测（报告为结肠腺癌）。

张大爷的儿子在电梯里遇到高中同学——介入科黄主任，交谈后两位老同学一起来到胃肠外科探望张大爷，黄主任详细了解了病情、阅读 CT 片等检查报告，并带着张大爷的家属一起来到胃肠外科主任办公室找周主任交流病情并商量治疗对策。

张大爷的毛病已经基本确定了，是乙状结肠（在左下腹的一段大肠，再下去就是直肠与肛门）癌引起的肠梗阻。现在患者腹胀、腹痛明显，必须及时处理，以尽快解除患者痛苦，普外科常规的治疗方法就是急诊手术。但是，患者年龄大，体质差，有高血压等基础疾

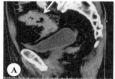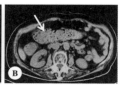

▲ 图 204　乙状结肠肿块引起肠梗阻的 CT 片
A. CT 矢状面示乙状结肠肿块（白箭所指）；
B. 横断面示肠腔内大量粪便（白箭所指）

病，肠子里潴留了大量粪便，肠管高度扩张，必然会水肿很明显。如果外科手术直接切除肿瘤做一次性手术直接缝合连接两端肠管，几乎需切除全部大肠，不仅增加了手术难度和手术风险，也容易发生感染、缝合口不愈合和肠瘘等严重并发症，甚至危及生命。

所以，手术只能分成两次来完成。先做肿瘤切除，把上端的结肠拉出来，放在腹部，做个人工肛门，临时解决排便的问题，下端的结肠缝住。然后等待 3 个月之后，待患者身体恢复好了，再做第二次外科手术，把腹壁上的肠管回纳到腹腔内，把上下端肠管缝接起来。这样虽然降低了患者的手术风险，提高了安全性，但是，需要通过人工肛门排便至少 3 个月，以及两次开腹手术，毕竟也很痛苦，而且这段时间的生活会很麻烦。

三、最佳方案是有关学科联手合作

患者和患者家属一边听着一边思考，拿不定主意，不知道究竟怎么好？

可是黄主任却在听周主任讲解外科治疗方案时，想到介入科应该也可以发挥它的长处啊！如果从肛门里插入一根肠梗阻球囊导管到达肿瘤上方，把球囊充盈起来，防止导管滑脱。接着，通过导管冲洗肠道，让粪便从这管子里引出到外接的集粪袋里，通过一周时间，排空大便、消除患者肠梗阻引起的腹胀、腹痛，让扩张水肿的肠腔充分休养，改善肠道血供，给患者予以抗炎消肿、增

加营养、纠正体内电解质紊乱等治疗，等到患者情况明显好转了，再进行外科切除手术，可以做肿瘤一次性切除和肠管对接缝合手术，这样对患者可能更好。介入科还有一种方案，就是经肛门在肿瘤区临时植入一个金属支架，撑开肿瘤狭窄区闭塞的肠管，让患者自行排空大便，解除腹痛、腹胀，然后，同样可以一次性切除肿瘤，直接将肿瘤两端的肠腔缝合。黄主任本着患者利益为大的想法，主动与周主任商量。

周主任听了很高兴，他们共同考虑到患者的年龄、体质、基础疾病、治疗的痛苦和生活的方便等因素，一致认为：植入临时支架后做择期一次性根治术的方案最佳，能够更直接地撑开狭窄，最大限度地开通肠腔，最快地排空大便，解除患者的腹胀、腹痛，患者会更舒适，更方便，生活质量更高，也更安全。省去了承受二次开腹手术的创伤和痛苦，还节省了医疗费用。

患者与患者家属一致表示了坚定支持和配合治疗。

于是，立即将患者送到介入手术室，黄主任的介入科团队立即给张大爷行结肠支架植入手术。巧妙地在导丝的配合下，用同轴套管系统，一边推进一边造影（无须退出导管导丝）探路，确保安全。经过半个多小时的努力，最后成功地将导管导丝通过癌症的闭塞段，测量了狭窄段的长度，选择能跨越病变两端的支架植入，随着植入后支架的扩张，狭窄的肠管也随之撑开，有效地解决了肠道梗阻问题。术后，赵大爷自行排出了大量潴留多日的粪便，腹胀、腹痛症状顿时解除。张大爷全身轻松如释千斤重担，脸上恢复了往日乐天派的笑容。

张大爷可以回家调养身体，经过一周的休整，腹痛、腹胀和炎症基本消退，腹部平软，再无压痛等症状，全身状况也得到明显改善。普外科周主任及其团队，为赵大爷在全麻下行腹腔镜乙状结肠癌根治术＋腹腔镜腹腔淋巴结清扫术＋肠管直接对端吻合术，一次手术就全部完成。手术非常成功，术后恢复良好，医务人员、患者及其家属非常满意，10 天后张大爷开开心心地出院了。

张大爷的情况告诉我们，有了病痛不要硬撑着，要及时到医院就诊。等到实在熬不过去才到医院去，既痛苦，也增加了治疗的难度和风险。

介入医学是新学科，需要经常主动向其他科医生宣传推广并提出"合作共赢"的方法，这同样也有利于患者。

多学科协同合作，选择更加合理的诊疗方案，对患者更有益，不仅降低手术风险与难度，也能减轻患者的创伤和痛苦，缩短住院时间，节省治疗费用。

增强保健意识，培养良好的生活习惯，也是珍爱生命的体现。上了年纪的人根据自身情况，1～2 年主动做一次健康体检还是很有必要的。

（黄优华　李麟苏）

碘 –125 粒子植入：治疗肿瘤 18 问

在引进新事物中，说不定来一个飞跃
这一飞跃说不定还刺激到其他的领域

即便是规范治疗，肿瘤仍然会有失控的时候，对肿瘤患者来说，听到"什么办法都用过了""到头了""回去吧"这样的话语，无疑是毫无生路的绝望了。然而，现在却有可能迎来"峰回路转"的时刻，对肿瘤患者来说，带给他们希望的是一个个的"小不点"。这个"小不点"叫放射性碘粒子（图 205），在这里就简称为"碘粒子"吧。别看它小，却大有作为。

让我们一起来看看它的神奇之处吧！

一、碘粒子是啥东西

碘粒子的学名叫放射性同位素碘 –125 粒子，它具有放射性，像我们知道的 X 线一样，它同时能释放伽马射线和 X 线，属于低能量的射线。其中的伽马射线能杀死肿瘤细胞，照射的治疗半径只有 1.7cm。

二、碘粒子长啥模样

碘粒子"个头"非常小，只有 4.5mm×0.8mm 大小，和一小截铅笔芯差不多大。平时我们把它密封在金属壳里面（图 206），防止射线泄漏。

三、这么小的碘粒子是通过什么方法送到体内的

通常情况下，医生会在 CT 或 B 超监视下，对肿瘤部位进行精准定位，锁定"打击靶点"后，给患者做局部麻醉，医生将一根细针从皮肤扎入到肿瘤靶点内部去。然后利用针管内的通道，将碘粒子送入到肿瘤组织内部（图 207）。

四、碘粒子植入手术之前需要做哪些检查

碘粒子植入术前，需要做 CT 或者磁共振检查，定位肿瘤的"窝"在哪里。有时候为了找转移灶，也会建议患者做

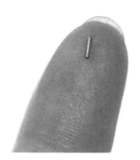

▲ 图 205　手指上的碘粒子

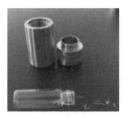

▲ 图 206　上方为金属密封盒；下方为装碘粒子瓶

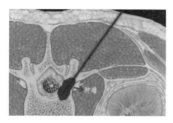

▲ 图 207 将碘粒子送入到肿瘤组织内部

PET/CT。如果肿瘤附近有大的血管或者其他重要器官，就需要做增强的 CT 或者磁共振了，这样，在手术中就能避开这些大的血管或者重要器官。

五、植入碘粒子要花多长时间，需要全麻吗

碘粒子植入手术属于微创手术，手术伤口只有几个针眼。绝大部分手术都在皮肤表面局部麻醉就可以了。整个手术时间根据肿瘤大小而定，一般在 30～60 分钟，手术过程中因为没有明显痛苦，所以患者是完全清醒的。

六、碘粒子植入手术完成后多久可以下床活动

大部分患者做完手术就能下床活动。有一些容易出血的地方，会建议患者卧床休息 4～6 小时，以便观察。

七、碘粒子是如何杀灭癌细胞和肿瘤的

大家熟悉的"照光"，也就是放疗，一般是指"外照射"，所谓外照射就是射线的光源在患者身体的外面，所以能量很大，携带能量的射线要到达肿瘤，一路上得穿过患者的皮肤、肌肉等在肿瘤浅层的正常组织，损伤也大。外照射的设备昂贵复杂，只能安装在要求极其严格的特定医疗场所。碘粒子是"内照射"，我们把它种植在肿瘤内，每颗粒子的作用半径只有 1.7cm，能量和外照射相比要弱多了，但从肿瘤本身来说，一个个碘粒子"密切接触"地对肿瘤细胞进行直接地、持续地照射，作用也是很强大的。碘粒子精明能干，认准肿瘤细胞剿杀，却对周围正常组织损伤非常小。就像酒精灯的火焰远比不上煤气灶的火焰猛，不过火力虽然微弱，但是烧上一晚上，也能把牛肉给炖烂了。可谓"千里大堤，毁于蝼蚁"。这就是它的优点：创伤小、不良反应少、疗效直接、可重复进行。

八、碘粒子技术是新技术吗，国内是从哪年开始的

放射性粒子是一个"舶来品"，发源于美国但在中国得到了长足的发展。1898 年，居里夫人就开始使用放射性镭治疗肿瘤了。碘粒子则是在 2000 年开始引进的，发展非常迅速，目前已经是一个非常成熟的治疗手段了。

九、碘粒子能治疗哪些肿瘤，什么情况下建议做粒子植入

碘粒子最早在国外是治疗前列腺癌的。引入到国内以后，国内的专家们将这项技术发扬光大。目前，碘粒子除治疗前列腺癌外，还治疗肺癌、肝癌、胰腺癌以及临床上少见的疑难复杂实体肿瘤，或腹膜后、盆腔及椎体附件广泛转

移的实体肿瘤。特别是对于外科治疗不理想，放、化疗不敏感的滑膜肉瘤、平滑肌肉瘤、横纹肌肉瘤、恶性纤维组织细胞瘤、恶性神经鞘瘤等实体肿瘤，往往能起到非常好的控制效果。

十、碘粒子治疗对患者有什么要求，外放疗效果不佳的患者可以接受粒子治疗吗

目前放射性碘粒子技术适用于已经明确诊断的实体肿瘤，尤其是那些没有外科手术机会，放疗、化疗、手术等治疗方式已经无法控制疾病的患者。通俗来说，前来求治的患者，往往都是已经再无救治办法，被其他临床医生宣判"无药可救"的患者，粒子是被当成"最后一根救命稻草"，放射性碘粒子被作为最后的"翻盘剧本"，指望它峰回路转，获得直接杀伤肿瘤的机会，让生命能得到延伸。

放射性粒子的作用已经被临床广泛验证，并获得了更多医生的认可，我们也已经可以感受到的是，放射性粒子在局部病灶控制上能做得很好。并且，越早植入碘粒子，效果越好，因此，患者应尽早接受这种先进的介入微创治疗。大家可以期待碘粒子治疗从"最后的救命稻草"，变为更早地进入标准化的肿瘤治疗流程，尽早地给患者带来实效。

十一、患者需要放多少颗碘粒子才有效

放置碘粒子的多少是根据肿瘤的大小，通过计算机计算出来的。为此，医生需要将患者的CT或者磁共振图像输入到计划系统中，然后把肿瘤和正常组织的边界勾画出来，即把肿瘤的"老巢"标记出来。医生会根据肿瘤的大小与位置，精心布点。设计需要多少枚"导弹"，每一枚"导弹"从哪里发出，精准地打到哪里。这样，总共需要多少碘粒子就计算出来了。一般肿瘤越大，需要的碘粒子数量就越多。这也是建议患者尽早接受碘粒子治疗的原因，植入的碘粒子越多，手术时间及创伤就越大，费用也更高，并且治疗效果可能也会略差一些。

十二、碘粒子有辐射，对家人有损伤吗

既然碘粒子有放射性，根据国家规定，只有经过批准的医院才可以采取这种治疗方法。那么，患者植入碘粒子后长期保留在体内，对身边人来说有没有影响？安全不安全？医务人员也关心这个问题，现在已经有明确的规定了。目前，国内医疗界对碘粒子植入后的防护通常是过度的。国外的建议是，除孕妇、儿童不宜接近放射性碘粒子植入患者外，普通人无须过多保护，更没必要穿铅衣防护，手术也是在普通级别的手术室进行，没有过多的辐射隔离要求。前面已经说过，碘粒子的照射半径只有1.7cm，所以，植入后不必过于担心放射性碘粒子的辐射损伤。

十三、碘粒子植入以后会吸收掉吗

碘粒子的外层为生物相容性比较好

的钛合金，所以即使碘粒子能量释放完毕，外层的金属壳也是不会吸收掉的。当然，这个金属留在体内是不会有任何影响的。这些金属对患者做磁共振检查也没有影响。

十四、碘粒子植入以后多长时间开始起效

碘粒子的半衰期为 60 天，也就是说这个"蜡烛"在 60 天左右的时候就烧掉一半了。在 8 个月左右的时候，它的能量就释放殆尽了。在这 8 个月的时间内，持续有效地对肿瘤进行"照射"，最终达到击退肿瘤的目的（图 208）。

十五、碘粒子植入可以和其他治疗联合使用吗

碘粒子属于局部治疗，只能对它植入的地方产生杀伤肿瘤的效果。而肿瘤往往是一个全身性的疾病。因此，虽然碘粒子局部治疗威力大，但对全身治疗不起作用。碘粒子植入治疗与这些全身治疗（全身化疗、靶向治疗、免疫治疗等）联合，往往能够明显提升抗肿瘤的效果。

碘粒子植入术还可以和介入治疗手段中的其他局部治疗联合应用。例如，

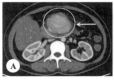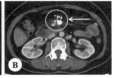

▲ 图 208　放射性碘粒子治疗前后比较
A. 术前 7cm 的肿瘤；B. 术后肿瘤消失，仅留碘粒子

对于肝内胆管细胞癌的治疗，可以先用微波消融方式，使肿瘤缩小，再对没有被杀死的肿瘤进行粒子植入，"剿杀"残兵。对于出现骨骼转移的患者，碘粒子还可跟骨水泥并肩作战，既抑制肿瘤细胞、加固骨骼又缓解疼痛，达到一箭三雕的效果。

十六、一个患者只能做一次碘粒子植入吗

碘粒子植入是可以反复多次进行的。有的患者这个地方肿瘤控制得很好，其他地方又冒出来了，还是可以在新冒出来的病灶上继续植入碘粒子的。还有些患者复查的时候发现碘粒子的量不够，也可以继续补种。甚至有些患者植入的地方原来控制得很好，碘粒子能量释放完以后又长出来了，这个时候也还可以继续补种。

十七、碘粒子植入会有什么意外吗

碘粒子植入术属于微创手术，创伤很小，绝大部分手术都是非常安全的。如有意外，都是扎针过程中的出血和气胸等，这些风险发生的比例和严重程度都要比外科手术小得多。当然，医生都必须经过培训，他们知道要把握好穿刺途径、射线剂量等，剂量小了控制不住肿瘤。剂量太大了，就容易发生外放疗类似的意外。这些意外根据植入的部位不同，包括放射性肺炎、放射性肠炎、皮肤破溃及食管/肠道穿孔等。不过，在临床实践碘粒子植入术中，这些意外

的发生概率都是极低的。

十八、管道内的碘粒子如何放置

最早在国外，碘粒子只能放在实体肿瘤内。对于食管、胆管、气管、血管等这些管腔的肿瘤，没有见到报道。引入到国内后，国人创造性地发明了碘粒子支架技术。也就是说，将粒子捆绑在支架上，放在患病的管腔里。这样既可以撑开被肿瘤压扁的管腔，让患病的管腔功能得以恢复，又同时进行了放射治疗，可以说达到了"一举两得"的效果，这项技术目前已经传到国外了。

最典型的放射性碘粒子支架是食管支架。很多食管癌的患者因为不能吃东西才去医院的，到医院时已经是晚期了，往往食管都长满了肿瘤，只能吃米糊之类的流食，甚至有些患者连水都喝不下去，已不能手术了。在以前，我们只能给这些患者放一个食管支架，把狭窄的地方撑开，好让患者能够吃饭。但是，因为肿瘤还在生长，过不了多久，这个支架又会被周围的肿瘤挤扁，或者

肿瘤长到支架里面，又不能吃东西了。现在，我们将碘粒子捆绑在食管支架上（图209），放到食管后，既能撑开狭窄，又能够对肿瘤进行持续有效的内照射治疗，这样可以显著提高这些患者的生存质量，并延长生存时间。

目前，放射粒子支架技术已延伸应用到胆道梗阻、气管狭窄、肝癌晚期门静脉癌栓等多个管道内的治疗领域。

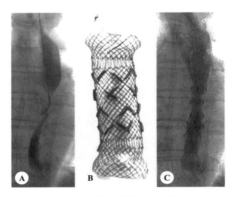

▲ 图209 　碘粒子捆绑在食管支架上
A. 食管狭窄段为肿瘤侵犯；B. 碘粒子支架；C. 放入粒子支架后，狭窄段扩张了，见碘粒子存留

（郭金和）

"一举两得"治肿瘤：粒子支架显奇效

有时看别人创新似乎很容易，把两样东西结合起来，就是创新
但是谁能想到呢？可能你想过，为何你不做呢？问题就在这里

一、食管支架配上碘粒子，一举两得

食管支架在临床的应用为晚期食

管恶性肿瘤患者提供了自主进食的机会，患者的生活质量大大地提高了。但是早期的裸支架只是在短期内帮助了患者进食，由于肿瘤仍然存在，而且还会

继续生长，患者放了支架后，能流畅地进食的时间不长。有些患者的肿瘤继续生长，甚至越过支架网孔，再次阻塞食管，以至需要重复放置支架，治疗后期，患者仍然痛苦万分。

二十多年前，我的老师滕皋军教授（现为院士）在门诊接诊了一位 70 多岁不能进食的晚期食管癌患者，家属问到"能不能一边保证吞咽，还能同时治疗肿瘤"？家属的一句话顿时提醒了我的老师，如果让支架也带上药物，在保证进食畅通的情况下还能治疗肿瘤，岂不是一举两得？从那时起，滕老师便带着团队郭金和教授等专家开始了消化道支架的研究，在尝试了很多方式后，想到了"物理叠加"的方法。让支架携带碘 –125 放射性粒子（图 210），使食管狭窄的癌症患者在恢复进食的同时进行抗癌治疗，可能产生"1＋1＞2"的效果。

粒子支架在临床上确实取得了很好的疗效。我印象最深的就是那位王奶奶，81 岁高龄，这个年龄段的人可能最大的特点就是生了病能扛，吃饭哽噎也不跟家人说，直到出现喝水困难才到医院检查，确诊时已经是晚期食管癌了，况且这个年龄也不宜手术治疗，当时就

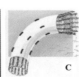

▲ 图 210　支架携带碘 –125 放射性粒子
A. 普通带膜支架；B. 碘 –125 放射性粒子；C. 碘 –125 放射性粒子支架

在其他医院做放疗，1 个月左右连水也喝不下去了，这时候才辗转来到东南大学附属中大医院介入与血管外科就诊。当时在做食管造影时，对比剂通过都困难（图 211A），经过专家的努力总算顺利地植入了粒子支架（图 211B），粒子支架植入以后，老人吞咽困难症状明显改善，精神也好了很多，就回到当地了，食管癌晚期的患者放普通支架后生存时间一般不超过半年，这位老人置入粒子支架一年半以后居然又来我们这里复查，复查造影的结果显示支架扩张很好，对比剂通过非常顺畅（图 211C），我们自己也感叹粒子支架产生了如此神奇的效果。

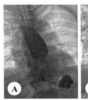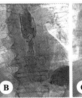

▲ 图 211　粒子支架植入以后疗效观察
A. 放入粒子支架前，食管狭窄明显；B. 放入粒子支架；C. 一年半以后食管造影非常顺畅

当然，个别的患者获益并不能充分说明这个技术的优势，滕院士领导团队从 2005 年开始深入研究，与国内多家经验丰富的医疗机构合作，获得了权威的临床研究结果，同时得到了国际同行的认可，粒子支架治疗晚期食管癌写入了国际指南，不仅让近 20 万国内患者获益，也使全世界更多的患者获益。

二、从食管粒子支架延伸扩展出去

粒子支架在治疗食管恶性肿瘤方面的成功，激发了研究团队将这一技术推广至治疗其他腔道恶性肿瘤的热情。与相关企业合作，更具技术挑战的气道粒子支架、胆道粒子支架、门静脉粒子支架等纷纷研制成功，其疗效也通过一系列的临床研究得到证明并开始推广。

气道粒子支架在技术上与食管粒子支架类似，都是通过自然腔道置入，管径粗一些对手术影响不大，这里不再赘述。值得一提的是，胆道粒子支架和门静脉粒子支架必须要通过皮肤穿刺，人为地在肝脏打开一条通道后置入，这个通道不能太大，否则会增加患者大出血的风险，用外径很粗的粒子支架不合适，这就需要开发新的粒子导入系统。

研发团队创新性地开发了粒子笼，两步置入法巧妙地解决了这一难题，打开了胆道与门静脉恶性肿瘤的"一石二鸟"治疗大门。

当然，任何技术都有局限性，粒子支架也一样。放射性粒子对患者肿瘤病变进行治疗的同时，对正常组织也会有损害，现有的粒子支架的剂量分布和治疗规划是不可调控的。此外，粒子支架的整个装配过程非常原始，都是术前介入医生徒手安装，因此介入医生要承受更多的辐射损伤，对医生的身体健康极为不利。令人欣慰的是已经有很多的研究项目关注到这些问题，相信随着人工智能技术以及介入手术机器人技术的进步，这些问题也会迎刃而解，个体化的粒子支架装配与置入将会更好地服务患者与医生。

（张　毅）

第7章 良性肿瘤与囊肿

大家不会而你会，大家都会你独精，这就是神医
也许正巧你不会，热心接待指条路，你也是贵人

一、让人无法接受的初生儿肿瘤

2019 年某日，产科病房里传出一阵抽泣的声音，随后变成嚎哭。原来是小乔治的妈妈知道了出生第三天的宝宝，右眼白瞳（图 212），被疑为视网膜母细胞瘤。如果不及早进行治疗，肿瘤会继续发展，可向外扩展到眼睑，向后扩展到眼眶内（图 213）的神经、脑部，也可以经淋巴或血液转移到肝、肾、骨骼等全身各处，危及生命。

妈妈用力抱紧儿子，生怕他现在就离她而去。

慢慢地，小乔治的妈妈收起眼泪，强打精神，与小乔治的爸爸联系，马上前往当地的眼科医院找专家。然而眼科的一位副主任医生看了后，眉头紧皱地说，现在孩子才 3 天，年龄太小，无法做眼球摘除术，全身化疗的风险也很高。他想了想，建议他们去广州儿童医院找介入科张靖主任（现就职于广东省人民医院）看看，不知道他有没有办法。这位医生还是很负责任的，了解医学界的现状，虽然自己没有办法解决，但是介绍他们去找能解决问题的介入专家。

小乔治的爸爸妈妈带着小乔治一头就闯进了广州儿童医院眼科门诊，找

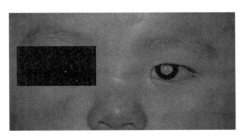

▲ 图 212 白瞳症患儿

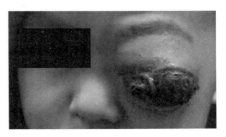

▲ 图 213 白瞳症患儿，肿瘤长大之后

151

了一位主治医生。医生建议要做磁共振检查，或者找介入科张靖主任，让他会诊，如果他说能做就有救。可是放射科医生不敢给出生才3天的新生儿用镇静药，磁共振也就做不起来。从眼科门诊出来，一家人都已哭成了泪人，想着最坏的结果，保不住视力、保不住眼球、保不了性命，触发第二癌症、遗传下一代……感觉太无助了。

二、找到了救星

在重重打击下，他们只能回家了。然而，在回家的路上，小乔治的父母冷静了下来。他们还没见到那位专家呀！想起来了，张靖！于是马上掉头，宁可多等两天，一定要见到这位专家，即使是被判"死刑"，也应该由权威的"最高法院"判决呀。当时家属太悲伤了，竟忘记了两个医院都推荐过的那位专家。

终于在小乔治出生第四天的时候找到了张靖主任，张主任认真看了这位新生儿，CT、B超、眼底检查后，用他一贯安详的语气，告诉患者家属说："嗯，你家孩子确实是双眼视网膜母细胞瘤，不过……"。患者家属听到"不过"两个字，心都快跳出来了。张主任继续说："可以通过我们的介入方法治疗，他的保命概率可以达到99%，保住眼球的概率分别为右眼70%～80%、左眼80%～90%；保住视力的概率分别为右眼50%～60%、左眼约80%"。主任自信的话语，犹如黑暗中的一盏明灯，不仅给了小乔治生存的希望，而且

还有保住眼球、保住视力的可能。小乔治的父母，就像落水后抓到了一根救命稻草，更何况这不只是一根稻草，而是一个救生圈。那一刻，小乔治似乎已经得救了，小乔治的妈妈喜笑颜开，马上就要求住院治疗。

张靖主任准备做的介入治疗，是经眼动脉灌注化疗药物。他要把一根极细（直径不足1mm）的微导管从患儿的股动脉插到眼动脉，通过微导管将化疗药物直接灌注到眼球内（图214），从而有效地杀灭肿瘤细胞，使肿瘤缩小或消失，还要求不能损伤其他器官。这种治疗如果告诉其他任何一位介入医生，他们都懂的，都会做，但是有可能从来没有想到过，尤其是不敢在小孩身上尝试，更何况这个小患者才出生4天。

在张主任的精心治疗下（同时配合激光治疗），小乔治眼球上的肿瘤终于被全部杀灭。现在小乔治已经3岁啦！眼睛的视力和外观都非常好，谁看了都

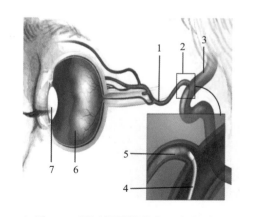

▲ 图214　通过微导管灌注化疗药到眼球

1. 眼动脉；2. 插管的部位；3. 颅内动脉；4. 微导管；5. 注入药物；6. 眼球；7. 白瞳

会喜欢他（图 215）。

三、你会怎么想

你看现在的小乔治多么可爱！

但是，如果小乔治没有碰到张靖主任，他现在会怎么样？不能想，也不忍心去想。我只能这样想：小乔治长大后，明白了怎么回事，他会想，我一定要做一个介入医生！

（张　靖　李麟荪）

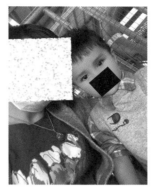

▲ 图 215　小乔治的眼球治好啦

你若负我，我亦不会弃你：子宫肌瘤岂能切子宫

医术是基于人性之上的，而保护女性的功能更是人性中的人性
通过介入治疗子宫肌瘤，既能保护子宫，又能保护女性的功能

上午的手术顺利完成，暂时告一段落，准备午餐后继续。这时接到一个闪送的电话，说是送来一个大西瓜。奇怪，我没有订购水果外卖啊！打开礼物，疑惑被惊喜替代。除圆滚滚大西瓜外还有一包带着儿时记忆的爆米花，自制的萝卜条，香喷喷的芝麻酱。看到落款上隽秀的笔迹，我会心地笑了。

一、子宫肌瘤慢慢地、隐蔽地给很多女性造成伤害

3 年前，好朋友晓晓告诉我近来几次月经量明显增多，查出来子宫肌瘤（图 216），直径已经 80mm 了。我详尽告诉了她子宫肌瘤的各种治疗方法。过去的治疗是在全麻下打开腹部，把子宫切掉。

然而，许多人认为，切除了子宫这个女性特有的器官，将不再是个完整的女人了。越来越多的研究证实，子宫是女性体内的重要脏器，除了生育外，具有多种不可替代的作用。例如，它有一定的免疫功能，切除了子宫，免疫功能会受到影响，容易生病；子宫还分泌多种激素，切除子宫，会打破女性

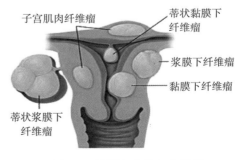

子宫肌肉纤维瘤
蒂状黏膜下纤维瘤
浆膜下纤维瘤
黏膜下纤维瘤
蒂状浆膜下纤维瘤

▲ 图 216　不同部位的子宫肌瘤

的内分泌平衡；月月见面的经血可冲洗子宫内腔和阴道，切除后便减少了这一道防线；卵巢的血液供应一部分来自子宫，切除后会减少卵巢的血液，导致卵巢内分泌功能改变，更易让女性容颜早衰。

人体的器官都是弥足珍贵的，子宫并非可有可无。近些年，医学专家在子宫肌瘤的治疗方面已经放弃子宫切除这种方式，而采用保全子宫、消灭肌瘤的微创治疗，包括肌瘤剔除术（不切除子宫，只把肌瘤从子宫壁内一个个剔除）及介入栓塞术。

二、好像有病的地方都有介入来"介入"

介入栓塞时，在腿上打些麻醉药，可以达到无痛手术的效果，通过米粒大的伤口，把导丝与导管插到子宫动脉，注入一些栓塞剂，使子宫动脉栓塞（图217），从而切断肌瘤的营养通道，使肌瘤萎缩，达到治疗的目的。这是较先进且成熟的技术，创伤小，可保留子宫，住院1~2天即可，因而被2018年《中华妇产科杂志》所发表的子宫肌瘤专家共识所推荐。美国前国务卿赖斯也因为子宫肌瘤而选择了子宫动脉栓塞术。

好朋友晓晓仍未下定决心，"我不切子宫，但是现在先给我开些止血药吧"。望着楚楚可怜的晓晓，我懂她的顾虑。前不久，她的同事在非正规医

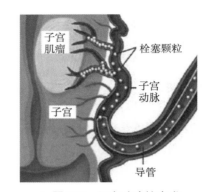

▲ 图217　子宫动脉栓塞术

通过导管注入栓塞剂，栓塞剂通过子宫动脉进入到子宫肌瘤内

院内做双眼皮手术，留下了令人后怕的记忆。"好的，先吃止血药吧"，我笑着安慰她。晓晓现在血红蛋白只有78g/L（属于中度贫血），虽然略感乏力，但是正常工作和活动还没问题，我并没有力劝她马上做介入治疗。

又过了两个月，正值春节，晓晓电话中的声音微弱，我顿时紧张起来。"我这次月经量太大了，到医院都晕倒了，刚刚输了血，回郑州就找你做介入啊"。原来晓晓春节回老家看望爸爸妈妈了。我赶快安慰她："好的好的，现在你在医院里，放心吧，刚才晕倒应该是出血多，输了血很快就会好起来的。"

晓晓回到郑州后，让我为她做了子宫动脉栓塞术。我从她腕部的桡动脉穿刺，置入一根纤细（直径2mm）的导管，在DSA机器影像的监视下到达子宫动脉，缓慢推注微球（栓塞

剂）栓塞子宫动脉。与晓晓 30 分钟的愉快聊天中，手术顺利完成。她惊喜地问："我可以从手术室走回病房吗？""当然可以！"我肯定地告诉她。术后第二天她就出院了。后来她告诉我，第一个月月经量就恢复正常了，三个月后复查，彩超显示肌瘤由手术前的 105mm×75mm×83mm（图 218）缩小至 51mm×28mm×42mm（从体积上算已经缩小到不足原来的 1/10）。晓晓激动地发来微信："困扰我几年的肌瘤终于不用开刀便得到医治了，非常感谢您哦"。一年后彩超提示肌瘤只有 10mm×8mm 大小，晓晓的月经量已正常，血红蛋白回升到 95g/L 以上。

三、原来介入治疗不仅治病，还还她一个正常的子宫

两年过去了，没想到她如今已有宝宝了，真是太高兴了。其实，晓晓虽然

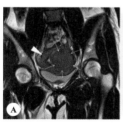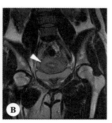

▲ 图 218　子宫肌瘤行子宫动脉栓塞术前后的比较

A. 栓塞术前，箭头所指为子宫，长箭所指为子宫肌瘤；B. 栓塞术后，箭头所指为子宫

已结婚多年，渴望着收获爱情的结晶，却一直没能如愿。

有许多原因可能造成女性不孕，子宫肌瘤也是其中一个重要因素，尤其是子宫内膜下肌瘤和较大的壁间肌瘤，直径＞5cm 的可以导致子宫变形、宫腔不规则、内膜厚薄不均、月经量增多、扰乱月经周期等，从而影响受精卵在宫腔着床和胚胎的生长发育，甚至引起流产、早产等。

目前，众多有效的子宫肌瘤手术治疗包括传统外科手术、子宫肌瘤剔除手术、腔镜手术、介入治疗等。其中，介入治疗是创伤最小的，对子宫的干扰也是最小的，尤其是对有生育意愿的肌瘤患者，无疑是一个比较好的选择。世间每一份相遇都是久别相逢，都会给生命带来光辉。介入与子宫的遇见，是女性患者的福音，是一种神奇的安排。

子宫与介入不期而遇的欣喜，足以温暖女性的一生一世。风过生香，雨落成诗，介入医生愿将一颗火热的心交给纯洁的女性世界，在十里桃花中徜徉，于暗香盈袖处流动——但愿天下所有患有子宫肌瘤的女性，都能避免切除子宫，即使不想怀孕，也要尽可能保留它。保留它，不仅是为了性，还有人性。

（王艳丽）

以针代刀，不留痕迹：微波消融治疗甲状腺结节

我不喜欢广告，尤其是那些突破底线、充满欺骗的虚假广告
但是，确实有许多好事需要让人知道，所以科普知识很重要

一、舞蹈演员颈上有个"蛋"，如何是好

每年 12 月是报考艺术学院初试的日子。小张的女儿，是个喜欢跳舞的女孩，而且她有跳舞的天赋。她还有一个诗意的名字：宋词。这个姑娘为了艺考的这一天已经苦练了 15 年。这天，她和妈妈刚刚在学院报了名，一路说笑走在回家的路上。妈妈扭头时偶然发现姑娘的左侧脖子上有一个鹌鹑蛋大小的圆结，随着说话动作上下移动。笑容顿时从妈妈脸上消失！她下意识地停下脚步，伸手摸着小宋的脖子说"不能回家"，带着女儿立即向江苏省人民医院奔去！

在奔往医院的路上，小张拨通了我的电话："沈姐姐，帮我挂个甲状腺外科主任的号，小宋的脖子上长了一个瘤子。"这声音透着无比的焦灼。当时刚好我有时间，等见到小宋娘俩的时候，我已帮她们办好了手续。在等待专家门诊的时候，宋妈妈不断地向我倾诉着："小宋还有一个月就要艺考了，脖子上的瘤子影响形象，万一检查出来不是好东西，一旦开刀留下瘢痕，对她以后的舞蹈生涯肯定有影响，真是愁死了。"

我一边安慰她，一边仔细观察小宋脖子上的结节。我想到了常常有患者因为甲状腺结节在我们科做微波消融治疗，想到了做这项治疗的介入科周卫忠副主任医师。我对小宋妈妈说："现在还有时间，我带你去看看介入科的周主任，我们介入科也做甲状腺结节的治疗，去听听他的意见。"小宋的妈妈半信半疑地看着我，介入科对她来说可是个新名词，但她相信我这个老朋友是不会骗她的。

二、微创介入真是不可或缺

周主任是个热心肠的人，当时他刚刚下手术台，还穿着铅衣呢，就被我喊到了手术室门口。他仔细询问小宋的病史，了解到其实小宋在几个月前就出现过喝水呛咳和颈部不适，以为是训练太累就没有太在意。他站到小宋的身后，双手在甲状腺周围触摸着，建议我们先做个甲状腺 B 超，抽血检查甲状腺功能，初步判断结节的性质，根据结果选择治疗方案。于是我们又回到外科门诊，这时甲状腺外科专家门诊也轮到我们进诊室了，外科主任问诊和触诊后给出了同样的意见。

第二天，小宋的 B 超和甲状腺功能检查报告出来了。B 超结果是：左侧甲状腺内见一个等回声影，大小

33mm×22mm×20mm，左侧甲状腺结节（图 219），甲状腺功能正常（图 220）。周主任明确地告诉小宋妈妈：结节初步诊断是良性的，属于介入治疗的适应证，再做一下甲状腺结节穿刺活检，如果病理证实为良性的，就可以采取微波消融的方法治疗甲状腺结节。

随后，小宋又在超声引导下做了穿刺活检，病理证实是良性的。小宋妈妈又拿着病理报告咨询周主任："微波消融怎么做啊，有危险吗？有后遗症吗？痛苦大吗？会留瘢痕吗？会影响将来的艺术生涯吗？"小宋妈妈迫不及待地抛出了一连串的问题。周主任微微一笑，说："宋妈妈，我能理解你的心情，你不要急，我一条条回答你。"他随手拿起办公桌上的图片（图 221），一边指点，一边讲解："微波消融就是先在颈部开个 2～3mm 的小口，在超声导引下将一根很细的消融针经皮穿刺插到结节内，通过微波的热效应，使结节组织发

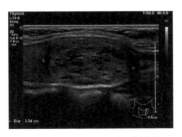

▲ 图 219　左侧甲状腺结节

编码	项目名称		结　果	参考值	单　位
1	T₃	三碘甲状腺原氨酸	1.52	1.30～3.10	nmol/L
2	T₄	甲状腺激素	94.75	66.00～181.00	nmol/L
3	FT₃	游离三碘甲状腺激素	4.34	3.10～6.80	pmol/L
4	FT₄	游离甲状腺激素	14.78	12.00～22.00	pmol/L
5	TSH	促甲状腺激素	3.520	0.270～4.200	mU/L
6	TGAB	抗甲状腺球蛋白抗体	10.7	<115.0	U/ml

▲ 图 220　甲状腺功能检查

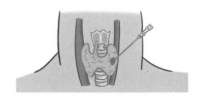

▲ 图 221　超声引导下穿刺

生不可逆的凝固性坏死，结节便会逐渐吸收缩小。我知道你女儿小宋是艺术特长生，酷爱舞蹈，对个人形象要求特别高，我们的微波消融手术创伤小，恢复快，并发症极低，很安全，不留瘢痕，不会损坏她的颈部外形，所以不会影响小宋在舞台上的形象。更不会影响舞蹈训练和艺术学院的考试。"听到周主任介绍介入微创可以替代外科手术进行高效快捷的治疗，小宋妈妈悬着的心放了下来。

三、住院—介入消融—出院—好消息传来

第三天，小宋妈妈办理了住院手续，完善各项术前准备。

第四天，小宋接受微波消融术。局麻，B 超定位，穿刺，选择功率，消融，拔针，包扎伤口，短短 30 分钟，手术结束。推出手术室的小宋如果不是有贴在脖子上的小纱布，一点看不出是个刚刚经历过手术的患者。周主任嘱咐小宋妈妈：回病房后安静休息，术后 2 小时内不宜进食饮水，2 小时后正常饮食。局部可能有轻度疼痛，3～6 小时可以缓解，要特别注意有无声音嘶哑和饮食呛咳。

第五天，周主任查房来到小宋的床

边，查看了伤口后告诉小宋妈妈："伤口没有出血，发音也没有受影响，今天可以出院了。"一提到出院，小宋兴奋得手舞足蹈。周主任转过身来对随同的管床医生、研究生们说："小宋的临床表现、实验室检查、超声影像和病理结果符合甲状腺良性结节的诊断标准，对于有压迫和（或）影响美观的甲状腺良性结节患者，超声引导下消融治疗可作为手术的一线替代方案。刚才我特别关注了小宋的嗓音，如果患者本人或治疗医师发现患者治疗后嗓音与治疗前对比发生变化，应进行喉部评估和声带活动度评估。术后定期超声测量结节体积，维持甲状腺功能正常或甲状腺功能恢复正常，这是客观疗效指标。"小宋的妈妈问周主任："也就是说我们出院后需要定期复查哦。""是的，出院后第3、6、12个月做B超检查，以后每年复查一次"，周主任接着又对医生们补充道："如果良性甲状腺结节消融后残留的结节组织导致患者临床症状或美观问题未改善，可以再次消融。"此时小宋的妈妈默默念道，但愿我家姑娘是一次解决问题。

三个月后，我接到了小宋妈妈的电话。小宋妈妈激动地告诉我："沈姐姐，小宋顺利通过初试了。三个月前如果不是你的指引，我们还不知道怎么治疗呢？今天我带她复查了B超，结节已经小了很多，外观上也已基本看不到隆起了，小宋正在准备艺考复试呢。"

近年来，甲状腺结节的发病率逐年上升且呈现年轻化趋势，患者不仅要求治愈疾病，而且要求不留瘢痕保持颈部美观，不影响正常的工作和生活。在此背景下，微波消融术以其疗效确切、创伤小、恢复快、无瘢痕的特点，成为甲状腺结节微创治疗的新趋势！

你的健康和美丽，需要找对医院，找对医生，还需要介入医学。

（沈　燕　周卫忠）

为什么不赞成栓塞甲状腺动脉：一切以患者利益为重

科学追求的是实事求是，医学遵循的是人性人道
一旦越出实事求是与人性的接受范围，必须叫停

一、有人在研究应用动脉栓塞的介入方法治疗甲状腺疾病

2003年的某日，李彦豪教授邀我一起撰写一篇论文。李教授与我都是我国介入早期的开拓者，非常热爱介入事业，积极从事介入放射学工作，对于任何新生的介入放射学技术都十分支持。唯独对于甲状腺动脉的栓塞，却持有非常谨慎的态度，不主张大力开展。

甲状腺长在颈部下方，紧贴着气管，它产生人体的某些激素，对人体影响很大。

1992 年，国内有人率先报道了犬甲状腺动脉栓塞术治疗甲状腺功能亢进（简称甲亢）的实验研究，栓塞后观察 4 个月，未发生严重并发症和甲状腺功能减退。1994 年，另有人报道了同样的研究，其偏重于栓塞剂的探讨。直到 2004 年和 2005 年，有人再次报道了动物实验研究，认为平阳霉素碘油乳剂栓塞效果确切，无严重并发症，可用于甲亢的栓塞治疗。对于这些研究，我们都持支持态度，因为这是研究，在必要的时候可以应用于人体。

但在同年，北京两家医院开始动脉栓塞治疗甲亢的临床研究，之后更多医院开展了这一治疗，到 2000 年已扩展到 20 家医院，涉及 12 个省市自治区，从 2001 年起，每年新增 2～3 家医院，一直持续到 2004 年。

我们的论文发表于 2003 年 10 月，从 2005 年以后，国内未见有新的动脉栓塞治疗甲亢的报道。

二、用介入治疗甲状腺疾病，是不是比内外科治疗更好呢

这些报道治疗了甲亢患者共计 786 例（男 230 例，女 556 例），年龄分布为 11—72 岁（未在公开杂志上报道的不在统计之列）。

这 786 例进行动脉栓塞治疗的甲亢患者中，若除外暂时性的甲亢危象、甲状腺和甲状旁腺功能减退，以及其他并发症外，发生了一些无法弥补的脑栓塞、视网膜动脉及其分支误栓导致视力下降、永久性甲状腺功能减退等严重并发症，甚至还有死亡病例，其严重并发症发生率为 3.43%（27/786）。而治愈率或停药率（停止用药治疗的比率）仅为 75.1%（590/786），复发率为 6.74%（53/786），仍需减药维持者占 11.83%（93/786）。

仅笔者知道，某医院做了 36 例，发生脑梗死的有 3 例，占 8.33%。另外有一些单位因为出现严重并发症、甚至死亡病例而停止了这一治疗。如果把论文以外的病例全部统计进去，估计并发症的比例更高。但是，这些都未见于报道，无法统计。

针对这一现象，2003 年，我们两人共同撰文（图 222），发表了我们对动脉栓塞术治疗甲状腺功能亢进症的一些看法。

值得高兴的是，从 2005 年以来，未见报道有新增动脉栓塞治疗甲亢的医院，看来我们绝大多数的介入医生对这一手术是很谨慎的，值得庆幸。但是这是以生命与生存质量为代价得来的经验与教训，作为一种医学科学知识，也值得科普一下。

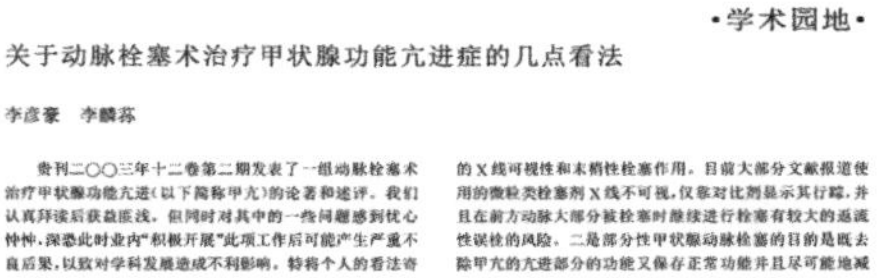
介入放射学杂志 2003 年 10 月第 12 卷第 5 期 J Interventional Radiology 2003, Vol. 12, No. 5 — 307 —

·学术园地·

关于动脉栓塞术治疗甲状腺功能亢进症的几点看法

李彦豪 李麟荪

贵刊二〇〇三年十二卷第二期发表了一组动脉栓塞术治疗甲状腺功能亢进(以下简称甲亢)的论著和述评。我们认真拜读后获益匪浅。但同时对其中的一些问题感到忧心忡忡，深恐此时业内“积极开展”此项工作后可能产生严重不良后果，以致对学科发展造成不利影响。特将个人的看法寄与贵刊，望能与同道商榷。

的 X 线可视性和末梢性栓塞作用。目前大部分文献报道使用的微粒类栓塞剂 X 线不可视，仅靠对比剂显示其行踪，并且在前方动脉大部分被栓塞时继续进行栓塞有较大的返流性误栓的风险。二是部分性甲状腺动脉栓塞的目的是既去除甲亢的亢进部分的功能又保存正常功能并且尽可能地减少复发率。欲达到此目的，把握栓塞范围或程度十分重要。

▲ 图 222 李彦豪与李麟荪共同撰文

三、如何正确对待学科发展

1. 一项新技术的出台必须要有其必要性

目前，介入疗法治疗的疾病有很多，以肝癌为例，因为内科、外科的治疗有局限性，才促使介入治疗的产生和发展。对于甲亢，我们看看外科手术并发症的情况（表2）。

可见，外科大量的手术数据表明，没有更多更严重的并发症。这种情况有必要做介入治疗吗？此外，内科与同位素治疗也都很成功，我们不在这里赘述。

表2　甲亢外科手术并发症统计表

病　例	甲亢危象	甲状旁腺功能减退	喉返神经损伤	大出血	复　发
1072 例	2 例	1 例			8 例
938 例		3 例	2 例	16 例	
850 例	3 例	12 例	15 例	5 例	
514 例			2 例	8 例	

2. 一项新技术的出台必须要有其优越性

谁都知道安全、有效是介入治疗的主要优点，但是这对甲亢来说存在吗（表3）？

表3　甲亢介入治疗的疗效

严重并发症的发生率	3.43%
治愈率或停药率	75.10%
复发率	6.74%
减药维持率	11.83%

为什么会有这么高的并发症发生率？我们从甲状腺的解剖（图223）就可以看到，甲状腺动脉的开口离颈内动脉如此之近，任何一点栓塞剂的反流，可能就会进入到（供应大脑的）颈内动脉，从而引起患者脑血管栓塞，严重时可能导致瘫痪，甚至出现更严重的问题。

3. 一项新技术的出台必须要有其合法性

医学的创新试验到临床应用必须经过的基本步骤：正确的选题→动物实验→Ⅰ～Ⅲ期临床试验→Ⅳ期临床试验→临床正式应用。

原国家食品药品监督管理局曾在2005年颁发的《药品注册管理办法》第24条中详细阐述了各期临床试验的目的，并着重强调安全性和疗效，以及可能的利益与风险评估。

我们并不清楚整个过程，也不了解患者情况，更不知道手术过程，只是作为一名老介入工作者，对此忧心忡忡，我们怕出现更多并发症。

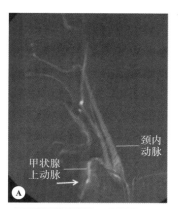

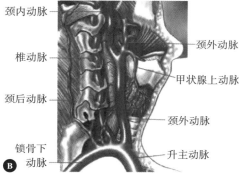

颈内动脉
椎动脉
颈后动脉
锁骨下动脉
颈外动脉
甲状腺上动脉
颈外动脉
升主动脉

▲ 图 223　甲状腺的供血与解剖

A. 造影见左侧甲状腺上动脉，白箭所指为甲状腺；B. 左侧甲状腺上动脉示意图

4. 匆忙进入临床应用说明什么问题

①我国的食品药品监督管理仍需要严格规范、严格管理；②一些新技术还没有行业规范，如何加强管理；③介入治疗虽好，但并不是保治百病，如果内科有效，还是应该由内科治疗。

5. 作为医生，如何面对伦理、道德与开展新技术

①从"完全为了患者"这个原则来判断这一技术的优缺点；②对任何技术都必须严格掌握适应证；③开展新技术的根本宗旨是为了更好地"治病"，而不是为了"创新"；④认真执行"循证医学"。

本文无意反对开展新技术，恰恰相反，希望积极慎重、严格有序地开展好每一项新技术。也即对本技术的开展要有个规矩，才能更好地发展光大，可谓"没有规矩不成方圆"。更重要的是，要进一步健全医疗卫生事业的行政法规和监督管理，真正做到对患者负责。

（李麟荪）

豆蔻少女乳房囊肿愁死人：乳房囊肿介入能治吗

医生应该时刻考虑如何以最小代价、最少损害去治疗患者

不要站在"最正确的"制高点，把患者作为自己营生目标

那是三十年以前的事。我们介入科护士张老师（我们没有称呼护士为 sister 的习惯，好在她们要带教年轻护士，所以大家都称护士为老师）看我有点空，就与我有了下面一串对话交流。

张：你什么囊肿都治，乳腺囊肿你治不治呢？

我：当然治！

张：我小侄女体检时发现有乳房囊肿，外科医生建议她开刀。

我：小孩？多大了？

张：还不到 20 岁。

我： 别开刀，一个少女乳房上面留了一个疤，心理上就是一个大阴影。

张： 是的。她为这件事天天发愁，我想问你，看你能不能治疗。

我： 哪里的囊肿都一样，我岳母手上的腱鞘囊肿都是我治好的。

张： 那明天下午，你没有手术，我就带她来，行不行？

我： 行。不过先要跟超声科医生联系好，因为这个要在超声引导下做的。如果超声医生有空，机器有空，我们就当场解决问题。

张： 那我马上去联系。

很快她就告诉我联系好了，明天下午 1 点半，上班以前加班做。

第二天中午，我们提早一些到了超声室。超声科医生给这个女孩做了检查，果然有两个连在一起的囊肿，并不大（图 224）。我请超声科医生排除恶性肿瘤，他也很认真地做了检查，完全排除了。于是我们开始治疗。

超声科医生换了一个穿刺探头（图 225），消毒以后，打了一点麻醉药，我就沿着穿刺探头边上的侧孔，一边看超声图像（图 226），一边进针，故意与小女孩说话分散她的注意力："如果疼的话告诉我。"小女孩还没有说疼，我的穿刺针已经穿到囊肿里面了。

我抽出 2ml 的液体，去做病理检查，观察液体内有无肿瘤细胞。然后注进去等量的 95% 乙醇，再抽出，再注入，反复冲洗几次以后，直到抽出的液体很清澈，便结束了手术。

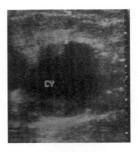

▲ 图 224 乳房囊肿超声所见，两个囊肿连在一起

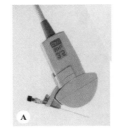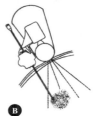

▲ 图 225 穿刺探头
A. 探头实物图，边上有穿刺针；B. 探头示意图

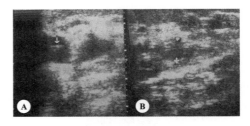

▲ 图 226 消融过程
A. 穿刺针（白箭所指）在囊内；B. 囊肿已缩小

手术后患者情况很好，没有什么不良反应。我告诉她此后要每年做体检，避免有新的囊肿发生。

在写本文之前，我问了张老师，她告诉我她的侄女现在好得很，早已结婚生了小孩了。

（李麟荪　陈惠珠）

第8章　神治呕血与咯血

小姑娘，大咯血，要窒息，怎么办？三级医院看个遍
罕见病，血来源，忌活检，介入栓，多个学科奇效现

一、不明原因突发大咯血

六一儿童节刚过，刚满四岁的小姑娘慧慧（化名）带着刚会走的弟弟，与邻家小朋友一起在院子里玩"过家家"游戏，突然就听几声咳嗽，只见慧慧蹲在地上，一个劲地在咯血，不一会地面上已经一摊鲜红色的血液了（图227A）。这么小的孩子怎么会咳这么多的血呢？奶奶在一旁吓得浑身发抖，年轻的妈妈也吓坏了，赶紧喊着爸爸开车把孩子送到县医院，县医院不敢收，又紧急转到儿童医院，接诊大夫反复问了孩子有没有误吸、误咽什么东西，孩子均一一否定，病情紧急，快速用些止血药，就紧急联系急救车转运至河南省人民医院重症监护室（PICU），一路上，所有人心里都揪着（图227B）。

二、一波三折的诊治过程

王玉主任医师接诊后，加大了止血药物、缩血管药物的应用，出血才慢

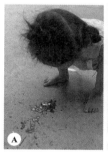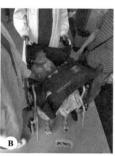

▲ 图227　发病及转运情况
A. 咯血当时；B. 急救运送

慢停止，前后共出血200多毫升，这个量对于一个儿童来说已经很大了，最怕的是肺部出血后形成的血凝块将气管堵塞，导致患儿窒息，那样分分钟都有生命危险。为了查清出血原因，程东良副主任医师在患儿床边进行了支气管镜检查，结果发现右侧支气管起始部有一粉红色表面光滑息肉样肿物，嫩嫩的，感觉里面的血液随时都可能溢出来（图228）。不知道是富血供肿瘤还是血管来源的血管畸形，程东良副主任医师放弃了活检以明确病变性质的预案，转而急

163

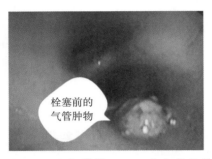

栓塞前的
气管肿物

▲ 图 228　支气管镜下见一富血供肿物，随时有再出血风险

请综合介入科曹广劢副主任医师和小儿外科鲍俊涛副主任医师会诊，也就是这个决定才避免了一场灾难。

经过多学科会诊讨论，最后采取了曹医师的意见，先急查 CT 血管成像（CTA）。果不其然，CTA 结果显示孩子右侧支气管动脉增粗明显，这么小的孩子血管这么粗，是不是首先考虑先天性血管畸形呢（图 229）？医生们也拿不准，但首要任务是先把这个引发出血的"病变血管"处理了，再镜下活检，必要时外科手术切除！

与孩子年轻的父母多次沟通后，家里人也比较理解、配合。孩子被护送到介入手术室，依然很乖巧，乖巧得让人

心疼！麻醉成功后，综合介入科曹广劢、李陆鹏两位医生为孩子选用了最细的鞘管，小心翼翼地找到了两根异常增粗的支气管动脉，经过微导管缓慢注入栓塞颗粒把这两根异常血管进行了完美栓塞（图 230）。孩子顺利苏醒，手脚活动完好，送回 PICU，孩子也未诉说不适。

第二天一大早，呼吸及危重症医学科的杨会珍副主任医师就为孩子做了第二次支气管镜，按计划进行活检明确肿物性质，并趁机使用冷凝等技术将肿物处理掉！谁知，镜子一进去，大家都睁大眼睛，小心翼翼去寻找那个"罪魁祸首"，唯恐碰到它引发大出血了，但怎么找也找不到了，只是在原有位置看到肿物萎缩的痕迹（图 231A）！大家不禁异口同声地说，"介入栓塞得太好了，肿物都看不到了"！这更坚定了我们对其血管来源的判断，万幸最初没有进行活检避免了致命的大出血，更替患儿排除肿瘤的可能性感到庆幸，同时也让孩子避免了外科手术的损伤！因为微创介入手术不开刀，只需要一个穿刺针眼就可以完成手术，患者聊着天，基本没有

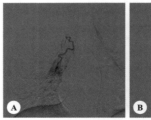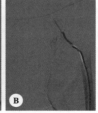

▲ 图 230　介入栓塞术中情况

A. 术中造影显示右侧支气管动脉明显增粗；B. 栓塞术后造影复查显示增粗的支气管动脉未再显影

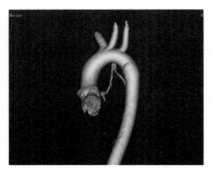

▲ 图 229　CTA 见右侧支气管动脉明显增粗

感觉就结束了。至此，大家一直悬着的心才彻底放下来！慧慧介入栓塞术后 3 天即活蹦乱跳地转入了普通病房，6 天后出院，随访至今未再有咯血症状出现（图 231B）。

三、这个出血到底是什么病引起的

经查文献得知，慧慧这样的疾病全

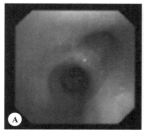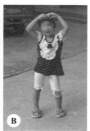

▲ **图 231　介入栓塞术后恢复情况**

A. 气管镜下未再见原有的富血供肿物；B. 孩子恢复如初，至今一年余未再咯血

球都很少见，仅报道了 70 余例，常见于成人，男性多见，幼儿更是罕见，仅见 2 例个案报道。这种气管腔内血管来源的疾病叫支气管 Dieulafoy 病，由 Sweerts 等于 1995 年首次报道，常规胸片、CT 难以发现，一般表现为急性大咯血或间断咯血才就诊，常常被误诊为支气管扩张或气管腔内肿瘤，如果这时进行活检、刷检等镜下操作可能引发再次大出血，致死率超过 60%，所以行支气管动脉造影明确诊断，进而再行 "支气管动脉栓塞术" 等微创介入诊治方案是首选，介入及保守治疗无效后再考虑外科手术切除这一根治办法，所以，多学科诊疗，密切合作很重要，这个患儿能成功诊治也是 PICU、综合介入科、小儿外科、呼吸及危重症医学科不同专业背景的专家共同努力的结果。

（曹广劲　李陆鹏）

第一次见到呕血，胆战心惊：门静脉高压的研究之一

印象往往先入为主，当你对它产生恐惧就难以把事情做好
要么放弃，要么去改变，我就是被介入放射学改变的人

一、难忘的第一次

记得那是我在做实习医生的时候，第一次看到患者大呕血，那场景着实令人害怕，我真为患者担心。那一口一口的鲜血不断往外吐，好像没有停止的时候，怎么办呀？当班的医生诊断他是门静脉高压引起的消化道出血，拿来一个

双球囊的三腔管（图 232A），往患者鼻孔里塞进去，患者为了要命，不得不强忍着痛苦配合着吞咽下去，依据插进去的深度（管子表面有刻度）大概是插到了胃里。当班医生经管子往球囊里面打气，第一次打完气后，就往外拉管子，拉到有较大的阻力时才停手，用钳子夹住管腔后就换个管腔，再往球囊内打

气,直打到患者忍不住了才停止,又把它夹住,才算完成(图232B)。我看着患者痛苦不堪的表情,心里有一种说不出的难受!那又有什么办法呢?患者要想活命那就只能忍受。

看到这种几近残忍的场面,我心惊肉跳。老师看到我这个样子就告诉我,导管的两个球囊,一个放在胃里,一个放在食管里。当它们充气膨胀的时候,就把破裂出血的血管压瘪了,出血也就停止,等破裂的血管闭合以后,再把这个管子拔掉。现在看起来患者很痛苦,但是得要命啊,生命比痛苦重要。做医生的也是实在没有办法。为了拯救生命,医生只能无奈地残忍了,我第一次

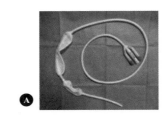

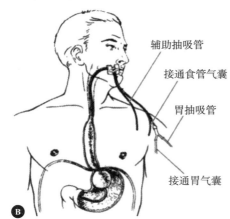

▲ **图232** 双球囊三腔管与压迫止血

A. 双球囊三腔管;B. 双球囊三腔管压迫止血示意图

看到出血的时候也像你现在这样。可是老师安慰我的话,并没有让我从内心深处安定下来。

二、门静脉压力增高为什么会呕血

我当时不知道门静脉压力升高为什么会引起如此大的出血!那怎么能降低门静脉压力呢?放了带双球囊的三腔管,也只是压迫止血,它能降低门静脉压力吗?破裂的血管到什么时候才能长好呢?真正的病因仍然没有根除啊!而且听患者家属说他已经不是第一次呕血了,下次再呕血怎么办呢?呕血何时才是个头呢?

后来我通过学习和查阅资料才慢慢地知道,早就有人研究门静脉压力增高的原因。原来是由于肝硬化引起的,患者得了肝炎以后,或者长期酗酒等原因,肝脏被过量的酒精伤害,造成大量的肝细胞破坏,破坏的地方就长出了许多纤维结缔组织(也就是瘢痕),临床上称为肝硬化。纤维组织很僵硬,压迫了肝内的门静脉。门静脉本来就像一条大河,接纳来自食管、胃、肝、脾、肠等许多器官的静脉血液(图233)。本来门静脉把这些静脉血送到肝脏里进行加工,门静脉带来的营养由肝脏转化为各种养料、维生素和激素等,再由肝静脉收集回流到心脏,又通过心脏和主动脉供应全身。而肝硬化后,纤维组织压迫门静脉,使血液流向肝脏受阻,于是一部分静脉血淤积在门静脉使血管扩张,压力便升高了;一部分静脉血液通

图中标注:辅助抽吸管、接通食管气囊、胃抽吸管、接通胃气囊

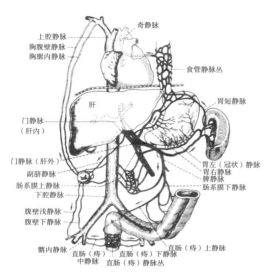

标注文字：
奇静脉
上腔静脉
胸腹壁静脉
胸廓内静脉
食管静脉丛
胃短静脉
肝
门静脉
（肝内）
门静脉（肝外）
副脐静脉
肠系膜上静脉
下腔静脉
胃左（冠状）静脉
胃右静脉
脾静脉
肠系膜下静脉
腹壁浅静脉
腹壁下静脉
髂内静脉
直肠（痔）上静脉
直肠（痔）
中静脉
直肠（痔）静脉丛

▲ **图233　门静脉接纳来自于食管、胃、脾、肠等许多器官的静脉血液**

过交通支分流到其他静脉去了。所以我们可以看到这些患者的腹部体表有蚯蚓样的血管扩张。就像大马路不通畅，人们过不去，只能从小弄堂里绕着走，结果，小弄堂里也拥挤不堪。

在门静脉系统里，最薄弱的静脉位于食管和胃。随着门静脉压力升高，最容易引起血管扩张扭曲，突向食管与胃腔内，所以容易被食物、胃酸等损伤，一旦破裂就会大量出血，在呕血的同时还会大量便血，很难控制。另外，由于门静脉压力增高，血液里面的水分就容易渗透出来，造成大量腹水。上面说的双球囊的三腔管插到胃和食管，充气后就是为了压迫胃和食管里的这些扩张的静脉，因为不知道具体哪个地方、哪根血管出血，无法做精准压迫，但那时候也没办法知道，就只能一起压迫止住血再说了。

三、能不能拯救他们

即便这么处理，实际上并没有解决门静脉高压问题。为了解决门静脉高压的难题，除了一些药物之外，最早是由外科医生把脾脏切掉，从而减少了进入门静脉的血液。但是这个脾脏是有着特殊功能的人体器官，为了保留脾脏，他们又想办法把脾静脉与肾静脉接在一起，让脾脏的血液不去门静脉，而通过肾静脉回流到心脏，目的是人为地增加了一条血液分流通道。读者一定也会感到外科医生也已尽了很大努力，但是效果有限。

后来内科医生有了食管内镜和胃镜，他们在内镜下把看到的出血血管和因为高压而造成的血管曲张团块用夹子或丝线结扎掉，以及注入硬化剂闭塞曲张的静脉血管，但是门静脉血管内的高压这个"罪魁祸首"仍然存在，还会产生新的血管扩张和破裂出血。

放射科医生能为患者做点什么呢？做门静脉造影！问题是门静脉血管与体表的血管不相通，所以也就无法通过穿刺体表血管的方法把导管直接送到门静脉做造影，那么导管插不到门静脉，怎么造影呢？当初只能通过间接的方法，先把对比剂打进腹腔动脉，让它通过肝、胃肠道动脉或脾动脉等进入脏器，等对比剂回流到门静脉再照片来显示门静脉（图234）。

我们来仔细地看一下，主要是些什么血管（图235）。

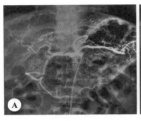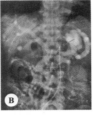

▲ 图 234　间接法门静脉造影

A. 对比剂打进腹腔动脉后，进入胃肠道动脉或脾动脉；B. 造影剂回流进入门静脉而显影

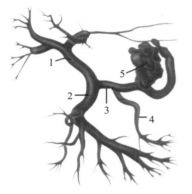

▲ 图 235　门静脉各个分支

1. 门静脉主干；2. 肠系膜上静脉；3. 脾静脉；4. 肠系膜下静脉；5. 胃曲张静脉团

但是这种间接造影往往很不清楚，于是有人想直接通过皮肤穿刺脾脏，注入对比剂，虽然有些危险，但是他们成功了。可惜，脾脏组织很脆，容易引起破裂大出血，非常危险，这种造影不宜推广。

于是有人通过穿刺肝脏到门静脉，取得了成功（图 236）。

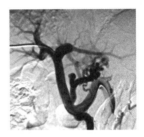

▲ 图 236　经皮穿刺肝脏到门静脉，插入导管造影，取得了成功

对门静脉的研究，到这一步已经取得了很大的进步，但是对治疗来说，仍旧没有突破，只是做了造影，对门静脉高压进行了明确诊断，并没有做治疗。

别着急，待我后面继续讲下去。

（李麟荪　施海彬）

把手中的诊断工具变成治疗工具：门静脉高压的研究之二

诺奖得主邓肯·霍尔丹说：发现问题比解决问题更重要
所以是罗许，被人们尊为 TIPS 之父

一、把不想进去的通道变成治病的通道

捷克斯洛伐克的罗许医生曾致力于研究门静脉造影，他的成就得到多特

医生的重视。早在 1969 年，罗许最初是为了做胆道造影，他从颈静脉穿刺胆道，先是穿刺颈静脉，插入套管针经过上腔静脉一直到达肝静脉，然后经肝静脉穿刺胆管，但是，常常会无意中穿入

门静脉（图 237）。

最初，罗许因为穿刺进到门静脉而烦恼，有一天，他想起多特曾跟他说过，"要把手中诊断的工具变成治疗的工具"。他突然意识到，如果能够从肝静脉进到门静脉，就可以把这两个血管打通，高压的门静脉的血液可以直接通过肝静脉分流到下腔静脉，这样就减少了门静脉血流，不是就可以降低门静脉的压力了吗？也就可以用来治疗胃底食管静脉曲张引起的出血了。于是，他就做了这个设想的动物实验，并获得了成功（图 238）。

实验是做成了，被称为"经颈静脉肝内门体分流术（transjugular intrahepatic portosystemic shunt，TIPS）"，但是两周以后，因为塑料管内的血液流得很慢，便凝固成血栓，将管道闭塞了。1969 年，罗许等把这一研究发表在 *Radiology* 杂志上。到 1971 年，他先后

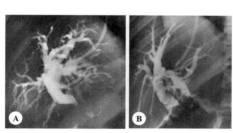

▲ 图 237　A. 经肝静脉穿刺胆管造影；B. 误穿进入门静脉造影

做了 40 次动物实验，认为手术是有希望的，问题是没有合适的办法建立持久的通道。罗许等再次把这一成果发表在美国外科杂志上。

二、通过论文激发大家都来参与

1980 年，Gutiérrez（图 239）也用狗做了动物实验，他不用塑料管，而是直接用球囊扩张分流道，结果通畅性保持了 10 个月。

1982 年，加拿大 Stronell 医生用 Gutiérrez 的方法治疗了 6 个患者，同时他还把曲张的静脉做了栓塞治疗。患者都在 6 个月之内去世，去世后，4 个患者做了尸体检查，其中 3 例通道依然保持通畅。通过这些临床研究，他们确认了这个手术是有价值的。

时间到了 1986 年 5 月，Palmaz 报道了用支架代替球囊扩张做了 TIPS 的动物实验。他先将 9 条狗都做成门静脉高压，再做了上述的 TIPS 手术。他观察了 48 周，结果支架 100% 仍旧通畅（图 240）。

罗许在 1987 年用 Z 形支架做了猪的动物实验，6 周以后，发现肝细胞向支架内生长，通道仍旧变狭窄了（图 241）。

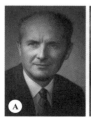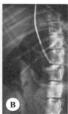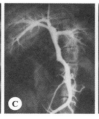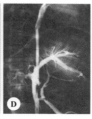

◀ 图 238　肝内门静脉 – 体静脉分流动物实验

A. 1970 年的罗许；B. 经肝静脉穿刺门静脉；C. 造影证实导管进入门静脉；D. 门静脉 – 体静脉之间植入塑料管

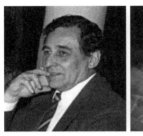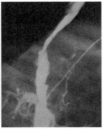

▲ 图 239　Gutiérrez 和他的动物实验

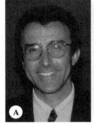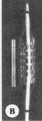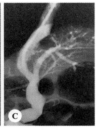

▲ 图 240　A.Palmaz；B. 球扩支架；C. 48 周后支架仍旧通畅

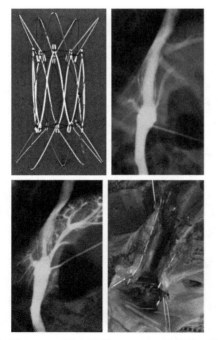

▲ 图 241　Z 形支架做 TIPS，6 周以后，通道变狭窄

三、终于成功地用于患者

1988 年 1 月，德国 Richter 等用支架在患者身上做了世界第一例 TIPS 手术，取得了成功（图 242），门静脉压从 38mmHg 下降到 18mmHg。可惜患者在手术后 18 天，死于肺部感染（这与手术无关）。尸体检查证实支架通畅，表面覆盖了一层薄薄的上皮细胞（这是我们希望的）。

Richter 报道的论文题目为《经颈静脉肝内门体支架分流术》（*transjugular intrahepatic portosystemic stent shunts*），所以后来也有人把它称为 "TIPSS"。

随着超声引导的应用，这一手术在世界各地都得到了很好的推广应用。但是无论是用什么样的支架，肝细胞最后还是向支架内生长，妨碍了这一手术的

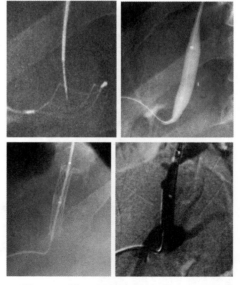

▲ 图 242　第一例植入支架的 TIPS 手术病例

长期效果。

下一步如何改进呢？能不能应用覆膜支架呢，把肝细胞挡在支架外？甚至争取将这个手术在肝外做？我们将会继续介绍。

（李麟荪　施海彬）

从 TIPS 到 TEPS：门静脉高压的研究之三

如何将介入与外科密切结合，成为两科合作形成真正有机组合手术，取得 1+1＞2 的优势，值得研究

一、解决了老问题，又发现了新问题

TIPS 手术取得了成功，有了明显的临床效果，但也带来了一些新问题。因为门静脉血进入肝脏是为了在肝脏分解和转变从胃肠道吸收的食物，把它变成养料，而其中有些毒素需要肝脏解毒排泄。如果这些吸收来的养料包括毒素不经过肝脏解毒，人就会中毒，所以有一些患者在做完 TIPS 后发生肝性脑病（肝脏疾病引起的神经和精神异常综合征），这是由于分流的通道太大。这个问题比较好办，程度轻的肝性脑病可以用一些药，如乳果糖、新霉素等治疗。程度重的肝性脑病可以在支架里面重新套一个细一点的支架（图 243），把通道从 10mm 直径减小到 8mm。这样介入医师又解决了一个难题。

但是，肝细胞会向支架内生长，如何避免呢？于是又有人使用覆膜支架，挡住肝细胞向支架腔内生长。

我国学者滕皋军（现在的中国科学院院士）在其中也做出了重大贡献，他通过动物实验研究，发现在建立通道时损伤了胆道，使胆汁外渗，刺激组织增生，引起通道狭窄，所以他建议用覆膜支架，挡住胆汁进入通道，或可解决难题。此文曾在亚太介入学术大会上宣读，并赢得银质奖，笔者见证了以上盛会。

于是，不同人设计了不同的覆膜支架，最后以 Viatorr 覆膜支架最好（图 244），被大家认可。这是一种 e-PTFE 塑料覆膜的支架，有覆膜的一段放在肝内，没有覆膜的那一段放在门静脉内。目前已被广泛采用。

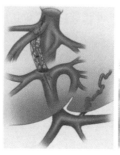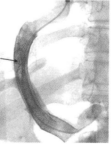

▲ 图 243　支架里再套一个支架

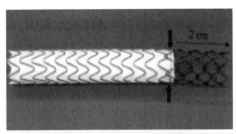

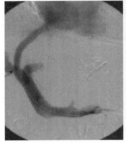
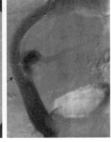

▲ 图 244　Viatorr 支架及其应用

二、问题接二连三地出现

接下来又有更棘手的问题。我们以前从肝静脉穿刺门静脉，都是在肝内穿刺，也就是说，肝静脉与门静脉都在肝内，而且都比较粗。问题是有些患者肝内的门静脉由于某些原因血液凝固成血栓，甚至到后来血栓纤维化与血管壁长在了一起，出现门脉海绵样变性，血管本身就不通，所以在肝内穿刺即使穿刺到位进入门静脉，血液也不流动。于是又有另一些人分别研究直接肝内门静脉 – 体静脉分流（DIPS），还有人做腹膜后脾肾分流（PRESS），经皮肝外门腔静脉分流（PEPS）及经静脉肝外门腔静脉分流（TEPS）。这些方法都还没有成熟，而且专业性很强，我们就不在这里讨论。

作者只是想告诉大家，医学科学是很复杂的，许多方面到现在还不够成熟。医学不是生产和修理机器，不行就拆了可以重新再来。医学要在人体上做手术，不是想切开就可以切开的，更不能随意切除，所以很艰难，怕有不足，又怕过头。一旦有意外，那就人命关天。所以患者对医生要有所理解，有所包容，否则医学不会进步，还有一线生存希望的高危患者就没有医生敢去拼力抢救。

三、希望寄托在年轻一代

在这里，我要郑重地向大家介绍河南省人民医院的最新成就。

这是乔大爷第九次住院了，上消化道出血来势格外凶猛。乔大爷的儿子觉得这次大事不好了……

乔大爷今年 61 岁，患有慢性乙型肝炎多年。两年前，他就因乙型肝炎、肝硬化数次呕血，多次住院治疗。一年半前，乔大爷又被查出肝脏恶性肿瘤，经过介入栓塞治疗后，病情平稳。但这次入院，急待解决的是（肝硬化造成的门脉高压引起的）消化道大出血。

几年间，为了保住乔大爷的命，李医生已为他做了各种针对性治疗：食管 – 胃底静脉血管套扎术、脾动脉栓塞术、动脉灌注化疗术等，但肝硬化仍然不断进展，乔大爷已经出现了门脉海绵样变性（血管里的大量血栓），导致门静脉主干完全堵塞（图 245）。常规 TIPS 手术因为门静脉不通而无法实行，意味着这种病就成了"非癌症性的绝症"。

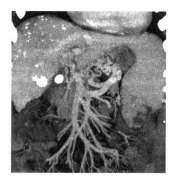

▲ 图 245　门静脉主干海绵样变性

能否避开阻塞的门静脉主干，直接将门静脉的一个分支——肠系膜上静脉与下腔静脉建立起快速通道呢（图246）？对着 CT 片冥思苦想时，一个新思路在年轻医生李卫校头脑中闪现，这个大胆而又从未有人实践过的想法得到了介入医师出身的血管外科翟水亭主任及全体医生的大力支持！

一次次的团队探讨就此展开：从解剖层面的可行性到手术的适应人群，再到手术入路的具体操作，可能出现的术中风险……讨论越来越深入、具体，手术方案也越来越完善、清晰。

经过充分的术前沟通，翟主任团队为乔大爷实施了手术，先经腹正中开一

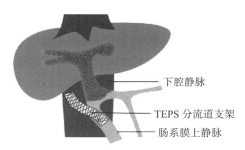

▲ 图 246　肠系膜上静脉与下腔静脉之间建立通道

个小切口暴露肠系膜上静脉，从一支细小的肠系膜上静脉分支血管开始送入导管、血管造影，再一路向上，经过肠系膜上静脉，在靠近下腔静脉处，穿刺进入到下腔静脉，球囊扩张穿刺道，植入覆膜支架，这样就建立了新的通道——肠系膜上静脉与下腔静脉分流道建成（图247）。门静脉压力下来了，消化道出血停止了，手术取得了成功。这是介入手术与外科手术相结合的典范。

这一手术的成功振奋人心，河南省人民医院血管外科团队将这一术式命名为"经肠系膜上静脉肝外门体分流术"，简称 TEPS，在此后数个月内，这个手术团队陆续为类似的 12 例患者进行了 TEPS 手术，均获成功。而且，经过科技查新，该术式在国内外未见报道，为全球首创！2021 年 9 月，TEPS 术式论文通过优先发表通道在中华医学会期刊正式发表（图248）。

李卫校副主任医师介绍：TEPS 术除了适合门静脉海绵样变的患者，该手术还适用于急性广泛性门静脉血栓的患

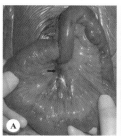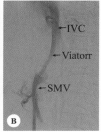

▲ 图 247　建立新的通道

A. 经腹正中小切口暴露肠系膜上静脉；B. 建成新的通道。IVC. 下腔静脉；SMV. 肠系膜上静脉

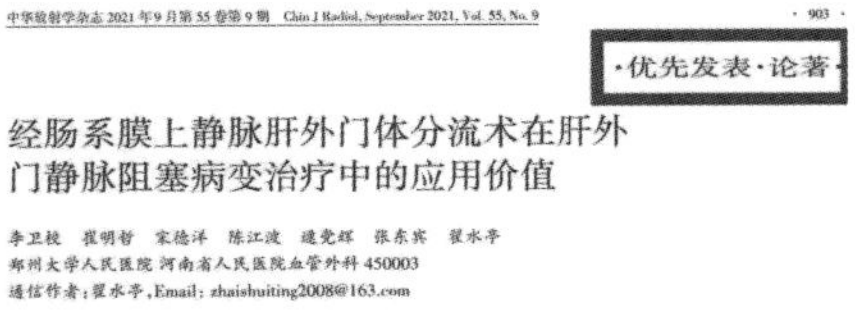

中华检测学杂志 2021 年 9 月第 55 卷第 9 期 Chin J Radiol, September 2021, Vol. 55, No. 9 · 903 ·

·优先发表·论著

经肠系膜上静脉肝外门体分流术在肝外
门静脉阻塞病变治疗中的应用价值

李卫校 崔明智 宋德泽 陈江波 邵党辉 张东辉 翟水亭
郑州大学人民医院 河南省人民医院血管外科 450003
通信作者:翟水亭,Email:zhaishuiting2008@163.com

▲ 图 248 中华医学会期刊正式发表

者,相比传统常规术式,TEPS 手术具有创伤小、安全性高、精准性强,适应证相对更宽等优势。

钻研、求索、创新,医学技术上的每一点进步都将为无数患者带来新的希望。

（李卫校 翟水亭）

介入断流代替分流是否更好:门静脉高压的研究之四

新方法好不好,要从源头上看,关键在于机理
方法是否可行,做法是否简便,效果是否更好

一、断流代替分流是不是更好

医学界对一种病往往有很多种治疗方法,前面我们介绍的是把高压的门静脉血分流一部分到体静脉,下面我们给大家介绍另一种方法——介入断流术。它是不是比分流更好?我们不在这里做比较,这里只是介绍一种思路,想让大家知道,医学与科学的不同,医学是科学与艺术的结合,不能局限在一个方面,这就是医学科学的艺术思维。

介入断流是把门静脉系统的一部分血流用介入方法进行阻断。其实本病的断流最早是外科的方法,他们把脾脏切除,结扎脾静脉和脾动脉,也就没有脾静脉血进入门静脉了,就叫断流(切断的意思)。有时在切除脾脏时还同时结扎了胃的静脉(图249),有利于降低门静脉的负荷与压力,防止出血。

二、介入断流术

介入方法则是在超声引导下,用细针经皮经肝穿刺,进入门静脉后,引入导丝、导管到达门静脉主干(图250)。

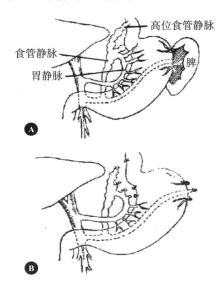

▲ 图 249 外科的断流手术
A.脾脏切除；B.部分曲张的胃静脉同时阻断

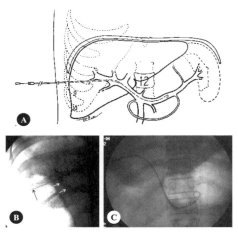

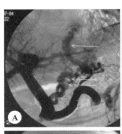
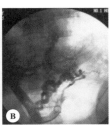
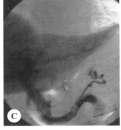

▲ 图 250　介入性门静脉断流术之一

A.示意图；B.穿刺针（黑箭）进入肝内门静脉（白箭）；C.引入导丝、导管到达门静脉主干

　　造影确认胃底静脉与食管静脉曲张后，导管插入曲张静脉，缓慢注入无水乙醇或 5% 鱼肝油酸钠硬化闭塞血管床，再用带纤毛的弹簧钢圈栓塞曲张静脉主干（图 251）。

　　为了减少肝硬化后脾肿大引起过

▲ 图 251　介入性门静脉断流术之二

A.门静脉造影；B.导管插入曲张静脉；C.闭塞曲张血管床

量的血液回流到门静脉，同时又能保留脾脏及其功能而进行部分性脾动脉栓塞（相当于部分性脾脏内切除）。穿刺股动脉，将导管插入脾动脉至近脾脏处造影，然后将导管插入到脾动脉下极分支，用明胶海绵颗粒或聚乙烯醇颗粒混合抗生素，低压缓慢分次注入，栓塞脾动脉下极分支，可达到脾脏面积 60%～80%，通过造影得到证实（图 252）。

　　如果单纯用介入方法阻塞食管胃底曲张静脉，对于食管胃底曲张静脉破裂出血可起到立竿见影的止血治疗效果。这种治疗既止住了出血，也阻断了食管胃底曲张静脉的分流，所以术后门静脉压力会有所增加，而且新的侧支循环可能又会形成并发展为曲张静脉，因此，再发出血率较高。如果配合脾脏栓塞，可有效减少门静脉血流量并降低门静脉压力，减轻食管胃底静脉曲张程度，降低出血的风险，还可明显改善门静脉高压性胃病。

　　国内胡育斌于 2009 年发表的一篇论文，报道了断流术后 5 年生存率为

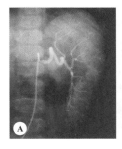
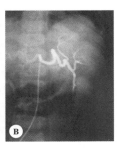

▲ 图 252　介入性门静脉断流术之三

A.栓塞脾动脉前造影；B.栓塞脾动脉分支与下极，达脾脏面积 60%～80%

66.0%，5 年累计再出血率为 44.1%，中位生存期为 78.6 个月，取得了较好的远期疗效。他们认为这一方法可作为目前首选的介入治疗方法，但是国内外这样的报道还不多。

（李麟荪　施海彬）

制止呕血的第三路军：门静脉高压的研究之五

当愚公在移山的时候，先进国家却在凿山开路另辟蹊径
要想超赶别人，只靠艰苦奋斗不懂科技创新是不可能的

一、原来食管静脉与胃静脉还有不同之处

人们认识门脉高压引起静脉曲张已经 130 年了，直到最近 60 年才特别重视，但还有许多未解之谜。因为食管静脉曲张与胃底静脉曲张都可由门静脉高压产生，从而我们常把他们混为一谈，其实两者差异很大。胃底静脉曲张破裂出血的危险性虽然相对低（10%～36%），但一旦破裂，死亡率很高（14%～45%）。

对食管静脉曲张用内镜治疗，已被广泛接受，而胃底静脉曲张很难用内镜治疗，除位置深邃难以到达外，该处静脉血流快，硬化剂很容易被冲走。为此，常采用外科手术，但肝功能不良者通常又不宜手术。经静脉肝内门体分流术（TIPS）治疗胃底静脉曲张的成功率为 50%，而有肝性脑病者还不宜做此手术，否则会加重肝性脑病。

为此，Kanagawa 于 1996 年提出"球囊阻塞逆行经静脉闭塞胃底静脉曲张（BRTO）"，他做了 60 例，取得了很好的效果，因而在日本被广泛接受。

如果我们把 TIPS 称为第一路军，门脉断流（含脾动脉栓塞）称为第二路军，BRTO 就是第三路军。当然这个第三路军也可以加脾动脉栓塞。

二、胃底静脉栓塞另有一套

如果要想详细了解这一手术，就要熟悉胃底静脉曲张，这就太专业化了。为了简化起见，我们将以图解的方式介绍体静脉与门静脉系统之间的联系（图 253）。

门静脉系统已在前几节中介绍，体静脉指上腔静脉、下腔静脉、肾静脉、肝静脉等。

临床研究发现，门静脉的压力升高以后，开放了一条特别通道，高压的门

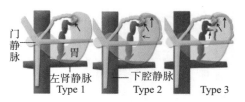

▲ 图 253　体循环通过左肾静脉与门静脉系统相交通

静脉血经过侧支循环进入了肾静脉，如果从股静脉插入导管可以到肾静脉，再进入曲张的胃静脉，如果在这里注入栓塞剂，就必然会顺着血流进入肾静脉。所以要用球囊阻断血流，让栓塞剂逆行去闭塞胃底静脉曲张，这就是我们为什么称它为"球囊阻塞逆行静脉栓塞法闭塞胃底静脉曲张"。

这个方法不需要像断流术中用穿刺肝脏的方法做栓塞，避免了穿刺肝脏的风险。

三、胃底静脉曲张要分别处理输入静脉与输出静脉

胃底静脉曲张的输入静脉有三种类型（图254）。1型：胃曲张静脉只有一支输入静脉，这种类型栓塞比较简单。2型：多支输入静脉，栓塞剂走向就要根据压力的比较，好在因为血流通常很

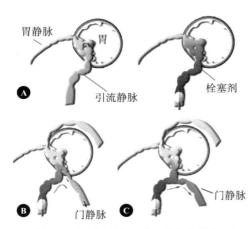

▲ 图254　胃底静脉曲张的输入静脉类型

A. 1型栓塞比较简单；B. 2型栓塞就要根据压力的比较；C. 3型栓塞就很容易进入门静脉

慢，所以大多数患者不受影响，只在注入量大时，可能会进入压力较低的门静脉。3型：一支或多支胃静脉，虽同时存在直接连接分流，但不供应胃曲张静脉，这一种类型的栓塞就很难了。

胃底静脉曲张的输出静脉有四种类型（图255），这四种类型对治疗也有很大影响，我们在这里就不做详细介绍了。

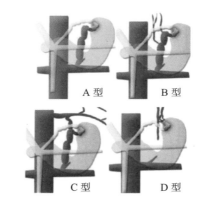

▲ 图255　胃底静脉曲张的输出静脉类型

我们为什么要在这一章里面向读者介绍这一种治疗方法呢？我们并不是要求读者能学会这种方法，而是要让读者知道：为了解决临床的难题，临床医生总是从各个方面、各种方法中做最优的选择来争取最好的结果。最有成就的医生往往不是步别人的后尘，而是站在前人的肩膀上不断往上攀登，才能取得更大的成绩。

我们不满足于某一种方法，而总是希望从其他的路径来探索，试着去争取以最小的痛苦得到更好的疗效。这就是优秀医生必备的素质。

（李麟荪　施海彬）

止不住的咯血：会要命的

千里之堤可毁于蚁穴，人体是坚强的，但也是脆弱的
远离大量的烟和酒，爱护身体，提倡健康的生活方式

一、咯血不止是会要命的

有一天上午9点多，正在基层医院耳鼻喉科诊室坐诊的陈医生，感觉喉咙一阵发痒，他快步跑向水池，连续的几声咳嗽后，吐出了几口鲜血，这对于一向身体很健康的他来说，无疑有点紧张。于是，他迅速回忆，近期牙齿有没有疼过？吃饭有没有卡过什么东西？咽喉有没有过什么异常？等等，似乎都没有。他希望能够利用自己的专业，解决自己的问题，做了一个非常果断的举动：为自己做喉镜！虽然检查得很认真，仍没有发现任何出血征象，悬着的心稍稍放下了一点，并侥幸地想：反正已不出血了，也许是累了，休息休息就会好的。

下午，陈医生继续上班。突然，又一阵剧烈咳嗽，又是几口鲜血咳了出来！于是他就到自己医院的CT室，照了CT片，只见到肺部有几小片模糊影，没有发现大毛病。他打算第2天再到大医院去认真复查。当他第3次咯血的时候，他意识到问题的严重性，赶紧通知家人，并拨打了急救电话。40分钟后，他躺在了江苏省人民医院的急诊抢救室。

据急救医生说，患者在送医院途中的救护车上一直在吸氧，但心率仍较快，指脉氧（这是从手指头上面测量血液中的氧气含量）也逐渐低到88%～91%（正常值为95%～100%），有明显的缺氧表现。急诊抢救室医生简单查体后，看了当地的CT检查片，考虑肺内出血。并在CT片上看到左主支气管内及其分支内可能有积血。因为很难知道出血能不能被止住，立即通知介入科医生马上到急诊科会诊。

二、医生的经验是很宝贵的

那天正好是我值班，作为一名介入科医生，我接诊过多名急症出血患者，但今天这位患者有点特殊，后来才知道他也是位医生。当我见到他时，他的神态略显僵硬，左侧的肺已听不到呼吸音，这与CT片不相符合。而当我询问病史时，他连点头、摇头之类的动作都不敢，几乎都是一旁的妻子在回答，同时患者也出现些许的焦躁不安。以我的临床经验判断，情况不好，决定立即再次胸部CT评估肺内情况，果然，结果提示：左肺已完全性不张（图256）。怎么不到2小时，左肺就已完全被堵住了呢？这里边肯定是血呀。大量的出血被完全堵在肺的一侧支气管和它的分支内，必然造成肺部一半处于窒息状态，所以血压和血氧都很低。

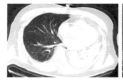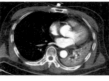

▲ 图 256 左肺完全性不张

可谓是"小咯血，大危害"，病情很严重。我没有任何犹豫，立刻通知介入科备班医护人员，把患者推进了介入科急诊手术室。距离患者到达急诊科不到 1 小时，手术就开始了。介入科外周血管和大血管专业组组长周春高副主任医师亲自操作，根据他的经验，很快就找到了左侧支气管动脉，轻轻地注射了几个毫升的对比剂，立即发现一处出血灶（图 257A）。所有在场人都为迅速找到病灶而高兴。因为大家都知道，只要找到了出血的血管，患者就已经有救了。最困难的问题就是不容易找到出血血管，因为它的位置很不固定，不知道它在哪里，如果长时间找不到出血的血管，那患者的生命会受到致命的威胁。

接下来是封堵血管，对于我们介入医生来说，这时候无论是心情还是操作都很轻松了，随着血管栓塞剂的注入，出血很快就停止了（图 257B）。栓塞了

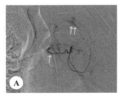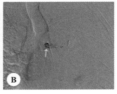

▲ 图 257 左侧支气管动脉栓塞过程
A. 找到左侧支气管动脉，发现出血源头（双箭所指）；B. 栓塞后再次造影，已不再出血（单箭所指）

这支出血的血管后，周主任又把周围找了一遍，直到他认为该找的地方都找过了，没有其他的出血血管。

三、医生不仅要做好"自己"止血的事情，更应该关心患者的生命

出血的血管栓塞后，我们没有再发现其他异常的血管，所以介入科完成了止血的任务。

但是，患者的指脉氧始终较低。根据周主任的分析，患者血氧饱和度没有上来，是由于左支气管内有积血，导致肺通气不好，应该立即结束手术，请麻醉科会诊，讨论解决支气管内的积血问题。麻醉科医生来了，马上要气管插管。当我告知家属插管目的，需要家属配合签署知情同意书时，患者的妻子声泪俱下："我晕血，他一定是怕我看到血，硬是憋着不咳嗽，有血也不敢吐出来，这下好了，血全跑肺里了。"我安慰着她，然后赶快回到手术室，配合着麻醉医师的插管操作。

插管成功后，通过气管镜反复抽吸支气管内的积血，随着肺内的血块被清理出来，所有人终于看到了监护仪上非常令人欣慰的数字：心率恢复到接近正常，指脉氧上升到正常，血压也正常，一切恢复正常！

第二天，老陈可以平静地下床活动了，也跟我们聊起天来了。交谈中，我们了解到，发生咯血后，因为紧张、憋气，不敢咳嗽，出的血全被吸进肺里，这不仅干扰了医生对出血量的判断，也导致了血液淤积，一侧肺灌满了血，命

悬一线。看来要是有出血的话应该把它咳出来，咳嗽本身就是一种人的保护机制，当然咯血与咳痰应该是不一样的，应该是平静地、自然地、轻轻地把血咳出，而不要太用力。

一周以后，经过消炎、雾化等治疗，复查胸部CT见"灌满了血"的左肺已成功复张（图258），老陈的咯血完全止住了，诊断很明确：支气管扩张症引起大咯血与肺不张。老陈已

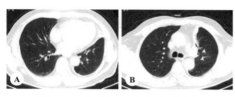

▲ 图258 胸部CT示左肺成功复张

顺利康复，可以出院了，随访护士为他详细介绍了注意事项，他非常诚恳地连连点头，一再表示，回家以后，第一件事——锻炼身体，提高身体抵抗力；第二件事——戒烟，预防咯血再次发生。他说他明白了，即使是一支很小的血管破裂，也可能丢失一条人命。

临走时，他拉住我的手，幽默地说："我是一名耳鼻喉科医生，我能解决的是上呼吸道的问题，而你们介入医生太了不起了，全身血管没有你们到不了的地方；我从医这么多年，也救过无数人的性命，但是今天，是你们介入医生救了我的命！

（祖庆泉　裴忠玲）

口鼻大出血导致休克：介入紧急抢救挽回生命

介入医生常自称为人体管道工，管道漏了马上堵漏，把出血的血管堵上；若是管道不通，就逢山开路、遇水架桥，打个隧道，做个造瘘或者引流

一、又是一例致命性大出血

急诊室来了一位患者，口鼻大出血，生命垂危。

患者是一位58岁的男性，3年前因上颌窦癌接受了外科手术及放射治疗。近期，患者肿瘤又有新的进展，时有口鼻腔出血，已多次往返于医院和家中。刚才患者因突发口鼻腔大出血送至苏州大学附一院急诊科。口腔科和五官科会诊后，采用在鼻腔内填塞纱布，压

迫止血等方法仍不能有效止血，患者血压持续下降，出现失血性休克，致生命垂危。

急诊科紧急联系介入科会诊，介入科李沛城博士带着实习医生小张，在查看患者后，结合患者上颌窦癌及放射治疗病史，分析认为患者是由于肿瘤侵犯或放疗治疗损伤了血管引起的，最后出现了致命性大出血。

随即，介入科陈珑主任和李沛城博士对患者进行了急诊DSA下血管造影，

果然看到鼻腔的深部有一团黑色的影子。陈主任说出血就在这里。小张是第一天来介入科轮转学习，他不明白为什么说这一团黑影子就是出血呢？他知道陈主任在忙手术，他就问李博士，李博士告诉他，你看正常的血管走向都很自然、整齐，从粗到细，这里突然形成一团影子，这就是血管破裂处漏出的一团对比剂，因为它继续在出血，所以对比剂还会弥散到周围。小张听了直点头，表示他懂了。

二、这里栓塞有高风险

李博士一边告诉小张，一边把一根准备好的微导管（直径不到 1mm）递给陈主任。陈主任通过刚才造影的导管，把微导管插到鼻腔深部的出血血管。然后用直径 500～700μm 明胶海绵颗粒及 4 枚微弹簧圈对出血动脉做了栓塞术。这时候李博士又告诉小张，堵塞的这一支血管叫颌内动脉，颌内动脉是颈外动脉的分支。千万要当心，别把颈内动脉当成颈外动脉，栓塞的时候也要注意，颈外动脉有没有与颈内动脉相通，如果相通，就要避开。注入栓塞材料的时候，更要特别注意防止反流进入颈内动脉。一旦颈内动脉被栓塞了，患者就会发生脑梗死，可能出现严重的症状，所以这是高风险的手术。

原来，颈动脉从主动脉分出来以后进入头颈部，在颈部称颈动脉，再向上就分成两支，一支到脑内（大脑与中脑）称为颈内动脉，一支到脑外称为颈外动脉，人的颌面部由颈外动脉供血。如果分不清颈外与颈内两支血管，直接将颈内动脉栓塞了，那就是人为的脑梗死，患者就马上瘫痪在手术床上，这种事情发生过，那种惨相令人胆战心惊。

小张听到脑梗死三个字，感觉从背脊一直凉到脚跟。在他第一天到医院实习，就负责一位脑梗死患者，据说是颈动脉里面的斑块脱落，把供应脑的大血管堵塞了，患者的脸部都变形了，讲话也不清楚，右边的手脚都瘫痪了。要不是后来做了介入手术，患者今后怎么生活呀？

小张下意识地动了一下靠近自己身边的患者的手和脚，感觉现在这个患者的手脚很好，没有脑梗死。李博士看在眼里，笑着对小张说：你是不是怕患者脑梗死？小张不好意思地说："是的。"李博士说那你搞错了左右，陈主任栓塞的是右侧的颈外动脉，如果出现意外引起了瘫痪的话，应该是左侧肢体瘫痪。你动的是右侧肢体，当然不会瘫痪。这个提醒搞得大家都笑起来了，小张也突然醒悟过来，跟着大家一起笑了。

如果医生不小心使患者发生脑梗死，怎么向患者家属交代呢？看来介入医生不好当，不仅要懂得看 X 线的影像，能够找出出血病灶，还要掌握栓塞技术，怪不得陈主任受到很多人的尊重。

经过陈珑主任和李博士用栓塞方法将出血血管内填塞后，出血被成功地止住了（图 259），患者立即转危为安。这时候李博士表扬了小张，他说：你的心肠很好，一听到脑梗死马上就担心患

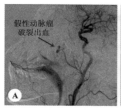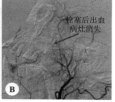

▲ 图259　栓塞术止血

A.栓塞前，箭所指为出血灶；B.栓塞后无出血灶

者，情不自禁地就近去检查患者，其实你是知道应该查哪一侧肢体的。我想告诉你的是：做医生除了情感之外还要冷静，冷静不是冷漠。情感和理性对医生来讲都是重要的。小张很感激地望着李博士，看得出来，小张永远不会忘记李博士的这些话。

三、介入不仅仅是治疗疾病，还要关注患者的吃喝拉撒

介入术后三天，在急诊观察室的后续支持治疗下，患者虽然生命体征平稳、病情相对稳定，但由于上颌窦肿瘤已侵犯至口腔及咽喉部，患者又面临着无法正常咀嚼和吞咽进食的问题。

传统方法可经鼻腔置入胃肠营养管，通过营养管注入营养。但这会让患者鼻腔不舒适，呼吸也受影响；同时，患者还面临着在长期留置营养管的过程中，营养管反复刺激局部肿瘤，可能导致口鼻腔再次大出血的风险。

于是患者转入介入科，介入科的邹建伟主任又对患者进行了经皮穿刺胃造瘘术的微创治疗。小张在医科大学四年

级的时候，听过外科医生讲手术胃造瘘的方法，他记得这是要开刀的，将腹腔打开，才能做胃造瘘。怎么今天让介入医生来做呢？好在他是这个患者的床位医生，他可以跟着上台看怎么做介入胃造瘘手术。

没有想到在做胃造瘘手术的一大早，来了一位急诊患者，他参加抢救手术去了，没有看到胃造瘘怎么做的，心里非常遗憾。他只好听其他医生给他介绍，看了手术中造影和胃造瘘的图片（图260），看到手术后创伤很小，只在肚子上打了一个小洞，里面放一根管子。就可以通过这根管子为患者提供全面的胃肠营养。这样避免了传统的外科开腹手术，减少了患者的创伤。

李博士看着小张呆呆地面对着那张片子，知道了他的心思，就安慰他说："不要紧，下次还有机会，你一定会看到的。"小张回头看着李博士——这么好的一位能理解学生的老师，他发自内心地说了一句："谢谢您，李老师。"

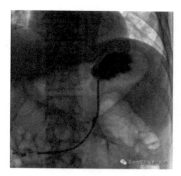

▲ 图260　介入经皮胃造瘘术

（李沛城　朱晓黎）

第9章　意外出血的抢救

一、初尝介入栓塞止血的效果

那是我们开展介入工作的早期，正当我要下班的时候，来了电话，急诊室有一位外伤患者，病情危急，要我马上去会诊。

患者是位 26 岁的男性，几天前左大腿上方被刀戳伤，有好几处伤口，仅经过包扎止血，没有正规处理，引起了感染，现因感染而继发性出血。在外院清创时因出血不止，用纱布填塞止血无效，转我院抢救，但我们的外科医生也没有办法解决问题，所以才找了我会诊。其实，他们是想让我做一个造影，并不知道我会治疗。

读者可能很不理解，为什么外科没有办法呢？他们不是可以切开来找到出血的血管把它止住吗？要讲清这个道理很困难，我只能请你想象一下，因为患者的伤口里正在出血，而且伤口很深，外表的刀口又很小，你根本看不清楚里面是什么情况？你的止血钳往哪里夹

呀？如果你想把刀口切大一些，便于你看得见。可是，患者身上的肉是不可以随便切的，如果你盲目地切下去，可能会把另一根血管又切断了。即使没有切断血管，肌肉已经被你切断了，他以后怎么活动啊？会导致患者残疾的。

外科没有办法，那就请放射科李大夫（那时候我们还没有成立介入科）来看看吧。我查看了患者，义不容辞地接收了这个患者，转到放射科。用介入的方法把一根管子从右侧大腿根部的股动脉插进去，转到左大腿的血管里面，这一过程不足三分钟的时间。对比剂从导管注射到血管内，随着血流很快就看到左臀部有一个鸡蛋大的影子（图261）。那是什么？我没有见过，但是介入书上说的那是假性动脉瘤，凭着我过去的外科医生经验，知道一定是这一支血管破了，血管里的对比剂与血一起跑到血管外面去了，这是出血最直观的确凿证据，血管外的造影剂与血一起被周围的组织包裹起来，成为一团，医学上称它

183

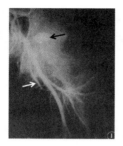

▲ 图261　左髂动脉造影

臀部有假性动脉瘤（黑箭），附近有弥漫性出血，臀下见一支血管脱袖状改变（白箭）

为假性动脉瘤。我把书本知识、临床经验和现在的实践相结合，几分钟时间成功地找到了出血的血管，并且把这个破裂的血管栓塞（堵住）了，这里就不再出血了。

再看下面，怎么会有血管像萝卜尾巴一样呢（后来我才知道这就是"脱袖征"改变）？既然是异常的，一定也是有病变的，因为患者是多处戳伤，我不能让出血病灶漏掉，而且我知道如果把这根小分支栓塞了，也不会引起并发症，那就放心地栓塞吧。

这两支血管栓塞以后，我就让患者在手术室内观察一段时间，直到患者病情平稳。

这时，我才知道外科已对这位患者做了两次手术，均因大出血而没有成功，又输了1400ml的血，才要我紧急为患者做造影。我们没有输一滴血，把患者的出血处堵住了。

这也是我第一次做这种病例的治疗。通过观察，确认出血停止后，我请护士从创口轻轻地把外科止血用的填塞纱布抽出，也未见再出血，证实介入

栓塞治疗成功了，就将伤口清理消毒，送患者回到病房。半个月后患者痊愈出院。

二、介入止血，起死回生

后来又有了一位患者，女性，17岁，因车祸休克，在外院输血后，休克好转一些，转至我院。已经在当地医院摄片，明确为骨盆多发性骨折，下腹壁大片瘀斑，虽然目前血压已稳定，但是仍然很低。这一次急诊室直接就叫我来会诊了。

我看她呼吸不好，担心胸部是否有创伤，所以照了一张胸片，结果发现，虽然胸部没有创伤，却因为受伤的时间很长，病情严重而引起了"创伤性成人呼吸窘迫综合征"（图262），这一次肺里面全是水，不能呼吸了，说明病情很严重，如果不及时纠正基础疾病（外伤性出血），会有生命危险。

我想救命要紧，现在就不考虑做骨折的外固定了，建议立即做介入治疗。患者立即被送到介入手术室，很快导管插入后就做了主动脉下端造影，以便可以看到骨盆的两侧，结果见右侧盆腔与下肢血管正常，左髂内动脉脏支脱袖状

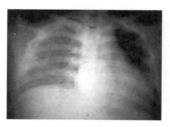

▲ 图262　创伤性成人呼吸窘迫综合征（ARDS），右侧胸部模糊，心脏阴影增大

改变（图263），多支血管不显影，弥漫性渗血。根据上一次的经历，我把有病灶的血管彻底栓塞了，病情稳定后患者送回病房。

一周以后我再去随访，栓塞后没有再出血，"创伤性成人呼吸窘迫综合征"也消退了（图264），40天后痊愈出院。

后来，我们与部分外科医师开始了合作。譬如这一例患者，19岁，因车祸致骨盆多发性骨折，血压波动，曾降至0mmHg，输血4200ml，几乎输入了患者自身等量的血液。外科做腹腔穿刺抽到血液而剖腹探查，没有见到出血破口，仅见腹膜后巨大血肿，他们在血肿处放了一根引流管引流出1000ml鲜血，仍然流血不止，为此，这一患者外科手术后又再输血2000ml。这时才想到找

我们做介入治疗，我们给患者做了血管造影（图265），明确盆腔内出血，然后对出血的血管做了栓塞，出血马上减少直至停止，血压平稳，心率正常。

又是一次不需要输血的成功抢救。

三、合作对患者有利，不合作对患者不利

在这以后，虽然我们遇到了一些外伤性出血的患者，也做了一些造影，可惜并不是所有的外科医生都了解我们，与我们一起合作。

后来，又有一位男患者，股骨、骨盆部多发骨折，失血性休克，足背动脉搏动微弱至消失，提示下肢缺血。4天后才来做血管造影（图266），我们发现他的股动脉影中断，但是并没有出血。说明它是被断下来的一段股骨（图片可见一段大腿骨）压迫造成的下肢缺血，应该由外科把骨头接上，再想办法把血管打通。可是后来听说这位患者采取了保守治疗，后来病情进一步恶化，下肢缺血、坏死并发感染，最后截肢，实在是很可惜。

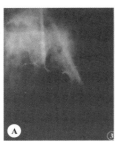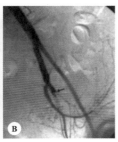

▲ 图263　**A.** 左髂内动脉脏支脱袖状改变；**B.** 黑箭所指处为脱袖状改变

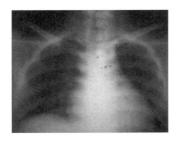

▲ 图264　呼吸窘迫综合征已消退

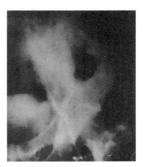

▲ 图265　盆腔内弥漫性出血，膀胱左侧有大血肿

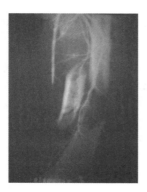

▲ 图 266　右股骨骨折，骨折片压迫股动脉，造影中断

其实这个患者如果早一些让我们来做造影，然后一起商量怎么办，就像现在那样，有一种叫多学科讨论，结局可能会不同。但是那时候制度还不完善，对介入学科的了解不足，放射科医生只能做造影，只有我能做一些介入治疗，因为我以前是外科医生。

再以后我们的经验越来越多了，加上又看了一些国外的文献，懂得脱袖状的改变实际上是血管损伤或者痉挛造成的，往往就是出血的责任血管，可以直接栓塞。有时候由于损伤严重，根本看不清局部的正常血管结构，只是模糊一片，其实这也是出血表现，应该把相应部位的血管栓塞。虽然我不愿意把伤员的两侧髂内动脉都栓塞，但有时候为了救命，不得不把他们栓塞掉，即使如此，也不会出现器官坏死，因为盆腔有丰富的侧支循环（旁路血管）供血。这时候，救命比保器官更重要，好在介入栓塞后的器官都在，即使功能可能受影响，也可以在保住生命的前提下另做处理。

（李麟苏　杨　魏）

凶险的主动脉夹层与主动脉瘤：还是由介入来解决

虽然韩国并不是大国，但是它是一个科技强国，有许多值得学习的地方他们无私地支持我们，帮助我们，这种国际主义精神，更值得我们学习

一、用介入方法治疗主动脉夹层

25 年以前，我院一位退休职工突然胸痛，住进了医院，CT 检查诊断为主动脉夹层，家属找了我。一听到这个病，我马上想起我的恩师——马允平教授，他很可能就是得了这个病谢世的，可惜当时我不在医院，非常遗憾，其实当时我也没什么办法。但是现在不同了，我已经有了办法，可以用介入医学的方法对他进行抢救。

由于高血压患者的血流以高压的冲击力持续撞击血管壁，引起人体最大的主动脉内膜（这是血管壁最里面一层膜）承受不了而破损，有时候甚至中膜（血管壁的中间一层肌肉）也同时被撕裂，造成主动脉夹层。什么叫夹层？我们可以设想一下，如果一件棉衣里面一层布破了，连棉絮也破了，我们的手就可能

伸到夹层里面去了。

也就是说，发生主动脉夹层时，主动脉里的大量、高压的动脉血会冲入到主动脉的夹层里，形成一个假腔。这会发生什么变化呢？假腔会把夹层撑得越来越大，撕裂越来越长，往下可以到达腿部，往上可以到达主动脉起始部。而原来很大的血管腔（我们称它为真腔）却因为没有或只有很少的血进去，真腔反而会被假腔挤压得很细。结果呢？真腔内的血液供应不能满足脏器的需要，造成脏器供血不足（图267），脏器因为缺少血液供应而显得功能失调。患者会怎么样呢？他会因为血管的撕裂而非常剧烈地持续性疼痛，如果没有及时治疗，患者会因为脏器的功能失调、衰竭，或者主动脉中膜、外膜破裂而很快死亡。

本病非常凶险，未接受治疗的患者，24小时内的死亡率达到1/4，1周内的死亡率占一半以上，1个月内的死亡率达到3/4，1年内死亡的十有八九，所以非常凶险。

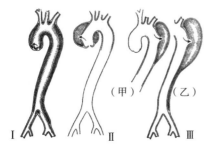

▲ **图267　主动脉夹层**

箭所指处为血管内层破裂，血液流向血管的夹层里，根据夹层的大小、部位，可分成三种类型

这一类疾病采用外科手术治疗风险非常大，难度也很高，而且创伤很大，有时都来不及手术，患者就已经去世了。现在都主张用介入方法，植入大血管支架，把血管破口隔绝、封堵，让动脉血不再流入主动脉的夹层里，破裂的血管会慢慢地愈合，血管壁内的血肿会慢慢吸收。整个治疗过程很快，效果也很好。

二、我们虚心向韩国学习

我想我们也应该学习这种方法，把这种手术开展起来。正好前一段时间我到了韩国，与他们交流了最新的介入技术。他们告诉我，他们正在研制一种大血管支架，治疗主动脉夹层和主动脉瘤，由于我们已经建立了很深厚的友谊，所以，他们很愿意帮助我们。于是我跟他们联系了，很快，他们就派人到了我们医院。

来的这位姜医生是我最熟悉的宋教授的学生，他现在专门研究大血管支架，这种支架与国际上流行的不同，他将一个支架分成两个支架，每个支架植入器都比较细，先后重叠放起来，合成一个支架整体，封堵作用和支撑力都满足了要求，为此，我称它为分体支架（更确切地讲，应该是分层支架）（图268）。

韩国的分体式支架–移植物的优点是：可以不需要用外科手术方式把血管切开后放入支架，而是通过平时常用的介入方法直接血管穿刺，插管到血管里就可以了，而且患者可以在清醒状态下

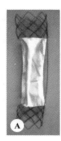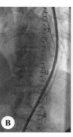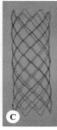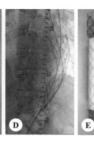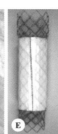

◀ 图 268 分体支架及其释放

A. 外层带膜支架；B. 外层支架的释放；C. 内层裸支架；D. 内层支架的释放；E. 重叠后的状态

手术，不需要全身麻醉，也不需要降低血压就能完成。这样就更加安全，也更加快速。因为我们的信念是时间就是生命，抢救手术越快越好，手术操作越简单越好。

它的外层支架（图 268A）由近端及远端两段裸支架与中间一段膜性管腔（人造血管）组成，可以由 12F（直径 4mm）的鞘导入，内层支架为裸支架（图 268C）可以由 10F（直径 3.3mm）的鞘导入，后者的作用是把前者的人造血管撑开，覆盖住血管破口。手术时先释放外层支架（图 268B），然后再把内层支架重叠释放在外层支架的内面（图 268D），合成为一个支架整体（图 268E）。我觉得这个理念非常好。

我们先为患者做一个造影，从造影图片我们可以看到，主动脉弓部有一个大破口，大量的血从破口处向外喷射到夹层（图 269A）。支架放好后，破口被覆盖住，也没有影响其他血管（图 269B）。

手术非常成功，这也是我们第一次尝试高难度的介入手术。韩国的朋友很够义气，他们带来了支架，并没有向我们收费；他们带来了技术，为我们打破

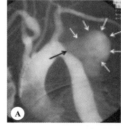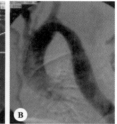

▲ 图 269 用韩国分体支架治疗主动脉夹层前后

A. 主动脉弓部大量的血从破口（黑箭）处向外喷射到夹层里（白箭）；B. 支架释放后，破口被覆盖，不再见出血，其他血管没有被遮挡

了禁区；他们没有让我们承担劳务费、技术转让费，我们只是承担了飞机票，带他们到扬州去玩了一下；他们让我们掌握了这些技术，以后可以自己开展这些手术了。

如果破口很靠近上方的左锁骨下动脉，支架就很可能会把它的血流挡住，则会引起部分脑组织和左上肢的缺血。针对这种情况，我们可以做一个比较小的外科搭桥手术，把这支血管与主动脉其他分支连接起来，就可以避免并发症。

很快，国内一家公司设计了一个分支支架（图 270），效果很好，避免了外科搭桥手术。当然后来有许多公司

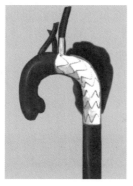

▲ 图 270　裕恒佳公司生产的分支支架

都生产了不同的支架，我们就不一一介绍了。

三、乘胜前进，开展主动脉瘤的介入治疗

同样，针对腹主动脉瘤，韩国也设计了腹主动脉瘤的分体支架（图 271）。

主动脉瘤与主动脉夹层不同，它不是血管内膜的撕裂，而是局部血管壁病变造成强度减弱，整个血管就鼓起来，像一个瘤，实际上不是肿瘤，如图 272 的患者，血管粗细不均匀，不仅在腹主动脉下端有动脉瘤，而且累及两侧髂动

脉都有动脉瘤。大的动脉瘤也会破裂出血，所以我们也要及时处理，给他放上支架。

腹主动脉瘤患者很多，在美国，60 岁以上动脉瘤的发病率为 5%～7%，死于腹主动脉瘤破裂出血的每年有 15 000 人，位于全部死亡病例的第 13 位。所以，一旦发现动脉瘤直径大于 5cm 或者不稳定性动脉瘤，就应及时治疗。腹主动脉瘤的支架释放过程如下（图 273）。

读者并不需要学会这个手术，所以我们不详细介绍如何放支架。如果你能通过上面的叙述与图谱，理解我们怎么用支架来治疗，就可以了。现在世界上

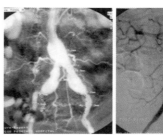
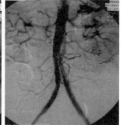

▲ 图 272　用韩国分叉式的分体支架治疗

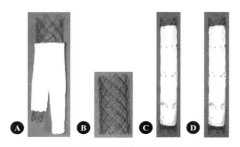

▲ 图 271　分叉式的分体支架

A. 主动脉下端主体支架；B. 主动脉下端加强支架；C. 右下肢连结支架；D. 左下肢连结支架

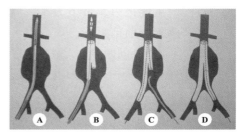

▲ 图 273　支架的释放过程

A. 把支架输送器从右股动脉插入；B. 释放外层主体支架；C. 完全释放，从左股动脉插入导丝；D. 释放左下肢支架

有许多不同类型的这些支架，如一体式Y型支架、分支支架等，原理都是相仿的：用支架把有病的主动脉屏蔽起来，让血液从支架内流过，不再冲击病变的主动脉壁，维持人的正常生命与活动。

这是医学界近些年来很大的进步之一，介入治疗代替了部分外科手术，挽救了很多人的生命。

（李麟荪 施海彬）

鱼刺险些要了人命：竟然穿过食管进入了主动脉

许多灾难都是从小处开始，没有留意，却引起严重后果
无论是做事、做人，都是同样的道理，变坏容易变好难

一、一根小鱼刺惹来大风险

国庆假期的第一天下午，小梁陪他奶奶来到广州医科大学附二院耳鼻咽喉科看病，说是两天前吃中饭时，被鱼刺卡了。但是首诊医生（首诊医生是医院第一个接待这位患者的医生，往往是年资较低的门诊医生）在奶奶嘴里没有发现鱼刺，于是请主任医师郭镇平复诊，郭主任也没看到鱼刺，就追问病史。梁奶奶说肯定是在吃鱼时被鱼刺卡住过，当时想咳出来，但没能咳出，就用饭团大口吞咽，可能把鱼刺带下去了，但是，后来感到胸前部疼痛，现在加重了。郭主任预感到问题严重，联系放射科行急诊胸部CT平扫+造影增强检查，并准备立即收住入院。

小梁一听，为了一根鱼刺要收入医院治疗那是出大事了，遂叫父母亲来做主。在等候父母亲时，他询问医生什么叫CT平扫+造影增强检查，郭主任很简明地告诉他，平扫就是用CT机器单纯地对着胸部扫一下，造影增强则要将对比剂打到血管里，可以使血管和器官显示得更加清楚。

做完了CT检查，放射科医师发现，食管里真的有一根鱼刺，已穿破食管，且有一半鱼刺已刺到主动脉里面，说明郭主任的预判是对的。主动脉是身上最粗大的血管，如果不做CT检查，直接从食管里拔出鱼刺，被刺破的主动脉里高压的血液就会从破口喷涌而出，像火山爆发一样，那是无法止住的，梁奶奶就没命了！郭主任还表扬了首诊医生没有把患者放走，避免了鱼刺进一步感染、发炎，最后就是大出血危及生命。

二、多学科的大合作是现代医学模式

这时小梁爸爸也赶到医院，小梁跟着爸爸一起听医生指着片子上的一条白线说："那就是鱼刺（图274的中心），它已经穿破了食管，一半进到了人体最

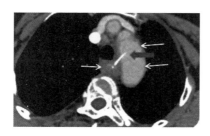

▲ 图 274 胸部 CT

左侧白箭所指为食管，中间一条白影为鱼刺（黑粗箭所指），平行双白箭所指为主动脉

大的血管——主动脉。现在老奶奶的病情非常危急，我们已经报告医院总值班协助邀请微创介入科、心胸外科、消化内科、麻醉科等相关科室开展多学科的大会诊。我们一定要尽最大的努力，让老奶奶脱离危险。"耳鼻咽喉科翟锦明主任很严肃认真地，也很简短地把老奶奶的危险情况向他们做了介绍。

趁着等待会诊医生赶来的间隙，小梁好奇地问，哪个是食管，哪个是主动脉？这时，翟主任一边指给他看，一边像给医学生讲解一样说，这胸部 CT 片子上方是患者的前胸，下方是后背，靠近背部中间那一团白影是胸部的脊椎骨，椎骨前面是食管（白色单箭所指），食管前面圆圆的黑影是气管，它们中间偏右处一条白色的斜线就是鱼刺（黑色粗箭所指），从食管斜着刺入的就是主动脉（平行双白箭所指）。主动脉是人体经心脏发出的最粗大的血管，如果鱼刺不能及时、安全地取出，最后这里会感染、发炎，然后主动脉破裂，那就像"火山爆发"一样会喷出大量的血，这会导致……死亡（翟主任在这里不忍心

讲老奶奶）。

这时，各科会诊医生到了，多学科会诊认为：如果应用传统内镜手术或开胸手术取异物都有极大的风险，把鱼刺拔出来虽然是容易的，但是会引起大出血。必须采用多学科联合手术加先进技术（内镜取异物加介入科放入大支架堵漏），并决定要紧急手术。于是由翟锦明主任与介入科陈德基主任向患者家属说明病情与处理意见。

手术方案是这样的：手术在介入治疗中心进行，由麻醉科团队负责全身麻醉，先由介入科团队预置主动脉支架，然后消化内科团队通过内镜取出鱼刺，鱼刺取出后立即释放支架封堵主动脉破口，耳鼻咽喉科团队负责手术前期的准备及管理，心胸外科团队做好准备，如果需要，随时转换成开胸手术。

谈话时小梁也在场，觉得像打仗一样，非常紧张。虽然主要意思都听懂了，但是他不知道什么叫主动脉支架，他就把不懂的话写下来，准备在手术之后向医生讨教。

患者与家属一致同意紧急手术。梁奶奶被推入介入手术室（图 275）。先由介入科大夫从患者大腿处，用细针穿刺股动脉，然后插入一个覆膜支架（图

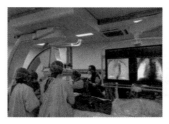

▲ 图 275 在 DSA 室手术

276A），预置在鱼刺附近的主动脉内，暂不打开释放。再由消化科医生从口腔放入内镜，果然在 CT 指示的部位看到了鱼刺（图 276B）。

这时，一切就绪，最紧张的时刻开始了。消化科吕建忠医师沉着地夹住鱼刺（图 277A），拔出鱼刺（图 277B）。立刻见到鲜血从破口喷射而出，在这紧张一刻，还没有来得及拍下喷血的照片，介入科练辉医生立即释放了支架（图 278），支架紧贴主动脉，将破口堵住，此时内镜下可见出血已经停止。

5 秒钟，仅仅用了 5 秒钟，一条生命得以挽救。手术按预计步骤顺利完成！操作无缝连接，挽救了生命，避免了大出血，化解了风险。梁奶奶转至重症监护室进一步治疗，两天后转危为安。

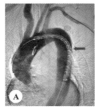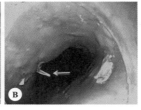

▲ 图 276　介入检查

A. 主动脉内预置覆膜支架；B. 内镜下见一个鱼刺，白箭所指处为鱼刺部位

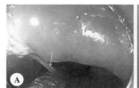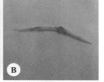

▲ 图 277　处理鱼刺

A. 内镜夹住鱼刺；B. 拔出的鱼刺

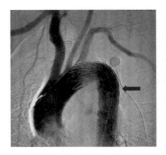

▲ 图 278　释放支架，支架紧贴主动脉

三、少年时的印象将影响一辈子

手术后，小梁找到了介入科陈德基主任，问了他什么是主动脉支架。陈主任很喜欢小梁，似乎想把他培养成为一名介入科医生，于是他把桌上的介入书翻开来，指着这张图（图 279）跟他讲，支架是由不锈钢编织而成的一种支撑器，因为它既有柔性又有弹性，可以把狭窄的食管、气管、血管等管腔撑开，并贴合在它们的内壁上。如果在他的表面贴了膜，就叫覆膜支架，否则就是裸支架。覆膜支架因为有膜，在血管里可以紧贴血管壁，覆盖破口，所以可以防止出血；它在食管、气管里可以封堵这些器官管壁上的破口，防止食物或空气漏出来，这就是介入手术的一种。

食管异物很常见，尤其被鱼刺卡了后，常常会有人想用吞饭团，或大口

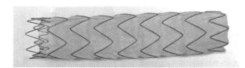

▲ 图 279　主动脉支架

吃蔬菜，或喝醋等土办法，希望将鱼刺"带"下去，或让它"化"了。那是以前缺医少药的年代，人们没有好办法，只能这样做。当时这些土办法对有的患者也确实有效，估计是短小的软的鱼刺，但鱼刺造成的死亡事件也常有发生。现在我们明白，如果自己不能把它咳出来，一定要到医院把它取出来，不能再用这些土办法了，也不能耽误时间，否则后果不堪设想。

小梁听了后连连点头，心里想着自己一定要好好读书，以后也要做一名介入医生。

（陈德基　练　辉）

大血管破裂、食管破裂和纵隔化脓：三病齐发谁都怕

人，貌似强大，有时却很脆弱，稍不留神会酿成大祸
所以，"关爱人类、尊重生命"是全社会的首要大事

一、这莫名其妙的横祸不知从哪里飞来的

春节前，小王陪妈妈到姨妈家去玩，玩得很开心。姨妈用自制的养生茶来招待小王的妈妈。聊天聊得好好的，突然小王的妈妈感觉到胸前区剧烈疼痛。小王的妈妈平时身体很好，没有什么异常的情况，怎么会突然胸痛呢？也许过一会儿就会好，那就躺下歇一会吧。

半个小时过去了，胸痛仍旧没有好转，于是小王就带着他妈妈到附近的医院去看急诊了。急诊医生反复询问杨女士病史，有没有恶心、呕吐？咯血、呕血？有没有误吞什么东西？有没有得过心脏病？杨女士都一一否定。急诊医生看着这位杨女士也就刚刚四十出头，身体状况还不错。也不知道从哪里下手，只好叫她先做一个心电图，检查结果没有见到异常。那就再做一个胸部CT检查，也没有见到异常。那就只能考虑"神经性疼痛"，配点药回家对症处理吧。

没想到过了两天，杨女士出现发烧，体温最高达39℃，伴咳嗽、咳痰，这次被收入院抗感染治疗。由于发热及胸痛仍无明显缓解，几个科室医生会诊也讨论不出什么结果来。那就让消化科做个胃镜吧，没有想到的是，胃镜检查居然发现食管内有一异物横行于食管腔内（图280F），两端刺入食管壁。看到食管里有异物，医生的第一个反应就是在胃镜直视下将异物取出，原来是一个枣核。这一结果出乎大家的想象，照理说食管里面有这么大的一个异物，她应该能知道的呀，这几天怎么吃东西的？取出了异物后，发现食管壁有穿孔，并有脓液流出（图280D），对侧有出血灶（图280E）。应该是枣核两端的尖头惹的祸。

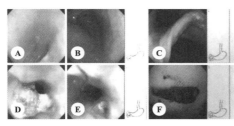

▲ 图280　胃镜检查

二、看似简单，其实隐藏着"杀机"

没想到的是，取出异物后，杨女士出现头晕、乏力，还出现呕血，呕血量约100ml。抽血急查血常规显示血红蛋白只有61g/L（女性正常范围110～150g/L），说明杨女士已经重度失血，出血很多了（虽然呕血不算多，但食管里出的血大部分直接从食管到肠道里去了），快接近休克了。当地医院建议立即转诊。于是小王立即把他妈妈转入河南省人民医院消化内科，入院后再次呕血，量约100ml，并有黑便。急诊CT造影检查结果让曹名波主任医师大吃一惊，胸主动脉降部内侧竟有一个假性动脉瘤，纵隔有脓肿（图281）。曹主任判定：假性动脉瘤显然是枣核的一端从食管刺出损伤了主动脉引起的，幸亏出血的破口被周围的组织包裹起来，

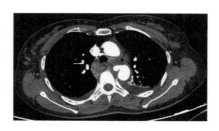

▲ 图281　CT显示纵隔脓肿

所以没有大量的血液进到胸腔或纵隔，这个包裹的血肿医学上称为假性动脉瘤。而枣核的另一端戳破了食管，在纵隔里发炎化脓，引起了脓肿。他就马上邀请介入科医生会诊。这种时候只有找介入才有办法。

这时，小王的爸爸也赶到了医院，介入科医生向杨女士家属介绍病情。假性动脉瘤就类似一个不断随着主动脉跳动的大血包，其周围仅仅包绕着一层"蝉绒"似的纤维包膜，像一个"不定时炸弹"。主动脉内血流压力增大时，这个"不定时炸弹"就有可能起爆，一旦爆裂，就如同"长江决堤"，根本来不及阻挡，几分钟就会殒命，哪怕就是住在医院里，都可能来不及抢救。

"那怎么办呢？曹主任，请你一定要救救我妈妈"，小王差一点哭出来。

"我已经紧急召集大家来会诊了，我们会尽最大努力抢救的"，曹主任安慰着小王。

这时，血管科专家组都已经到了，经过讨论，制订了一系列措施。为了争取时间，一边与患者家属沟通，一边准备手术。

三、医生不好当，每次抢救手术都是新的挑战

讨论后制订的方案如下。第一步，首先解除假性动脉瘤的危险，保住性命。先在主动脉里放一个支架，以隔绝主动脉与假性动脉瘤之间的破口，拆除这个不定时炸弹，不让它出血。小王的爸爸马上表示同意，小王却插了一句

话，"医生要动大手术吗"？梁医生马上告诉他："不做大手术。这是一种介入微创的方法，从腿上穿个小孔，就可以把支架放进去了。"小王听了很理解，请求梁主任他们能快一点动手术。准备就绪后，手术很快就开始了。

第二步，要让破损的食管壁修复，必须防止食管里的内容物通过破口继续进到脓肿里去。于是嘱咐患者不能吃任何东西。为了解决患者饮食和营养问题，需要从患者鼻孔插入一根营养管到肠道，这几天只能通过这个营养管，注入一些营养物，患者的口水都不能咽下去，让食管的破口早点长好，这一点很重要。医生叮嘱千万不要让患者吃任何东西，如果水和食物继续从食管的破口流到食管外的纵隔，会形成更大的脓肿，到时医生也无能为力了。这时小王和他的爸爸明确表态，听从医生的话，一定不会让她吃任何东西的。

第三步，是解决脓肿感染问题，要从背部插入一根引流管到纵隔，充分引流脓肿里的脓液，并要每天冲洗脓腔。同时静脉使用抗生素，解决感染问题，如果大动脉支架感染了，患者也将九死一生。这三步措施环环相扣，每一环都很重要，缺一不可。

刘医生动情地说："我们医生也如同走钢丝，稍有闪失出现意外，后果不堪设想。"

这时，支架已经放好了（图282）。梁主任从手术室里出来，让小王他们到机房控制台去观看留存的手术影像，反馈手术情况。

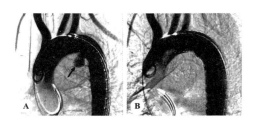

▲ 图 282 主动脉支架放置前后

梁主任指着左边这一张图说："你看，这个箭头所指的就是假性动脉瘤（图282A），右边这个图（图282B），我们已经放好了支架，把假性动脉瘤挡起来了，不会再出血了。"小王隔着玻璃窗看到妈妈在里面很好，总算看到了希望。

接下来要实施第二步手术。也许是这一方法很简单，也许是刘健医生的医术高超动作熟练，没有多长时间，就把一个营养管放到肠道里了（图283）。

小王的妈妈被送到了CT室，在两位医生的努力下，引流管也很快地插进纵隔内的脓腔里了（图284），脓液被顺利地抽了出来（图285）。

虽然手术很复杂，环节也很多，好在方案缜密，流程合理，都很顺利地结束了，至此，大家都松了一口气。

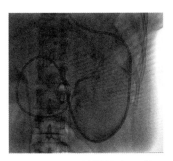

▲ 图 283 营养管放在肠道里

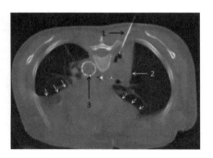

▲ 图 284 纵隔脓肿穿刺引流图（俯卧位）
1. 穿刺针；2. 脓腔；3. 主动脉血管里的支架，两排白箭所指为脓腔与心脏

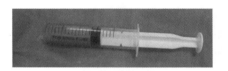

▲ 图 285 从纵隔脓肿里抽出的脓液

小王的妈妈被送到病房里去，小王的爸爸向两位医生表达了深深的感谢。曹主任也过来了，拍一拍小王的背，告诉他们以后吃东西要当心一点。

（曹广劲　刘建文　方水龙）

当妊娠遇上主动脉病变：介入一站式解决

你相信命运吗？如果在二十年以前下述二位患者可能存活不下来现在他们却很幸运地平安无事，所以努力创新才是真正的"上帝"

怀孕生子本是人生喜事，而主动脉疾病却是急危重症，这两个看似毫不相干而又性质迥异的事情偶遇在一起，会出现什么样的结局？

一、双胞胎准妈妈遇上主动脉病变

在一个万籁俱寂的清晨，乡村的田野边时而传出几声悠悠的虫鸣。突然，一声尖叫打破了黎明前的宁静，惊醒了睡梦中的岳女士一家人。

毫无征兆的胸部、后背部难以忍受的剧烈疼痛让这位怀孕已经超过 36 周的双胞胎准妈妈几近晕厥，慌了神的家人将岳女士紧急送往当地医院进行相关检查，却并未发现明显异常，患者胸背痛进一步加重，几近休克，经过当地医院通过互联智慧与河南省人民医院远程会诊后，立即将患者转运过去了。

不到 2 个小时，救护车就将岳女士从当地医院转到了河南省人民医院急诊科，急诊科方医生是经验丰富的老医生，已经等着这个患者过来，患者一到，立即先查心电图、心脏彩超。同时一边通知血管外科、妇产科、心内科医生都来紧急会诊。但是这些检查都没有发现明显异常。

正当诊断陷入一筹莫展之僵局时，血管外科参与会诊的王医生细心谨慎地追问到家族病史：患者有主动脉夹层家族史（其母亲、姨母均死于此病），岳女士的病史与主动脉夹层很符合。为了进一步明确患者病情，挽救生命，急行主动脉 CTA 检查，尽管行 CT 检查将面临腹中的胎儿遭受 X 线辐射的伤害，但在三条生命面临死亡威胁时，这点伤害是完全可以接受的。

CTA（图 286）显示：从主动脉弓一直到髂动脉全程主动脉都出现了夹层。

二、时间就是生命

什么是主动脉夹层？读者可参阅第 7 章。发生主动脉夹层后并发破裂的风险很大，一旦破裂，患者及两个胎儿在几分钟内就会丧失生命！情况紧急，手术治疗迫在眉睫！

时间就是生命，王医生立即把会诊情况上报科室，"一根血管，三条生命"，血管科翟水亭主任高度重视，立即组织有关科室会诊医生召开术前讨论，制订万无一失的手术方案。决定急诊行全麻下剖宫产＋主动脉覆膜支架腔内隔绝（TEVAR）手术治疗。

岳女士被紧急送到复合手术室（能做外科手术，还可同时做介入手术）。翟主任和产科武海英主任两位"专家"亲自主持，伴随着两个婴儿响亮的啼哭声以及主动脉覆膜支架的成功植入（图 287），手术顺利结束。手术室外焦急守候的家属终于长舒了一口气。

术后，岳女士安全返回重症监护

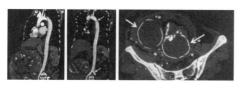

▲ 图 286　从主动脉弓一直到髂动脉全程夹层，宫腔内两个胎儿

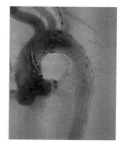

▲ 图 287　主动脉造影显示主动脉覆膜支架位置良好，主动脉夹层消失

室，生命体征平稳，顺利脱机拔管，意识清楚，四肢活动及肌张力均正常，小便正常，术前担心的肾功能衰竭、下肢动脉缺血症状均未出现，还有一个意外之喜——两个小生命是"龙凤胎"，均平安出生。

三、无独有偶，又有一位妊娠 37 周的孕妇患有主动脉假性动脉瘤

当妊娠 37 周发生主动脉破裂的危重患者出现时，在电影或电视剧里肯定会出现"保大人还是保孩子"两难选择的剧情。不过，在现实生活中，这对我们来说似乎是一个"伪命题"，因为在我们心中，无论是患者或患者家属还是医学专家，毫无疑问，大家的回答都是两个都要保。

又是一个黎明即将到来的时刻，整个城市还处于沉睡状态时，一位"妊娠 37 周"的患者被紧急转运到河南省人民医院。患者刘女士是超重孕妇，患有妊娠高血压。怀孕后，她历经坎坷，好不容易坚持到现在，再过几周就要生产了，却遭遇了大麻烦，大人、孩子都有危险。

刘女士和上一病例的岳女士一样，因为突发胸痛到急诊科，CTA 检查主动脉发现主动脉破裂伴有假性动脉瘤形成（图288），这个假性动脉瘤就如同车胎鼓出一个大包一样，随时都会再发生破裂，导致大出血，生命受到严重威胁。如果要拆除这个"炸弹"，目前首选的治疗方案就是应用覆膜支架，放入主动脉血管内堵住破裂口。

翟水亭主任医师是主动脉微创治疗领域的专家，对于这类复杂病例都要亲自参与手术方案制订，刘女士家人见到翟主任后，原本恐慌的心情稍稍得到了缓解，翟主任联合产科和麻醉科专家立即进行会诊。面对"保大人还是保孩子"的两难选题，专家们一致表示：两个都要保，一个都不能少！朝着这个目标，专家们制订了周密的手术方案和计划。

时间就是生命，大家不敢有丝毫懈怠。刘女士被紧急送到复合手术室，多学科专家精准操作，通力协作，先闯第一道险关！在保证母亲安全的前提下，实施剖宫产手术！产科专家凭借丰富的临床经验，40 分钟后，随着一声清脆悦耳的啼哭，一个可爱健康的男婴顺利降生，在场所有的医务人员都先松了一口气。

孩子得救了，专家们一鼓作气，还要闯过下一道险关！由血管外科翟主任团队对患者实施了覆膜支架植入手术。手术中，造影显示符合术前 CTA 所见，患者胸主动脉近端破裂。主动脉弓上方大血管清晰可见，离大出血仅一步之遥，专家们都感到十分庆幸，幸亏及时手术，如果不及时手术，后果将不堪设想。

血管外科专家们精准操作，从患者左侧股动脉穿刺，植入股动脉鞘管，然后成功植入覆膜支架，对主动脉破口进行覆盖。复查主动脉 CTA 提示主动脉支架形态良好（图289），血液不再进入血管外面的假性动脉瘤内，手术非常成功，"警报"解除，母子平安！

主动脉夹层或主动脉破裂假性动脉瘤形成是心血管系统的急危重症，是体内随时可能引爆的炸弹，孕期由于特殊原因，也易于合并这种急性病变，如果孕期突发胸背部疼痛，一定要高度警惕

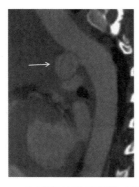

▲ 图288　主动脉破裂后假性动脉瘤形成

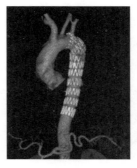

▲ 图289　术后复查 CTA 显示主动脉支架形态位置良好，假性动脉瘤被隔绝

主动脉疾病，必须及早检查治疗才能挽救生命。

这正是：怀孕生子人生大喜，奈何偶遇凶险重疾，一枚支架修复血管，转危为安母子大吉。

（翟水亭　逯党辉）

把"母难日"变为"母子平安日"：复合手术室里的故事

解决难题、化解风险、让母子平安全家幸福

微创技术、人文关怀，是介入医学最大优势

一、临产添宝宝给一家人带来喜与忧

"叮铃铃……"，老范拿起手机一看，是介入放射科的大佬周主任来电，他是个大忙人，亲自来电一定有要事，赶快接。

"明天我们有个胎盘植入的高危产妇剖宫产，要用腹主动脉球囊，还要血管缝合器，麻烦你把相关器械安排配送一下！"

那时候，老范是库克公司南方区的医学经理，库克公司是著名的美国介入企业家库克（Cook）开创的老牌介入器械生产厂家，种类比较齐全，尤其是不常用的冷门介入器材，医院里不会有库存，常常只能临时配送。

老范想着前几天刚去张主任科室介绍过这个最新抢救的术式，想不到马上就用上了，这主任行动真是杠杠的。

在过去，孩子的生日实际上是妈妈的"蒙难日"，分娩时的大出血往往就是妈妈的"劫数已到"。胎儿在妈妈子宫里的时候，通过一根脐带与胎盘相连，胎盘就紧贴在妈妈的子宫壁上，将母亲和孩子的血脉紧密连接在一起，借着妈妈的血氧和营养，通过胎盘和脐带输送给胎儿（图290）。胎儿在那间世界上最温馨的"房子"里，生活了十个月。到了瓜熟蒂落，孩子要出生的时候，婴儿先从子宫颈经过阴道娩出，截断脐带后，凭借着子宫的收缩及轻轻牵动剩余的脐带将胎盘完整娩出，生产的全过程顺利结束。一家人都会其乐无比，互相祝贺，从此孩子有了生日。

二、如果碰上难产会怎么样

如果胎盘粘连、甚至深深地植入

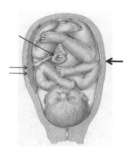

▲ 图290　正常胎儿、胎盘与子宫的关系图。左上方的长箭所指为脐带，左下方的双箭所指为胎盘，右方粗箭所指为子宫

在妈妈的子宫壁里，胎盘就很难完整地脱离子宫娩出体外，从而导致母亲大出血，给母亲带来生死劫。

老范早年是外科医生，做过介入工作多年，他知道周主任说的"胎盘植入"和"高危产妇"两个词的含义。

如果二胎妈妈曾有剖宫产等手术史，患上胎盘植入的风险和比例都比初次怀孕的女性高。因为人工流产、肌瘤剔除或者剖宫产史的女性，子宫内膜受过创伤而不光整，甚至存在瘢痕。而这些部位恰恰是胚胎容易着床的部位。在随后的胎盘生成过程中，胎盘就容易和母亲的子宫壁产生粘连或植入，严重的时候胎盘可以穿透子宫壁，就像花园里的树根穿透墙壁伸到外面一样。

这次，张主任让老范提前准备好的球囊，是一种硅胶材质，直径能达到3cm的顺应性大球囊（图291）。这种球囊平时用得很少，医院里通常不备货，所以每次都会请厂家临时配送各种相关耗材，以免因为器械型号不全，耽误患者的救治。

第二天的下午1点，张主任走进医院复合手术室的时候，麻醉师已经给

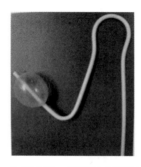

▲ 图 291　顺应性大球囊

那位二胎妈妈上了麻醉，泌尿科医生也在膀胱镜下，给她的双侧输尿管临时放置了细细的导管，以免万一遇到大出血，抢救时伤害到产妇的输尿管。像往常一样，这间带有影像设备的复合手术室里，每一位准备参与到这一例高危产妇剖宫产手术的各个学科的团队，已经各就各位按照流程开展工作，而总指挥官，就是今天的产科主任何教授。麻醉医生和泌尿外科医生对产妇的准备工作，更像一首曲目的前奏。而张主任让放射技师将 DSA 机器推进到手术床旁，产科医生开始消毒铺单时，就是正曲开始。张主任和介入科的陈大夫，娴熟地进行着右侧股动脉穿刺，放置了一根导管鞘。并再次确认了大球囊的直径和推送杆的长度，他们为产科主任何教授上台剖宫产做好准备。

因为，他们一旦把大球囊放到产妇的腹主动脉下段，就该把手术站位让给产科医生，进行正式的剖宫产手术了。张主任和何教授已经配合过很多台这样类似的手术，哪个时间点，哪位医生要做什么操作，在这个多学科团队里，已经非常默契。虽然，她（他）们很有把握能够保障这位胎盘植入的高危产妇母子平安，但是，每一次手术都当是第一次面对生死，凝神屏息，丝毫不敢有半点懈怠。

张主任把大球囊放到产妇的主动脉下段，何教授就该切皮剖腹操作了。此时，张主任还不需要向球囊导管里注水，充盈球囊，阻断腹主动脉下段的血流。因为，真正危险的时候，是何

教授切开产妇的子宫壁，抱出那个小生命的时候。为了孕育这个幼小的生命，产妇的子宫已经竭尽全力。子宫表面，布满了增粗、扭曲的血管。在以前，没有介入科球囊导管临时阻断腹主动脉的技术辅助时，产科医生面对胎盘植入的孕妇，依靠的就是技术和速度。

医生练就了从切开子宫、抱出孩子、夹闭脐带到剥离胎盘，整套动作极其迅速，因为，每分钟流经胎盘的血量是 500～600ml，切开子宫的那一刻，血如泉涌，多耽搁一秒，孕妇就向死亡线上多靠近一步，不得已的情况下，往往需要切除子宫来保全产妇生命。这个过程有点像火中取栗。有时，遇到解剖疑难、胎位不正的情况，甚至孩子还没有抱出来，大人和小孩都已命悬一线。所以，高危产妇的剖宫产术，不仅是妈妈和孩子的劫，也是产科医生的劫。何教授就是在这样多年的从医生涯中，练就了一身的本领，抱出了数不清的孩子，抢救过无数位妈妈的生命。

三、球囊导管让产科医生从十分火急变成从容自信

现在有了介入医生的参与，他们采用球囊导管，临时阻断血流，不再会出现大出血的恐怖，产科医生可以更从容地进行剖宫产手术，抱出小生命，还为清除植入的胎盘赢得了充裕时间。这是医学上的一大进步，球囊导管有效地杜绝了大出血，保障了母子平安。儿子的

生日不再是母亲的"蒙难日"了；这也是人类科技上的进步。现在越来越多的医院配备了有影像设备的复合手术室，使介入与外科（妇产）手术复合成为一体，介入科可以与各个不同的科室联合手术，更多的团队一起合作，帮助患者度过劫难。

在外等候的老范正想得出神的时候，一声啼哭把他从思绪中拉了回来，原来，一个新生命已经诞生。接下来的时间，整个手术室的气氛似乎从寒冬的凝滞，一下子春意回暖，虽然动作还是敏捷，但他们已有足够的时间做好每一步。何教授将手术主刀位让给产科的副主任来处理后续的流程，巡回护士已经开始第一次报数负压吸引瓶中的出血量，麻醉师汇报血压和心率，新生儿科医生开始处理小宝宝的脐带和擦拭身上的胎脂。老范看了一眼周主任，他已经开始在脱卸身上的铅衣了……

张主任回头看了一眼老范说："这种球囊真好，我们如果有这样的产妇，到时候还要找你帮忙。"老范看到自己的器械为手术提供方便、为患者保障安全，内心也充满着自豪与快乐。

当老范跟着张主任走出手术室的时候，一边说："只要临床有需求，我们一定全力配合"，一边心里在欣慰地想着：现在那位当母亲的产妇与新生的宝宝都很平安，似乎一切都本该如此。但是如果没有介入医学和介入器械的发展，那可能会是又一场人间悲剧。

（范建国　杨正强）

看病像侦探：沿着线索找证据

推理是诊断上不可缺少的智慧
证据是治疗上必须具备的基础

一、剧烈头痛必有病，不能小觑

一天晚上，一位 73 岁老人，突然出现了剧烈的头痛、颈项痛、僵硬，还有呕吐，自己要了一部车子到当地县医院就诊，但头颅 CT 没有发现问题。过了两天，仍有头痛，他儿子陪他来医院，要求进一步检查。再一次复查头颅 CT 仍然阴性（图 292），这时，当班医生就汇报到姓王的主治医生那里。王医生检查了患者以后，建议给患者做腰穿检查。家属提出疑问，老人是头痛，为什么要在患者背后做腰脊髓穿刺呢？

为了向患者和患者家属讲清道理，王医生不得不给他们详细介绍了两者之间的关系。他拿出最近到河南省人民医院学习的笔记本，那里有一张图，是省医院薛医生画的（图 293）。

王医生指着图说："我学医花了 5 年时间，要几分钟把这个复杂的解剖问题讲清楚很难，你只要理解人的脑子很嫩，像豆腐，放在脑壳里受到很好的保护，为了保护脑子不会在移动和撞击时受到损伤，所以在脑壳里充满了水，这个水可以起缓冲作用，我们叫它'脑脊液'，为什么我们不叫它'脑液'而叫它'脑脊液'？因为大脑要指挥全身，就长出了许多神经叫作脊髓，像辫子一样通过身体背部椎骨里的孔向下一直延伸到尾部，受到椎管保护的脊髓与大脑相连，椎管里同样有许多水，脑子里的水与椎管里的水都是相通的，所以它叫脑脊液。"

王医生接着说："脑动脉瘤通常长在脑内较粗的主干血管上，动脉瘤破裂后出血，马上就染红了整个脑脊液，所

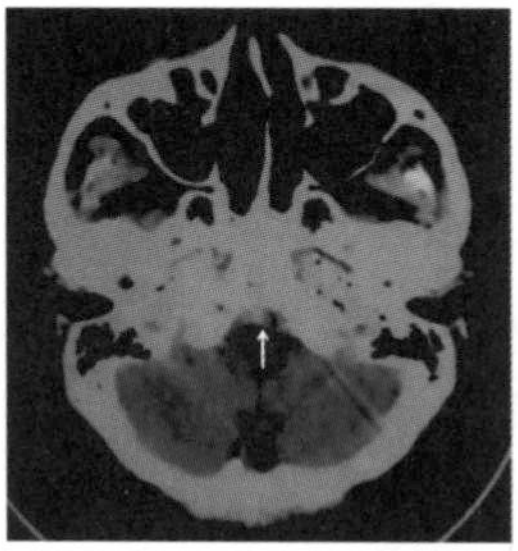

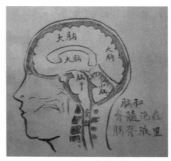

▲ 图 292　头颅 CT 检查阴性

白箭所指的位置是后来发现的可疑出血的部位

▲ 图 293　头颅侧位示意图

显示脑和脊髓，以及颅腔和椎管里的液体

以，从腰部穿刺，如果这里的脑脊液里有血，我们马上就能够做出诊断，脑里有动脉瘤破裂出血，需要治疗。"

家属听了这样的解释以后，就大概明白了，非常感谢王医生，马上表示同意穿刺。穿刺出来的脑脊液果然是血红色的，于是家属对王医生更加敬佩，要求王医生亲自给他治疗。

王医生根据目前患者的情况判断病情不是很严重，但是这里距离省医院路程太远，怕在路上颠簸的时候出现意外，决定先用药物治疗，防止再出血。经过药物治疗，患者症状减轻，5 天后王医生又为患者做了一次腰穿，脑脊液红色已变淡了，呈清黄色。王医生建议患者家属可以到河南省人民医院找薛医生手术治疗。

二、一般医生诊断正确就合格了，高明的医生考虑得就更多

当薛医生看到这个患者的时候，患者情况很稳定，就让患者再做了一次头颅 CTA（头颅部位的 CT 血管造影）（图 294）。

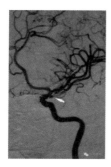

▲ 图 294　头颅 CTA 显示动脉瘤（白箭所指）

薛医生看了片子后对患者家属说："你们应该感谢你们县里的王医生，他的诊断和处理都是很对的，为我们给患者治疗做了很好的准备。"薛医生觉得这是一份很好的教学材料，于是就把这一期学习班的几位学员叫到一起，对他们说："你们看，这个蛛网膜下腔出血患者两次头颅 CT，第一次头颅 CT 检查是阴性，为什么？第二次 CT 你们又看到了什么？"这几位学员看来看去都回答不出来，于是薛医生对大家说："第一次头颅 CT 检查确实是阴性，第二次 CT 在脑干（延髓）的前面发现了出血（参见图 294），这是不容易觉察的少量出血。这位县医院的王医生，不放过心中的疑问，并用腰穿来证实，这是很正确的。第一次腰穿是血性脑脊液，基本可以诊断蛛网膜下腔出血，不过王医生很慎重，会不会是自己穿刺造成的出血？于是，过几天后做第二次腰椎穿刺，脑脊液开始变黄，这是红细胞坏死后的颜色，与患者病程一致。所以他确立了'颅内出血'的诊断，没有漏诊。王医生原来就是我们上一期学习班的最佳学员。"

三、探索是提高水平的最好办法

问题在于：CT 的出血部位与 CTA 发现动脉瘤的部位不一致。虽然出血在"水"里可以弥散开，可以逐渐吸收掉，可是在"出血点"的周围为什么没有痕迹呢？特别是刚发病时的第一张 CT，为什么没有看到出血？第二次 CT 片上

的血是从哪里流过来的呢?

"从椎管里流过来?"一个学员试探着回答。

"对啦",薛医生笑着表扬了这名学员,薛医生是老医生了,他知道表扬比批评对学员更有好处。接着他又说:"这下子大家都懂了吗?孔子说'不愤不启,不悱不发,举一隅不以三隅反,则不复也'。如果经过点拨,仍不肯动脑筋,那我就不再多说了"。好几个学员都表示明白了,并且把薛医生的图画了下来,又加了两个圈圈,分别表示脑动脉瘤的位置与看到出血的部位(图295)。

薛医生讲道:"血性脑脊液可以从颅腔流到椎管。临床症状也可以提示发病的部位。刚才我问了患者的儿子,他说他父亲发病的第一秒钟的疼痛是脖颈和后背,很快满头都疼,腰也疼。这是一个很好的启发,说明了最早的发病部位在脖颈,然后出血到后背,很快满头都疼,腰也痛了。我把这个经验告诉你们,希望你们记住。"

薛医生很喜欢看福尔摩斯侦探记,此时他又想到了福尔摩斯。他说:"我们可以做个小结了。医生诊病就像侦探破案,要沿着线索找证据。目前我们拥有的证据是脑脊液里有血和脑动脉瘤,线索是出血部位与动脉瘤不一致,另外,患者第一症状并不表现在头部。"

"据此,我们可以推测:①患者的脑动脉瘤未必是脑脊液有血的原因;②出血病变可能位于椎管内;③尤其是颈段的上部,与症状最符合;④对于中老年人,颅颈交界区有一个病——动静脉瘘,虽罕见,却容易表现为出血,而且因为病灶小,往往不能被CTA发现。"

"至此,诊断的'大胆假设部分'就完成了,下一步是'小心求证',要通过血管造影才能够确定,请大家等到血管造影结果出来的时候再来看。"

经过安排,患者次日就做了血管造影检查和治疗。先对正常一侧(左侧椎动脉)做造影,造影结果是正常的,这时有一部分学员就在想难道薛老师的推断错了?紧接着,薛老师已经把导管放到了右侧椎动脉,注入对比剂"唰"地一下,动静脉瘘现形了(图296)!

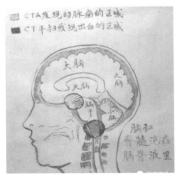

▲ 图295 动脉瘤在左侧颈内动脉的一个分支上

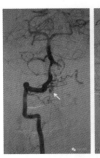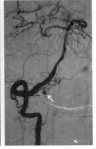

▲ 图296 右椎动脉动静脉瘘

诊断明确了，治疗就容易了。若不是事先认真分析，很可能就抓错了罪犯，而放跑了元凶。诊治病患也是这样，再小心也不过分。

（薛绛宇 杨博文）

从开颅手术到不开颅治疗：脑动脉瘤介入治疗发展之一

从打开颅骨，翻开软脑，用金属夹去夹闭脑血管上的动脉瘤
到不留痕迹地在血管腔内堵塞它，那已不是神话，那是介入医学

12年前，一位女患者，蛛网膜下腔出血，住在我们神经外科走廊的加床上。我从这位患者床边走过，她忽然伸手拉住我的白大衣，希望我看看她的CTA（CT血管造影）图片。我认真地看了一下说："是脑动脉瘤"。

从这一刻开始，这家人就坚持要求我给她做手术。因为，她们当地医院和我院的（年轻）医生，都没能看出毛病（因为那个动脉瘤有些隐蔽，投影拍片的角度也有点偏）。这就让我为难了，因为我不是她的床位主管医生。

这家人特别能缠磨，用俺们河南话讲就是"粘缠"得很。各种周折之后，我还是接受了他们的要求，设身处地地站在患者的角度上去想想，也能理解。当时我是外科医生，这种动脉瘤的治疗主要方法是开刀，需要打开头颅，找到动脉瘤，分离动脉瘤瘤颈以后，用一种金属夹子将突出来的动脉瘤的颈部进行夹闭，目的在于阻断动脉瘤与血管的连通，避免发生再破裂出血。

12年过去了，一天在门诊，我刚看完了所有的患者准备下班。这个老"客户"又来找我了。这一次她不是为了自己看病，而是为她的隔壁邻居。不过，她先对我表示感谢，说她自己十几年来，生活得很好，当年多亏遇见了我，手术做得非常好等等。她还是那么的"粘缠"，唠叨起来没个完。我想这大概就是医生和患者间的缘分吧，也不好意思打断她。她一面说我们一面走，她知道我要下班了，马上就央求我，到急诊室去看看她的邻居。好在顺便路过，我就跟着她进去看患者。

原来是一个50多岁的女性，前天突发剧烈头疼伴呕吐，当地医生看了考虑为"蛛网膜下腔出血"。转来我院，查了CT血管造影，发现是脑动脉瘤。我就抽出片子来看（图297）。突然眼前一晃，我怎么好像看到一幅画，片子的中央有一个女子，活脱脱的像一位长袖善舞的飞天，有姿有态有景，窈窕妩媚。双侧大脑后动脉与双侧椎动脉像四肢，基底动脉如躯干。也许是我昨天晚上看了龚自珍《病梅馆记》说的，（梅）以曲为美，直则无姿；以敧为美，正则无景；以疏为美，密则无态。我差一点

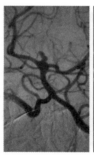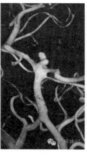

▲ 图297 基底动脉顶端动脉瘤

说出了"多美呀"！

我以前看这类片子机会很多的，但是怎么没有看到这么一个女子在跳舞的！为什么呀？

"怎么样啊？薛主任？"我的这位老"客户"看我呆在那里，以为这个病很麻烦不好治。我马上收回了神，哦，原来是脑血管上多了一个有着发髻高耸的"美人头"。

"这也是动脉瘤，你看这个形状像头形的就是动脉瘤，旁边两个血管就像两侧手臂在舞动，还有他的身体和两条腿"，我形象地解释道。

老"客户"看不懂片子，只是问我是不是要把头发剃掉，做开颅手术。这时我完全醒过来了，马上告诉她："现在不需要剃发开颅了，那是过去的方法，这几年我们都采用介入的方法治疗了，所以不需要开颅手术了，而是在血管腔内做手术，只要在大腿上穿刺血管，插入一根小管子，就能到达脑袋里的动脉瘤内，把瘤腔用弹簧圈填塞封堵掉即可，头上根本没有伤口，大腿上的伤口也只有米粒大一点，也不需用线缝"。突然我又想到现在再叫我用夹子把这个"美人头"夹住，我还真下不了手呢。我安排患者先收进来住院再说吧。

老"客户"听到现在的治疗不需要开刀手术了，非常惊讶，颇有感触地说，我的病要是推后到现在的话，也就不需要开刀了啊。同样，我也感慨良多，亏得医学科学的发展如此迅速，我不必再去做开颅手术，也不必用金属夹去夹这个"美人头"了。

（薛绛宇　杨博文）

从开颅手术到不开颅治疗：脑动脉瘤介入治疗发展之二

了解疾病的家族性，让体检找出体内未引爆的"炸弹"
将发病后治疗变为预防性治疗，是医学进步的体现

一、脑动脉瘤像"不定时炸弹"，随时随地都可能爆炸

家住宿迁的方女士，一向身体健康，偶尔有个头疼脑热，吃点药也就好了。一个星期天，休息在家的方女士刚刚吃完早饭，突然觉得脑袋像炸裂一样的胀痛，简直无法忍受，紧接着，她就开始恶心、呕吐，觉得全身无力。虽然很难受，但她想到平日有时也会有头

痛，也许昨晚没有睡好，或者着凉了，休息一会儿吃点止疼药就没关系了。可是直到晚上，躺了一天的她情况一点儿也没有缓解，反而越来越重了。

方女士开始紧张起来了。她打电话把加班的丈夫叫回来，开车带她去了当地医院。急诊科医生很重视，立刻带她做了头颅 CT 平扫，提示蛛网膜下腔出血（图 298）。

当地医生告诉方女士的丈夫，这个叫"自发性蛛网膜下腔出血"，多半是因为头颅里的动脉有一个地方的血管壁特别薄弱，像车子的橡胶内胎一样鼓起了一个球，医生称它为"动脉瘤"。这种病致死和致残的机会都很高，非常危险，一旦破了，严重时患者就"中风"了，医生说它是"脑卒中"，搞不好会要命的，需要尽早手术治疗。现在，你的妻子就发生了动脉瘤破裂出血，所以非常危险。一家人决定立即联系急救车转诊至江苏省人民医院进一步治疗。

二、脑卒中的后果严重，成为抢救重点

脑卒中绿色通道是江苏省人民医院介入科与急诊科联合创建的快速生命急救通道，见到这一类患者，急诊科医生立即按制订的流程快速处置。在接收患者以后，对病情做了快速评估，控制血压，做好术前准备后，同时通知介入专科团队，为方女士做脑卒中抢救准备。

介入科脑卒中专科团队迅速登上手术台，为方女士做了脑血管造影，明确她出血的原因就是右侧大脑中动脉上有了一个动脉瘤（图 299），像灯泡一样突出在那里。

根据这种情况，我们为她做了颅内动脉瘤弹簧圈栓塞术：通过原来的造影导管，插入更细的微导管（直径 1mm 以下），直达动脉瘤内，用弹簧圈把动脉瘤腔填塞堵满了，解除了动脉瘤再破裂的风险。再次造影，栓塞情况很好，而且没有影响到血管的正常血流（图 300）。

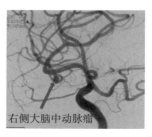

▲ 图 299　颅内动脉瘤（箭所指为动脉瘤）

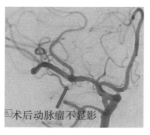

▲ 图 300　弹簧圈栓塞后动脉瘤消失了（箭所指原为动脉瘤）

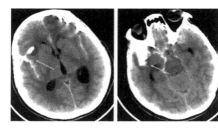

▲ 图 298　蛛网膜下腔出血，箭所指为出血灶

不到 2 个小时，手术顺利结束。经过后续的治疗，方女士的症状逐渐缓解，恢复得很顺利。正当我准备跟方女士谈谈这个疾病的时候，善于动脑筋的她先提出了疑惑：她今年才 40 多岁，平日没有高血压、糖尿病等慢性病，饮食清淡，晚饭后也爱到广场上跳跳舞，注意保养身体，怎么就得了这个病？还险些送了命，动脉瘤是肿瘤吗？

"我怎么就得了这个病呢？"方女士问查房的介入科主任施海彬教授。

三、拆除"不定时炸弹"，造福于患者

面对患者的疑问，带领全科人员查房的施主任对患者及身边的年轻医生说："颅内动脉瘤并不是一般意义上所说的肿瘤，而是颅内血管某局部血管壁特别薄弱，随着动脉的搏动，血管壁局部膨隆、向外凸起，就像一个瘤。随着瘤腔的扩大，瘤腔壁就越来越薄，破裂的风险就越大，它就像一颗放在大脑里的'不定时炸弹'，随时随地都可能发生'爆炸'，出现像方女士这样的脑内动脉瘤破裂出血。患者可能在情绪激动，过度用力（如用力排便）等特殊情况下，出现血压波动，诱发动脉瘤破裂，更想不到的是，部分患者也可以在平静状态时发生破裂出血。颅内动脉瘤一旦破裂出血，往往以剧烈头痛为突出表现，致死致残率极高，其中 10%～15% 的患者来不及送到医院，就会猝死，第一次出血后的死亡率高达 35%，再次出血的病死率则

达 60%～80%，幸存者也可能有后遗残疾。对于颅内出血怀疑动脉瘤的患者，应尽早检查明确诊断，争取尽早针对动脉瘤进行治疗。动脉瘤是良性疾病，如能及时诊断，并接受介入治疗或外科手术治疗，术后患者是可以治愈的。动脉瘤不是先天性的，它的发生与吸烟、酗酒、高血压、性别、脑血管发育异常和血流动力学异常等因素有关；但是也有部分患者与遗传因素有关，可能与多种遗传性疾病相关，例如常染色体显性多囊肾病、Ⅰ 型神经纤维瘤病、马方综合征、Ⅰ 型多发性内分泌腺瘤、弹性假黄瘤、遗传性出血性毛细血管扩张症和先天性结缔组织发育不全综合征（Ehlers Danlos）Ⅱ 型及 Ⅳ 型等"。

"与遗传有关？"方女士一脸疑惑地问："可我家里没人得这个病啊。"

施主任微笑着对患者说："大部分患者对自己的病情并不知道，等到动脉瘤破裂出血了才被送到医院进行救治。你的动脉瘤破裂了，好在能及时就医，得到了最好的治疗，终于安全了。颅内动脉瘤有一定的遗传倾向，给你带来痛苦的这个动脉瘤也许可以给你家里人释放一个信号，您可以提醒父母、兄弟姐妹和成年的子女，有条件的时候做个头颅 CT 血管成像或者头颅磁共振血管成像检查，防患于未然，排除一下颅内动脉瘤。一旦发现有动脉瘤，在还没有破裂危及生命之前就进行及时治疗。当然，治疗要到能做这种手术的医院，防止这个定时炸弹突然破裂带来生命危险。"

查房后，方女士给自己的家人打了电话，一是向他们报个平安，二是向他们讲述了动脉瘤的厉害，告诉哥哥和女儿这个病可能具有遗传性，让他们到医院进行筛查。在病房健康管理师的指导下，方女士的哥哥和女儿一起到门诊做了磁共振血管造影（MRA）检查。

两天后，方女士的丈夫来到施主任的专家门诊，身后跟着一位中年男人，看起来心事重重，愁眉不展，他便是方女士的哥哥，在门诊进行动脉瘤筛查时发现在他的大脑里也有这样一颗"不定时炸弹"。主任看出他的焦虑与担心，说："动脉瘤介入栓塞技术是很安全的，放心吧。你看你的妹妹，治疗中没有什么痛苦，治疗后也没有什么并发症。庆幸的是你听了我们的建议，及时检查了，这样我们就可以掌握治疗的主动权，不会像你的妹妹那样痛苦了。"听完主任的解释，方女士的哥哥卸下了心理重担，办理了入院。

为了方便家人照顾，经过协调，护士长特地将兄妹俩安排在同一间病房。哥哥的手术顺利完成（图 301），妹妹

术后恢复很好也到了复查时间，复查结果显示出血已完全吸收（图 302）。一家人互相照料，有说有笑，其乐融融，看着这温馨的画面，真暖心。几天后，兄妹二人一起顺利出院回家了！

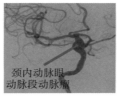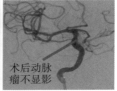

▲ 图 301　患者哥哥颅内动脉瘤栓塞术前后造影片

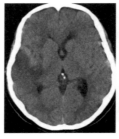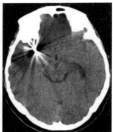

▲ 图 302　方女士术后复查头颅 CT，提示出血明显吸收

（吴玲玲　王　斌　赵林波）

第10章 血管阻塞很难治

为什么西医发展这么快？因为它吸纳任何最新发展的科学技术与理论
所以，会有介入医学诞生，介入医生也必须不断学习，跟上科技发展

一、好好的血管为什么会狭窄和闭塞

我们知道，新鲜的血液从心脏经过动脉输送氧气和营养到全身的组织和器官，通过新陈代谢，再将那里的二氧化碳和废料随血液带出来。我们把前面这一部分新鲜的血称为动脉血，动脉血的流动是靠心脏的收缩力泵出来的，后面携带二氧化碳回流心脏的这一部分血称为静脉血，静脉血被回收到静脉，然后向心脏方向回流。那静脉血依靠什么力量回流呢？按照牛顿的理论，我们看到的总是"水往低处流"，静脉血怎么会从腿部向心脏方向逆流呢？它是靠肌肉的收缩活动。同时，在静脉内有一种瓣膜，血液向心脏方向流动时它就打开，重力使血液向下流时，它就关闭了，从而阻挡血液向下倒流，我们称这个瓣膜为静脉瓣。当血液中由于某些病因造成凝血功能强化时，血液就容易在流动最慢的静脉瓣的兜里产生血栓（图303）。

动脉内也会产生血栓，通常是因为营养过分了，吃下去的脂肪堆积在动脉壁上，使动脉血管粥样斑块形成，动脉管壁硬化扭曲、增厚，引起血管狭窄，狭窄处产生血液涡流就会产生血栓。

血栓有哪些危害呢？从动脉内脱落下来的血栓，会引起远端血管的堵塞，造成那个部位的血液供应障碍。如果发生在心脏或脑的动脉里，血液流动减慢或停止，就会引起心或脑功能障碍，严重的会引起临床上心肌缺血、脑缺血（医学上称脑卒中）。如果是静脉血栓，则多见于下肢，尤以左下肢常见。下肢

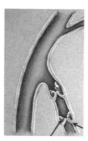

▲ 图303　静脉瓣与血栓
短箭所指为静脉瓣，长箭所指为血栓

静脉血栓脱落以后，就流向心脏方向，进到肺动脉引起肺动脉栓塞，造成患者呼吸困难，甚至死亡。

长时期（慢性）的血栓会与所在的组织长到一起，医学上称为血栓机化，就很难清除了。

二、如何预防血栓形成与脱落

从临床角度上来说，孕妇、长期或短期卧床不动，如手术后、产后、骨折后不活动者，很容易形成下肢静脉血栓。我们常见到这些患者突然起床上厕所的时候跌倒在地，人们通常会以为他们的手术没有做好，心或脑疾病复发，实际上往往是肺栓塞。所以要特别重视预防。

新鲜血栓可以通过溶栓或抗凝药物治疗，让血栓溶解或防止形成新的血栓。也可以通过介入的大腔（内腔很大）导管将它抽出来。

三、有什么好的能取血栓的器械

本书并非为器械商做广告，但是不得不介绍医疗器械的科学原理。

1. Amplatz 血栓旋切器

Amplatz 设计的旋切器（图 304）是由聚脲酯做的导管，中间有高速旋转的金属主轴，头端固定两片稍倾斜微小风扇状金属刀片，侧面有两个侧孔。它以高压氮气作动力，当刀片旋转时形成负压，通过导管头端开口处可将血栓吸引到管内，经刀片切割粉碎成小颗粒，通过侧孔排出，配合溶栓药物，将血栓

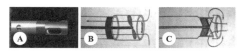

▲ 图 304　Amplatz 血栓旋切器（ATD）

A. 头端外形；B. 风扇状金属刀片，旋转时形成负压；C. 血栓被吸引到管内，经刀片切割粉碎成小颗粒，通过侧孔排出

小颗粒溶解掉。旋转摩擦产生的热量需从导管尾端通过连接管注射生理盐水进行冷却，并可润滑旋转的主轴。它能快速、省时、有效地清除急性（14 天以内）或亚急性（2～4 周）血栓，优点是不伤害血管。但它无法清除慢性或机化的血栓。

2. AngioJet 血栓抽吸系统

这是由美国波士顿科学公司研发并生产，专门用于清除血栓的设备，它是所有机械血栓清除设备中唯一获得美国 FDA 批准的外周血管应用产品。

其原理是利用机器的高压喷射技术，用液体药物击碎血栓，血栓又被导管强负压抽吸至尾端排出体外（图 305）。该系统融合了人工碎栓、局部溶栓及高效抽栓等技术，具有操作简便、溶栓药物用量少、血栓清除快、手术效率高等优势。除可用于四肢动、静脉血栓外，近来也有用于冠状动脉急性血栓、急性肺动脉栓塞、肾透析人工瘘道

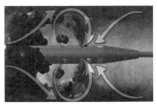

▲ 图 305　AngioJet 血栓清除装置

的急性血栓抽吸治疗等。

笔者从南京医科大学附属南京市第一医院介入科顾建平主任处获得了一些较清晰的手术前后对照图（图306）。

3. Straub 血栓旋切器

它有多种不同形状的头端，适合不同血管。以用于下肢动脉为例（图307），它的头端可旋转，能将新鲜血栓甚至斑块削下（图308），内部是螺旋杆，高速旋转时形成负压，将血栓抽出，通过尾部排到收集袋内。螺旋杆的中心有一隧道可以通过导丝，血栓旋切导管可以沿着导丝向前推进，由于把血栓抽出体外，减少了溶栓的药物，可以减少出血的并发症。

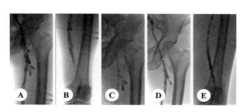

▲ 图306　左下肢深静脉血栓形成，经 **AngioJet** 血栓清除术

A 至 C. 左下肢静脉造影示左股浅静脉（A）、股总静脉（B）、髂外静脉（C）内多发充盈缺损影；D 和 E. AngioJet 机械性血栓清除术后，即刻造影复查示血栓显著清除

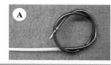

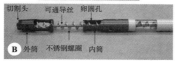

▲ 图307　**Straub** 血栓旋切器

A. 原件的外形；B. 为了显示内部，外筒被拉开了

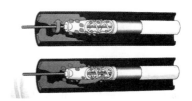

▲ 图308　**Straub** 血栓旋切示意图

另一种用于静脉的，外筒与不锈钢螺圈不连接，通电后，仅不锈钢螺圈旋转，产生负压抽吸。由于外筒不旋转，就不会损伤静脉血管。还有一种现在可以用于肺动脉栓塞的治疗。

它们的优点为：不需要润滑剂与冷却设备，残留狭窄少，不栓塞远侧血管，不损伤血管，无须溶栓，术后多数不会复发。

据说瑞士的这位 Straub 先生，原来开了一家生产螺丝的公司，产品非常高档，我们国家向他买了很多螺丝，用在军事工业上。因为他自己患有血栓引起的血管闭塞，而当时世界上很少有能够将血栓切除的医疗器械，于是他就开发了这种血栓旋切器，用他自己的名字命名。

我曾被邀请到他们公司去参观，Straub 先生亲自陪我参观，做了很详细的介绍。我开玩笑地跟他说，你向我暴露了所有的秘密，我回去生产怎么办？他一点也不回避，还笑着说如果你们能够生产，那你们就生产好了。但我知道暂时是不可能的，因为它的工序太精密了。

他们还把我送到德国去参观手术，作为培训项目，下面是我的培训证（图309）。按规定：有证者才能操作。

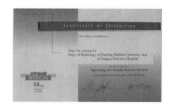

▲ 图 309　培训证

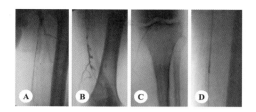

▲ 图 310　股动脉闭塞患者

A. 股动脉上段闭塞；B. 中下段闭塞；C. 腘动脉闭塞；D. 用 Straub 器械旋切中

回国后，我们开展了这种手术。这是一位 65 岁男性患者，左下肢发凉，行走酸痛无力 80 天，股动脉闭塞长达 56cm（图 310），旋切后血管开通（图 311）。

道理很简单，多么希望有一款中国自己生产的血栓旋切器，但是目前还不行。我们需要有非常精密的机器，需要有高质量钢材，还有高水平的工匠。

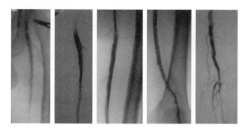

▲ 图 311　旋切后血管各段开通情况

（李麟荪　施海彬）

布 - 加综合征：害人不浅

老师的一言一行都将成为学生的永恒榜样
医生的一举一动都将决定患者一生的健康

一、不明原因的病最难治

回溯到 1985 年，当时有一位女患者因为双腿浮肿，十多年来时好时坏，不明原因，到我们医院来看病。经过 CT 检查发现，下腔静脉近端狭窄阻塞，诊断为布 - 加综合征（也称：巴德 - 基亚里综合征），当时内外科都没有办法可以治疗，就找我会诊看看是否有什么办法？那时候我已经开展了介入治疗 4 年多，治疗一些病所用的方法都是其他医生意想不到的，而且效果很好，所以他们认为也许我能治这个病。

我原来在外科工作了 12 年，后期在心胸外科做医生，知道这个病就是下腔静脉阻塞，它影响了双侧下肢与腹部的静脉血回流到心脏，就会出现下肢浮肿等症状。如果阻塞位置比较高的话，肝静脉回流也会受到影响（肝静脉的血也要通过下腔静脉回流到心脏），那样还会产生肝脏肿大和腹水。

这种病治疗起来很困难，国内有一

位汪忠镐外科医生（后来成为院士）很出名，他曾经治疗过这种患者，用的是人造血管，他把人造血管一头连接腹部的下腔静脉，另一头通过腹腔和胸腔，或者在胸腔前、皮肤下面钻个隧道接到颈部的上腔静脉（图312），就像城市的高架桥一样，但是手术难度和风险极大。

由于被疾病折磨了十多年，患者很痛苦，非常迫切地希望我能够帮她治疗。我知道国际上已经在用球囊扩张的方法治疗血管狭窄和闭塞的疾病，我想我也可以先把它打通，然后用球囊来扩张血管为她治疗这个病。

二、尝试着用介入方法治疗

但在当时，没有适合扩张下腔静脉的大球囊导管，只有两根较细的球囊导管，我想这也是一个稳妥的办法，先把血管打开一个通道，再用两根球囊导管一起扩张，以后有了合适的机会再做进一步治疗。为此，我又找了一个塑料管和一根尖头的钢丝，准备好以后，我就

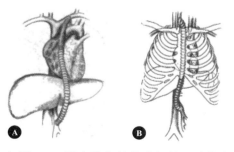

▲ **图312** 用人造血管从腹部的下腔静脉接到颈部的上腔静脉

A. 人造血管通过胸、腹腔连接；B. 人造血管通过胸前皮肤下隧道连接

与患者谈话，说明病情与治疗的方法，并征求了患者家属意见，征得他们同意后，我就向王院长做了汇报，因为王院长原来是我们放射科的主任，也是我的老师。因为这种治疗是我们医院、至少是江苏省的第一例（后来我打算写报道时，知道北京的彭勃医生做过国内第一次报道，所以我就不再写了）。

王院长听了我的汇报以后并没有阻挠我，也没有问我有没有看过别人做过这种手术，我准备怎么做这个手术，会不会发生什么问题……他似乎对我很信任，只问了我什么时候做，我告诉了他，他就让我回去准备了。

没有想到在我做手术的时候，他来了，什么话也不说，就站在旁边看我一步一步地做手术。开始我愣了一下，我知道他并不会做介入手术，来干什么呀？很快，我心里明镜似的，他是来为我站台、为我加油、为我支撑、为我承担风险的；也为了患者安全，万一有事，他可以组织人员来抢救患者，帮我处理一切。我的心头一热，信心倍增，下了决心一定要认真地把手术做好。于是我格外小心谨慎，按照掌握的知识和预先设计好的手术步骤，确保每一步操作都印证自己正确无误，像当初在外科，马允平主任对我做手术的严格要求那样，一步一个脚印，踏实而稳健。他看我把一根塑料管从股静脉插进去，插得很深，直到横膈（胸部与腹部中间有一层横向的膈膜，把胸部与腹部分开，医学上称为横膈），造影证实在下腔静脉的阻塞段了，再用一根尖头钢丝从塑

料管中间的孔放进去，我算好了距离，穿刺不能太猛烈，如果穿得太深，可能会损伤心脏。但又不能穿得太轻，因为阻塞段的组织是坚韧的纤维组织，很有弹性。

那一天，我觉得自己的手术特别沉稳、自信，我一下就穿刺通过了下腔静脉阻塞的隔膜，然后跟进塑料管，通过它注入少量的对比剂，证实我已经打通了阻塞段，对比剂进入心房了。于是我放进去一根导丝，经过这根导丝，跟进了一根球囊导管，做了扩张。再通过另一个穿刺口，又跟进去一根导丝和一根球囊导管，将两个球囊平行同时扩张阻塞段。造影证实血流通了（图313），虽然扩张得不够大，但手术是成功了，没有出现并发症。我非常高兴，回头再看王院长，想与他一起分享胜利的成果，没有想到他已经不声不响地走了。

王老师放手，替我撑腰挑了担子，让我敢于开拓、敢于创新。这让我非常感动，我从老师那里深深地体会到了高尚的"为师之道"。老师信任你、支持你，放手让你跨出第一步，他在后面保护你，这就是"为师之道"。他用行动影响教育了我，让我反馈给我的学生，乐意替他们站台、担责。

这次手术并不是很满意，因为没有足够大的球囊。直到1988年，我设法买到了大的球囊，才做了真正成功的手术（图314）。

三、做精、做细、做好每一例

随着对布－加综合征的进一步了解，我们对如何扩张，在什么地方扩张，有了更进一步的认识。经过反复探索，经验告诉我们，每一例下腔静脉被打开以后，我们必须检查肝静脉的回流情况，如果发现肝静脉也闭塞者，必须

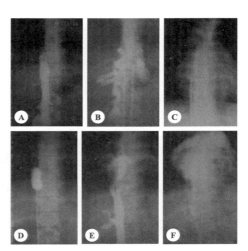

▲ 图 314 成功的布－加综合征介入扩张手术

A. 下腔静脉上端闭塞；B. 丰富的侧支循环（此路不通走旁路）；C. 用塑料杆打通闭塞段；D. 球囊扩张闭塞段；E. 闭塞段打通后造影；F. 对比剂畅通无阻，侧支循环消失

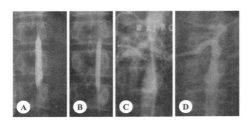

▲ 图 313 球囊扩张，打通了下腔静脉阻塞段

A. 穿刺通过阻塞段，导管进入右心房；B. 用一个球囊扩张；C. 两个球囊平排同时扩张；D. 扩张后造影证明，阻塞段已经开通恢复血流

把它打通。

以下这例布－加综合征手术者用股静脉插上来的导管反复探查，始终没有找到肝静脉（图315）。只好从颈静脉入路往下试探，但是也没有发现，于是就采取直接经上腔静脉穿刺的方法进入肝静脉（图316）。造影看到肝右静脉进入下腔静脉处呈线样狭窄，血液很难流入下腔静脉进入心脏。

手术者很高兴，准备在穿刺道插入导丝，并在这里用球囊扩张，被我否定了。

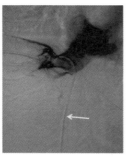

▲ 图315　没有找到肝静脉，白箭所指为从下向上的导管

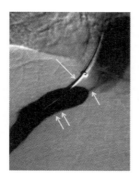

▲ 图316　从上腔静脉穿刺进入肝静脉
双箭所指为肝静脉，上方单箭为穿刺针，下方单箭所指为狭窄的真通道

我认为从长期效果来说，应该从自然通道扩张，更符合生理状态。如果通过穿刺道球囊扩张形成新的通道，其不具备血管的组织结构，肝细胞很容易再生，再生的肝细胞很容易把强行扩张出来的假通道再一次闭塞。我们现在看到穿刺针下面的一条黑影就是真腔，为什么不从这里扩张呢？

那么如何进入真腔呢？再从上面另一侧颈静脉进去？患者会很不舒服。如果再从下面往上找是容易找到的，术者担心因为存在急剧的弯曲，球囊导管无法扩张。

于是我建议，经皮穿刺肝静脉，这是最快捷而可靠的办法。手术者同意后，很快穿刺成功，导丝从自然通道进入下腔静脉。有人以为要从经皮经肝的穿刺道做球囊扩张术，但是我又没同意。我的意见是用抓捕器，把导丝从颈部拉出，从颈部进入球囊导管做扩张术（图317）。这时就有人问了，为什么要多此一举呢？直接从肝穿刺道扩张不行吗？我反问他："你认为从哪一条通道做扩张，对患者伤害最小，就选哪一条。"我知道他是聪明人，只要稍微做

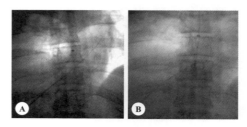

▲ 图317　经皮经肝穿刺
A. 导丝从自然通道进入下腔静脉；B. 用抓捕器，把导丝从颈部拉出，建立通道

一点提示，他就会明白。

于是从颈静脉拉出的导丝放入球囊导管，很顺利地把肝静脉扩张了（图318）。手术顺利结束，术后第二天，患者腹部感觉轻松了许多，很快就好转出院了。

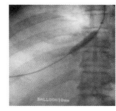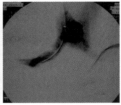

▲ 图 318　球囊导管扩张了肝静脉

（李麟荪　徐　浩）

"隐性杀手"肺栓塞：机械抽栓建奇功

熟练掌握一门技术后，会熟能生巧超常发挥
超常发挥仍需遵循原则，谨慎行事，适可而止

一、为什么称它为隐性杀手

来自郑州本地的一名 49 岁中年女性，突然晕厥数分钟，清醒后诉严重的呼吸困难、胸闷和胸痛等症状，有强烈的濒死感。家人立即把她送到河南省人民医院急救中心。到达急救中心后约 10 分钟，患者突然呼吸心搏骤停，急救大夫立即给予抢救，所幸心跳成功恢复，但仍有严重的呼吸困难，生命体征（体温、呼吸、心率、血压与脉搏等）不稳定，血氧饱和度 75%（正常人的动脉血血氧饱和度应该是 95%～100%，这个患者太低了，说明她血液中的氧含量很低），呼吸 30 次 / 分钟（正常人的呼吸 12～20 次 / 分钟，由于她血液中的氧含量很低，所以加快了呼吸），心率 122 次 / 分（正常成人为 60～100 次 / 分，呼吸加快了，心脏跳动的频率也加快了），血压 80/50mmHg（正常成人血压

低于 90/60mmHg 就达到休克的程度了，这很危险，说明她的心脏功能下降，严重缺乏动力把血泵出去）。

你如果是医生，看到这种情况，就知道患者病情十万火急，急诊科医生高度怀疑患者是急性肺栓塞，一边安排患者做肺动脉 CTA（CT 血管造影），一边打电话请血管科医师会诊。

因为病情危急，血管科主任翟水亭教授亲自带着小张医生前来会诊。这时患者已做完检查，翟主任一边询问患者家属发病经过，一边查看患者的下肢，左腿比右腿粗很多。翟主任打开电脑查阅患者的 CTA，图像正在传输中，翟主任就嘀咕了一句："又是一个隐性杀手。"小张医生是刚来进修的，听了"隐性杀手"一词不懂得什么意思。小张医生就问翟主任，什么是"隐性杀手"？赶紧又说："我刚才注意到您先看左腿，而且检查得很认真，您怎么知道是左

腿的毛病？"翟主任正要告诉他，这时候，CTA 结果出来了。"看病要紧，等会再告诉你"，翟主任说。

影像上果然显示患者两侧肺动脉主干及分支栓塞（图 319）。

翟主任指着片子告诉小张医生说："这个白色的是肺动脉里面的对比剂，对比剂能把血管显示得很清楚，这一段影子很均匀、光滑，形态正常，没有问题，接下去这里变成了黑色的团块（箭所指），说明对比剂被挡住了，它进不去，这就是肺动脉里的血栓，血栓把肺动脉的通路栓塞了，这个就是大家看不见的'隐性杀手'，它阻碍了血液流向肺里面，人就没有办法进行氧气交换，就像掉在大海里，没有办法呼吸，人不呼吸就会死亡。"翟主任指着片子继续说："这个患者左右肺动脉两侧都被栓塞了，情况非常严重，需要马上处理。你立即把患者送到介入手术室去，我来通知他们立即准备手术。"

二、处理"隐性杀手"，搬来了"神仙"

这个患者病情如此危急，该怎样治疗呢？

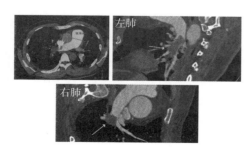

▲ 图 319　两侧肺动脉主干及分支栓塞

一种方法是开胸手术，打开胸腔取出血栓。但这种手术创伤太大，死亡率高，手术耗时很长，并发症多，现在几乎没有人做这种手术。基于安全考虑，仅用抗凝、溶栓药物效果怎么样？起效还是太慢，这样的患者等不及。最好有一种不需要开胸同时又能快速清除血栓的设备，治疗效果会更好。

使用介入 AngioJet（一种血栓清除器械）行吗？直接将它插到血管内清除血栓，迅速开通血管，达到立竿见影的效果。翟主任在思考着最佳方案。

翟主任原来是介入放射医生，后来又掌握外科技术，所以他把介入医生与外科医生并在一起成立了血管科。他现在正在权衡究竟是用外科手术还是介入方法治疗。他已经用过 AngioJet 清除过许多下肢深静脉、下肢动脉及其他部位的血栓，效果很好。

AngioJet 是一种特制的双腔导管，通过一个腔用高压将生理盐水注入血管腔，冲击血栓，把它打碎，同时通过另一侧管腔，用负压将血栓抽出体外。同时还可以切换至局部喷药溶栓模式，将配制的溶栓药物送入血管内，进行溶栓，以便机械抽吸更容易，从而达到血栓清除的目的。

只是能否用它清除肺动脉血栓在国内还没见报道。在确保安全的前提下，使用先进的设备抢救患者的生命应该是我们的责任。翟主任反复而快速地思考着：要尽量安全、不能冒进，根据既往使用的经验和患者的术中反应，如何在肺动脉中使用？如何保证疗效？如何避免并发症……

在去往手术室的路上，小张抓紧时间又问："我知道什么是'隐性杀手'了，您打算如何处理？"

这时，翟主任已经决定采用AngioJet血栓清除装置来救治这位患者。就说："过去我们对肺栓塞缺乏认识，都以为很多患者猝死是心脏病或脑梗死发作造成的，也没有可能去做尸检，确定到底是什么原因去世的，所以这个杀手就隐藏在那里。"

现在只要做一个CTA检查，很快就能明确是肺栓塞，把这个隐性杀手揪出来了。"现在科学真好，你看这个CT，不需要把人体切开，就能看到人身体里面的脏器。所以我年轻时做放射科医生，就觉得自己很神，看看片子就能看到人体内部的结构，知道有没有病，可以给患者下诊断。而现在这个'介入'更神奇，可以在影像下面不仅仅是诊断，还可以做治疗，真是太了不起了。"翟主任说着说着，就说到他自己是怎么转行的了，对自己能从事这样一种学科陶醉了起来，流露出无比的自豪和自信。

这次手术由他亲自操作。"从右侧股静脉入路，先放一个下腔静脉滤器，免得下肢深静脉血栓再次脱落造成更严重的肺栓塞"，翟主任告诉他的手术团队。

小张医生昨天正好已经看了书，知道了下腔静脉滤器，有许多不同的形状，它应该放在下腔静脉的下段，阻挡血栓从下肢静脉漂向肺动脉。

很快，滤器放置到位（图320）。翟主任已经从颈静脉插入导管至肺动

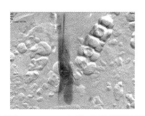

▲ 图 320　下腔静脉滤器放置到位

脉，造影证实患者双侧肺动脉及分支有多处被血栓堵住，与 CTA 片子上所看到的（图321）一致。

接着，翟主任经颈静脉送入AngioJet抽吸导管，先把右下肺的血栓抽吸一遍，再用溶解血栓的药，然后再抽一遍，他的策略是优先把右下肺动脉开通，患者的情况马上就会改善。果然，很快，患者的呼吸困难症状就有好转，血氧饱和度上升，接近90%。

然后，他再用同样方法处理左侧肺动脉，患者顿感呼吸顺畅，在这手术室里，大家都在安静地认真做事，突然听到患者说了一句："医生，我又活过来了。"这一声把大家逗得都笑起来了，手术室的气氛顿时活跃了起来。再看患者的血氧饱和度已上升到95%以上，并能维持稳定。患者痛苦的表情已经消失，在场的所有人都松了一口气。翟主任就停止抽吸，做了一次造影，见双侧

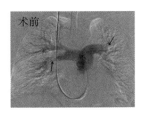

▲ 图 321　双侧肺动脉主干（箭指处）及分支有多处血栓

肺动脉血流明显恢复（图322）。

这时候，翟主任说我们主要的手术目的已经达到，现在可以对下肢的深静脉血栓做抽栓治疗，免得血栓再掉下来，术后继续抗凝治疗。

三、谨慎行事、适可而止

这时候，小张医生上来问翟主任："主任，您看，患者肺动脉分支内还有一些血栓，为什么不把它抽干净呢？"翟主任看着他，笑着对他说："我把AngioJet导管放到肺动脉抽栓已经是超常规使用了，患者情况已经基本好转，先保住命就已经达到目的了。我

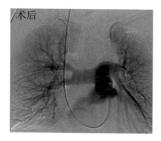

▲ 图322　双侧肺动脉血流明显恢复

们国内有一位李医生，他用Straub机器做肺动脉血栓清除术，说要'适可而止'。什么叫适可而止呢？我的体会是只抽左、右肺动脉主干及大叶分支，不能再把它放到小的肺动脉分支里面去，否则会损伤肺小动脉，那样就麻烦了。我们手术的终点是患者症状的改善，而不是影像学的完美。小分支里面的血栓，可以通过药物进行治疗。"

手术结束了，翟主任准备走了，突然，他又回过头来对小张说："你学习很努力，观察病情也很细致，这很好，年轻人就是要能自学、善于思考。在工作方面我给你一个底线：要以患者的整体利益为重，只要你能做且能够做得好，那你就做，对患者没有好处的就不做。"翟主任走了几步，又突然回过头来对小张说："关于为什么重点看左腿，你自己先去查一下解剖书，想一想为什么，明天告诉我。"

（张克伟　李　坤）

打游戏，打着打着腿肿了：差点儿要了命

有规律的生活和工作是健康人生的基本要求
不自律地放纵嗜好和透支体能将是自我摧残

一、没想到久坐也会引起病，还是要命的

小朱今年24岁了，仍旧沉迷在打游戏中，打着、打着，突然感到左腿肿

了，他就站起来活动活动，在敲打按摩腿脚的时候，忽然出现呼吸困难，于是他父亲陪他前往苏州大学附属第一医院急诊室就诊。幸亏他到医院比较及时，而医院也曾经救治过几个像他这样的年

轻人，对这些患者的情况也有了经验。

一到急诊室，医生就把氧气给他接上了，并且又用监护仪监测小朱的呼吸、血氧、血压、心率等生命体征，医生一边电话邀请介入科会诊，一边带小朱先做了下肢血管超声，然后又做了肺CT 造影检查。肺部 CT 造影就是将造影剂通过手臂血管注入体内，然后造影剂随着血流进到肺的血管，通过 CT 扫描就能看到肺血管的图像，从而迅速确认肺血管内是否有血栓（俗称血块，因为它在血管里会栓塞管腔，所以医学上把在血管里的血块称为血栓），并对其准确定位，以便于治疗。果然，小朱确诊为"肺栓塞"。

介入科正巧又是那位杨超主任值班，最近他已经治疗了好几个同样的患者，今天他带着邱医生一起来会诊。杨主任通过快速问诊和查体，打开了电脑查阅小朱的超声报告与肺部 CT 造影片子，很快确定了介入治疗方案。一边让邱医生打电话通知介入导管室做手术准备，一边指着片子与患者的家属交代病情，告知小朱的腿上长了血栓，血栓脱落已经跑到肺里面了，目前情况还好，主要是跑到肺的中等大小的血管里（图323），我们马上要把这些血栓清除掉，否则大血管也会被堵死的，那就会有生命危险。

二、肺里的病是从腿上过来的，没听说过

小朱的爸爸不懂医学知识，就问杨主任："他好好的腿怎么会长血栓呢？"

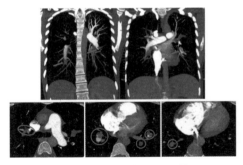

▲ 图 323　血栓在肺段血管里

圆圈中白色的是对比剂，灰色的是血栓

杨主任马上就说："由于小朱长时间坐着打游戏不活动，也不爱喝水，下肢静脉的血流动得很慢，就淤滞在那里，最后凝结成血栓（块），使得下肢静脉回流进一步受阻，大量血栓形成，阻塞静脉血管回流，他的腿就肿了，肿胀也会引起疼痛。"

"那血栓不是在腿上的吗？怎么又跑到肺里去了？"小朱的爸爸急着问。

杨主任说："是的，血栓是长在小朱的腿部，但是，当堵在腿部的血栓脱落，血栓就像'幽灵'一样随着血液流动，经过心脏到达肺部，堵住了肺部的血管，阻断了肺的血流，就会造成呼吸困难、胸痛等症状，这就是'肺栓塞'。如果不及时治疗，腿上的血栓到肺部越来越多，严重时是会要命的。"杨主任再一次强调了病情的严重性。马上接着说："我们现在要抓紧时间，立即准备手术，先要放一个滤器，防止腿上的血栓继续掉下来进入肺部，同时还要用些药防止继续产生血栓，再把他肺里的与腿上的血栓尽量清除掉。现在必须抓紧时间手术，越早越好，拖下去对小朱不利。"

小朱的父亲马上回答说："我相信你们，拜托你们了！我同意做手术。不过，这手术大不大？有多大的伤口啊？我还得告诉他母亲。"杨主任说："我马上去做手术准备，还有什么问题，你可以问我们这位邱医生。"杨主任吩咐后就马上去做手术准备了。

邱医生就给他介绍了许多关于技术方面的事情，安慰和告知家属，并说介入是一种微创的手术，不用开胸，只需要局部麻醉，这就是介入手术的优点。还把杨主任昨天讲课时说的话也告诉了家属，说这种肺栓塞不做治疗的话死亡率高达 20%～30%，但现在这种病的治疗方法已经比较成熟了，介入医生也有一定的经验，除非被耽误了。家属听到不做治疗的话死亡率这么高，当时就紧张了起来。

"您别担心，现在医学很发达，在我们医院，很早就开展了这种治疗。"邱医生一边推着小朱往介入导管室走，一边说。小朱的父亲又问："什么是滤器呀？"毕竟是要放在患者身体里的东西，所以小朱进到手术室以后，邱医生又拿了一本介入专业的书，指着书上的滤器图（图324）给患者家属看。邱医师安慰他说："别看这么大，放进去的时候，它能够被压缩在直径2mm的导

管里面，所以送进去的时候是很小的，我现在马上要去做手术了，手术结束以后我再给您详细介绍。"

小朱躺在介入手术床上，在安静而清醒的状态下，介入科团队顺利地完成了"下腔静脉滤器置入、肺动脉和下肢静脉置管溶栓术"，做到了精准而高效。

手术结束后，杨主任又有另外的事情要处理，他让邱医生继续给患者介绍手术治疗情况。

小朱刚被推出手术室，患者家属的紧张情绪马上得到了缓解。到了病房以后，邱医师就向患者家属做了详细介绍。介入手术是在小朱大腿根部穿刺一根静脉，在介入造影机器的导引下，先把导管放进去，我们做了一个造影（图325），造影中看到右侧股静脉里面没有血栓，但是看到腹腔的下腔静脉左侧部有一个白色区，那就是从左下肢静脉延伸上来的血栓，它把对比剂挡住了，所以显示为白色缺损区。然后，通过导丝导管将滤器从右侧股静脉送达血栓上面的下腔静脉内，将滤器释放后变成滤网（图326）。

滤网的作用是将左侧股静脉中脱落

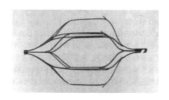

▲ 图324　滤器

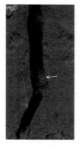

▲ 图325　造影见下腔静脉内大块血栓（白箭所指）

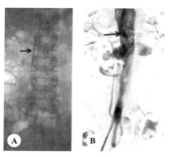

▲ 图 326　A. 释放前，滤器压缩在导管中；B. 释放后，滤器变成滤网

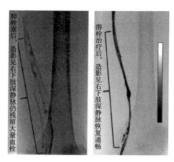

▲ 图 328　造影证实左下肢大量血栓，治疗后明显好转

下来血栓兜住，不让他漂流到肺里去。接着，放一根导管到肺部，将溶栓药物通过这根导管灌入，溶解肺部的血栓（图 327），对比溶栓前后有了明显的好转，改善了小朱的胸闷气促。

　　然后又从左下肢静脉插入导管，造影证实里面有大量血栓（图 328），我们取出了一些血栓，再把溶解血栓的专用导管保留在有血栓的静脉血管里，继续用药溶栓，尽可能彻底地把血栓清除干净。

　　两周后，小朱终于可以在父亲的搀扶下蹒跚溜达，感受一下介入病房的人生百味。他笑眯眯地跟他爸说："我发誓以后少打游戏，坐久了就站起来走几步，动动腿，多喝水。"

　　是的，这么一个阳光帅气的小伙子（图 329），如果突然发病而没有及时治疗，或者治疗不正确，就会产生不堪设想的严重后果，对一个家庭会是多么沉重的打击！

　　为此，苏州大学附属第一医院介入科主任朱晓黎强烈呼吁：现代年轻人常常因为读书、工作、电子游戏等伏案久坐不动，加上饮水少，容易让下肢深静脉血液流动缓慢、淤滞，甚至凝结成血块，这样必然增加了肺栓塞发生的风险。

　　这一个月来，除了小朱，苏州大学附属第一医院介入科已经连续收治多例

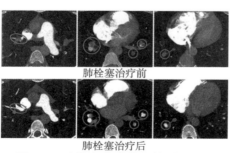

肺栓塞治疗前

肺栓塞治疗后

▲ 图 327　肺栓塞治疗前后的对比，已有了明显好转

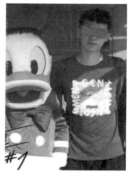

▲ 图 329　阳光帅气的小朱

年轻的"血栓患者"。19 岁的小熊、22 岁的小徐以及 23 岁的小张（图 330），他们的病史都有一个共同点：久坐少动！结果都发生了下肢深静脉血栓，这样会严重影响青年人的健康，甚至丢掉性命！

杨医生提醒：我们鼓励大家要多做一些保健活动，尤其是在长时间坐位或卧床期间，应多活动下肢、收缩腿部肌肉（图 331 和图 332），以促进静脉血液回流、降低血栓的发生率。如果已经发现有一侧肢体肿胀，或突发胸闷气急呼吸困难，切记此时就不能再活动和揉捏下肢了，以防下肢血栓脱落移位到肺内，引发致命性肺栓塞，应该尽量减少患肢活动、尽早到医院就诊！

一句话：活动下肢可以防止血栓

形成。但是，如果出现下肢突然肿胀疼痛，已经有血栓形成时，就应该停止活动，防止血栓脱落引起致命的肺栓塞。

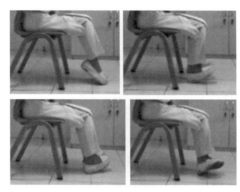

▲ 图 331　踝泵运动（坐位）

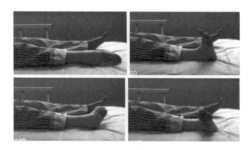

▲ 图 332　踝泵运动（卧位）

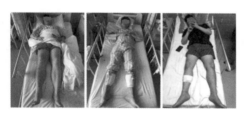

▲ 图 330　自左向右分别是小熊、小徐、小张

（杨　超　周春高　邱浣敏）

老院士肺栓塞的抢救：积极、稳重，关心长者

医生会有自己的做事风格，往往因个性的不同而不同
患者不是医生手中的资源，医生必须以患者利益为重

一、什么是肺栓塞

2003 年的某一天，我突然接到心

脏科马主任的电话，要我去会诊。马主任是我的老师，我知道他的医术非常高明，病房里没有复杂的病例，不会请到

马主任，因为他已经退休很多年了。而这次电话是马主任亲自打给我的，这一定是他认为需要我们介入治疗才能解决的病例，不能耽误，我得马上就去。一路走，一路想着，感到强烈的荣誉感与责任感，因为我也已经退休了好几年，马主任还能这样信任我，这是对我多年来付出的肯定，也是对介入治疗的信任，这时的心情别提有多么愉快，脚步也非常轻松。

当我到了心脏科，马主任亲自陪我到病房，原来是一位肺栓塞的患者，呼吸非常困难，80 多岁的老人，虽然已经接上氧气，氧分压仍旧很低（氧分压是检测体内氧含量的指标，氧分压低就表明体内的氧气缺少），用了两天药，效果不明显，所以请了马主任会诊，马主任又想到我，看看我能不能有什么办法。

既然马主任看过了，诊断肯定不会有问题，我只是看了看患者的左下肢，发现肿胀并不很明显，估计肺栓塞不会非常严重。肺栓塞其实是肺动脉的栓塞，是因为血栓堵住了肺的动脉血管，引起肺的换气功能障碍，使患者呼吸困难。而血栓主要来自于下肢静脉，往往是以左下肢为主。老年人由于活动量少，血流缓慢等原因，更容易形成血栓，有的患者下肢肿胀很明显，说明病变很严重，血栓很多（当然，这不是绝对的）。如果血栓很多，还必须要给患者放一个下腔静脉滤器。目前这个患者我就不考虑给他放滤器，争取用最短的时间做完碎栓手术（那时候我们没有取

栓设备）。

这位患者虽然下肢肿胀不明显，但是年龄大了，代偿功能比较差，已经病了好几天，内科用药治疗并没有见到好转，所以，必须抓紧时间积极处理，否则他挺不过去，如果继续耽误时间，就有生命危险。老人是南京某大学的著名老院士，家属代表竟是我们医院妇产科的一位主任，原来这是他的亲戚，看得出来，她也很希望我能尽快为患者采取有效的治疗措施。我知道，抢救有一定的风险，万一有什么意外，责任很重。但是面对这么高龄的重症患者和马主任的信任，我责无旁贷，马上表态，可以积极治疗，我会亲自为他做介入手术，要尽快抢救。

二、治病要以患者利益为重

没有想到这时，现任的心脏科主任不同意做介入手术，想要继续用药物治疗，这让我们很为难了。马主任也很无奈，不得不向院部汇报，让院部来处理。管医疗的副院长是胸外科医生，他知道这个病很凶险，过去一直使用药物治疗，但是效果很差。他问我有没有把握，我只能说我们在这方面已经有了一些经验，可以用介入方法治疗，而且效果很好，我认为现在这样的患者应该及早手术，积极抢救，事不宜迟。这位副院长对我很信任，在他的支持下，我们就立即把患者推到介入手术室。

我决定用最简单的方式，最快的速度，以改善呼吸，抢救生命为主。直接从腿上的股静脉插入一根头端像猪尾

巴一样的导管，顺着方向就到了病变最重的右侧肺动脉，用很少的对比剂造影观察，见到了右侧上中下肺动脉都分别被血栓栓塞了。我就直接把造影的导管分别放到三个分叶血管里面去旋转搅动，把血栓打碎，患者的氧分压很快就升上来了，患者呼吸也有好转，这就成功了。

我又给患者做了一次造影。见到右下叶动脉基本开放，上叶动脉也已经明显好转，看到血管的影子了（图333B）。我就把导管插到左侧肺动脉，用同样方法打开了左上的肺动脉，患者的情况又有进一步好转。我想，这一次要以有效和安全为主。因为患者年龄大且已病了好几天了，身体十分虚弱，他需要休息，这一次我这样治疗已经足够了。回病房后请内科再用溶栓和抗凝药物，也许就可以好了。如果过两天还没有完全好的话，我可以再给他做治疗。

此时，根据评估患者的各项指标和症状好转情况，我认为患者已经脱离了危险，让患者回病房进一步用内科药物治疗。

两天后，患者的情况明显好转，但是还没有彻底好，我决定再给他做一次碎栓治疗。这次患者的情况比上次稳定，我想我们可以大胆地彻底治好他，我把导管放得比较深，进到下一级血管内，有力地来回多旋转几下（图334）。这次照片显示较大血管内的血栓都清除了，所有肺动脉都打开了（图335）。这次治疗比较彻底，患者所有的指标都正常了，手术也就此结束了。

三、医学在不断发展，医生就得不断地学习

河南省的杨大夫在我们这里进修，他学习很努力，每次只要看到我上台，他都要争取来看我的手术。他没有完全理解我是如何拿导管在血管里转几转，就把病治好了。我就告诉他，这个导管形状像猪尾巴，它的头端是一个圆圈，把它放在血管里旋转，就能把血栓打碎，这个患者已经用过溶解血栓的药，所以比较容易将血栓打碎。

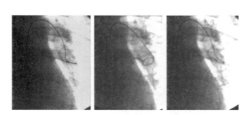

▲ 图 334 导管碎栓术

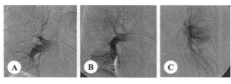

▲ 图 333 右侧肺动脉手术前后造影

A. 治疗前，右侧上中下肺动脉都被血栓栓塞；B. 治疗后，右下肺动脉基本开放，上叶肺动脉也有改善；C. 治疗后，左上叶动脉部分开放，下叶欠清楚

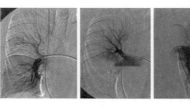

▲ 图 335 肺动脉造影示两肺动脉通畅

他又问："那你不是把血栓打碎冲到血管下一级的分支里去了吗？还不是一样堵在那里！"我告诉他："这不一样的，打碎了以后配上溶解血栓的药，药物接触血栓的面积成倍增大，更加容易溶解血栓，就像一块冰糖与同样量的冰糖屑，拿同样的水去溶解，哪一种糖更容易溶解呢？当然是细碎的冰糖屑。而且在溶解以前，打碎的血块分散到下一节血管里面，也不是很均匀，肯定有一些分支血管没有被堵住，它就能有血流进入肺内，增加了通气，所以病情也就马上好转了"，我拿了杂志上的一张图给他看，"你看这张图"（图 336）。这是有人于 2001 年发表在这本著名杂志上的研究成果，碎栓后的那张图，虽然有许多分支小血管仍被堵了，但是还有一部分是通的。他看了这张图后明白了。

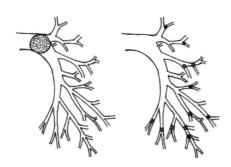

▲ 图 336　碎栓前后示意图

他看了看我，说："你能看英文的杂志，怪不得你比我们懂得多。"

"那你也可以看呀"，我说。

"我不懂外文。"

"你还年轻，你要抓紧时间学，你就会比别人懂得更多、更早。"

后来我们治疗肺栓塞，有了更多的办法和经验。特别是使用了 Straub 血栓旋切器，治疗效果就更好了。

（李麟荪　施海彬）

慢性肺动脉高压：可以这样治疗

创新，就是去找出别人想不到的方法，来解决治疗难题

如果，细细思考患者的致病原因，很可能就创造了奇迹

一、身体有异常必须要找原因，早诊断才能早治愈

春节前夕，尽管天寒地冻，一位姓王的老阿姨，却冒着严寒从外地来到了河南省人民医院，究竟是什么病让这位王阿姨不顾严寒，非得长途跋涉过来看病呢？

原来，4 年前，她就出现了活动后胸闷、心慌、呼吸困难，当时她自己给自己做了个"诊断"，因为平时缺乏体育锻炼，这可能是个"懒病"吧？所以并未引起重视。但是，随着时间的推移，常常因为闷气而导致活动受限，甚至走十几米路都会出现胸闷、心慌的症状，已经严重影响了她的日常生活，这

才去当地医院就诊，可是经药物治疗后，这些症状并没有明显缓解，当地医院建议她转往上级医院进一步治疗。

崔明哲主任接诊后，给患者做了详细检查，发现她的口唇发紫，这说明她的心脏或者肺有问题，血氧不够用，还发现下肢轻度水肿，仔细听诊发现，她存在肺动脉高压。进一步检查超声心动图，证实她确实有重度肺动脉高压。再做CTA（CT动脉造影），进一步明确了患者双侧肺动脉多处有狭窄，甚至有闭塞——血管不通。

经过这一系列检查，造成患者无法正常活动的元凶找到了，这是一种叫"慢性血栓栓塞性肺动脉高压"的疾病。

崔主任接着给患者和家属讲解："这个病的名字很长，简单地说是早期有过肺动脉血栓，没有经过正规的治疗，血栓就机化了。"崔主任发现患者没有听懂，他就讲通俗一点："我们身体里的血，本来是液体，一刻不停地在流动，如果由于某种原因它不流动了，或者流动得很慢，血液就会凝固起来变成血块，医生叫它血栓。为什么称它为血栓呢？因为它会栓塞血管，造成血管狭窄或闭塞。常见的是下肢静脉内容易产生血栓，小的血栓掉下来后，会随着血流卡在肺动脉的小分支里，它就阻碍了这一部分血流。肺动脉为了要将血液往前推进，就加大了压力，日子长了，就会引起肺动脉压力进行性升高，正常肺动脉的压力来自于心脏右侧的肌肉收缩，肺动脉压力长期进行性升高可能导致右心太累了，它的功能就衰竭了，严重的就会……"（崔主任把死亡两个字就咽下去了，没有说出来）。说到底，其实这个病是急性肺栓塞引起的严重远期并发症。

终于轮到患者讲话了，患者就问："你说我的血栓掉下来，我这个血栓从哪里来的呢？"

崔主任指着她轻度肿胀的小腿说："你的腿肿了，你也不看（病），小病变成大病了。你知道你的腿为什么肿？就是里面长了血栓，堵住了血管。腿上的血要回到心脏里去就很难。血管里的水通过血管壁渗到血管外面，腿就肿了。血块一旦脱落，就有可能随着血流跑到肺里。如果到了肺里你还不看病治疗，新鲜的血栓就会变成陈旧的血栓。如果你早些治疗，新鲜的血栓松软，容易治疗溶化，现在时间长了，陈旧的血栓就不容易治疗，因为它与血管长在一起了。"

二、既然有病就得治，不能让小病拖成大病

这下后悔也来不及了，王阿姨问崔主任有什么办法？崔主任是教授，说起来就是一套一套的，今天正好有一点时间就跟她慢慢地解释："目前急性病已经变成慢性的了，药物治疗只适合于轻症患者，且效果也并不理想，更不适合你。重症患者可以让外科医生开刀把肺动脉里面的陈旧血栓剥去，但这种手术

需要切开肺动脉，手术非常复杂，难度很大，虽然术后效果较好，但创伤大，并发症和死亡率都很高。"

"也许内科和外科都解决不了你的问题，我们介入……"，话说到这里，崔主任在想：近些年，随着介入技术的发展，能不能用介入的办法？但是开展一项新的治疗方法，应该由主任组织科室人员认真讨论一下，并制订详细的手术方案。于是他建议患者过两天再来，我们讨论一下，看看能不能对你有所帮助。

那天，在翟主任的主持下，由崔主任讲了他的设想，怎么用介入方法来治疗。这是一个很成熟的思路，得到了大家的认可，还建议请麻醉科医生来保驾，避免万一出现意外。当然，还应该与患者和家属说清楚。

经过反复沟通，患者和家属同意尝试新的介入治疗。

三、以负责任的态度敢挑重担，为患者开展创新疗法

那天手术由崔明哲主任亲自操作，一期手术先对患者右肺动脉的分支进行了球囊扩张治疗，术后患者行走 200m 已经没有问题；10 天后，崔主任又对她进行了二期手术，这次是对左肺动脉分支进行了球囊扩张（图 337）。

二次手术后，患者血氧分压有了明显改善，嘴唇恢复了有生命力的红色，并没有出现大家担心的肺水肿等

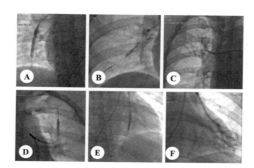

▲ 图 337　肺动脉的分支球囊扩张治疗

A 至 C. 右肺动脉的分支球囊扩张治疗；D 至 F. 左肺动脉的分支球囊扩张治疗

并发症。王阿姨从走路十几米都很艰难，到现在爬两层楼都没有明显胸闷症状，这让王阿姨重新对生活燃起了希望。

崔明哲主任用介入方法对慢性血栓栓塞性肺动脉高压的治疗，应该说是一个创新，他用球囊扩张方法对肺动脉的分支进行扩张是有理论基础的（理论很专业，就不在此细讲了），他的球囊扩张的经验很丰富、技术很熟练，把平时掌握的基本知识、基本技能和基本理论融会贯通，创新性地用在这一个患者身上是非常成功的。看上去这种创新很简单，但是这恰恰反映了崔明哲主任的对医学的敬业和对患者的关爱。

出院的时候，王阿姨激动地说："现在，我终于可以回家过个舒心年了，谢谢你们！"医生和护士们也祝贺王阿姨的康复出院，祝愿她今后生活幸福快乐！

（崔明哲　王　恒　李麟荪）

多想再陪你一程：老年急性脑卒中成功获救

对卒中患者来说，时间就是生命，脑血管阻塞后每分钟
会使190万个脑细胞死亡
对急救医生来说，责任、速度、技术、知识、谨慎，
每一样都体现出医生的水平

一对78岁的老夫妻，退休于医师岗位上。他们从容地欣赏着祖国大好河山，从南昌来到南京，看望80多岁的哥哥，老兄妹见面格外激动。没想到一周后的下午，老太太突然右侧胳膊和腿不能动了！老哥赶紧拨打急救电话，40分钟后老人被送到了江苏省人民医院急诊科。

一、急诊就应该争分夺秒

老人的神志变得模模糊糊，烦躁不安。急诊护士快速判断，认定老人得了"急性脑卒中"（俗称中风）。立即进入"急性脑卒中急救绿色通道"流程，在急诊专科医生和卒中专科护士的全程护送下，她在最短时间内接受了脑部CTA（CT血管造影）检查，显示"左侧颈部的大血管（颈内动脉）远端（靠近大脑处）闭塞"（图338），确诊为急性脑卒中。

脑卒中有两类，这一类是（缺血性）脑梗死，是因为脑血管被血栓堵塞了；另一类是血管破裂出血，也称为脑溢血。

怎么会有脑血栓的呢？那是因为颈部血管的血流异常，老年人血液凝固

变化，加上其他的原因，如老年人动脉硬化扭曲、内壁不光整、血管狭窄、血液产生涡流、心脏跳动不规律等，比较容易形成血块。到了一定的程度，它就自动掉下来，随着血流一旦到了脑内的血管，把它栓塞了，就会引起急性脑梗死。脑梗死后，大脑的供血发生障碍，如果治疗得快，脑细胞还没有完全缺血坏死（6小时以内是黄金时间）之前开通血流，就能够康复。如果治疗得慢，脑细胞已经发生不可逆转性缺血坏死了，那就会造成偏瘫等并发症。

我们医院这种高效和快速的反应得益于施海彬主任在医院里创建的"急性脑卒中急救绿色通道"。

缺血性脑卒中确诊后，在CT检查床上，立即开始为老人进行了静脉溶栓治疗，此时距离老人到达急诊科的时间

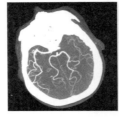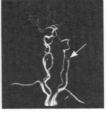

▲ 图338 CTA显示左侧颈内动脉远端闭塞（箭）

仅仅 26 分钟（是的，我们对这类患者的救治是以每分钟来计算的）。CTA 重建的资料与图像被立即上传到 24 小时保持畅通的"脑卒中急救微信群"，负责动脉取栓治疗的介入科医生也同时赶到了 CT 室，与放射医生、急诊医生一起查看检查结果，确定有动脉内取栓的指征，立刻与家属谈话沟通，介入科备班的技师和护士团队也已做好了急诊取血栓手术准备……各项工作有条不紊、紧张有序地快速进行，老太太的子女们很快在电话里接受了动脉取栓的建议，老爷爷则郑重其事地在手术协议书上签上了自己的名字。距离到达急诊的时间仅 65 分钟，在急诊 CT 室一墙之隔的"急诊介入复合手术室"，介入取栓团队已开始在 DSA 设备下进行"左侧颈内动脉取栓治疗"，护士与技师们也都穿上铅衣，配合手术。

二、快速的行动与正确的方法才是抢救成功的保障

脑血管直接造影的结果（图 339），证实了前面的诊断，与老人的病情也完全吻合。这是一例典型的急性脑梗死，

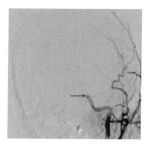

▲ 图 339　血管造影图示左侧颈内动脉完全闭塞（黑箭）

因为患者就诊及时，医院的急性脑卒中抢救绿色通道，一路绿灯，畅通无阻，动作迅速，为这位患者争取到最短的黄金时间，进行急诊静脉溶栓和颅内动脉取栓治疗。

脑卒中是中国居民死亡第一位原因，具有发病率高、致死率高、致残率高、复发率高和经济负担高等"五高"特点。我国每年有 200 多万人死于脑卒中。因血管狭窄、闭塞导致的缺血性脑卒中占脑卒中总数的 70% 以上，一旦发生，每分钟内会使 190 万个脑细胞死亡。所以，救治越早越好。

由于我院的抢救团队立即对这位老人进行静脉溶栓和动脉取栓，结果非常鼓舞人心。

溶栓是把药物打进去，把血栓溶解掉，让血管内血流畅通。取栓是用一种器械，通过介入微创的方法把导管直接插到堵塞血管的血栓处，把血栓取出来，迅速开通血流。现在通过这两种办法同时使用，更容易清除血栓（图 340），血管终于被开通了，血流完全恢复了正常（图 341），并且患者原本偏瘫的右侧肢体能够自己活动了。经过一段时间的康复治疗，老太太未留下明显的脑梗死后遗症，生活完全能够自理。

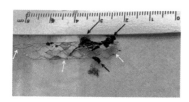

▲ 图 340　图中白箭所指为取栓器械，黑箭所指的是取出的大块血栓

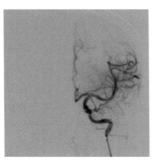

▲ 图 341　取栓后，可见左侧颈内动脉血流完全恢复

耄耋之年的老人，跨越千里，来看望 80 多岁的老哥哥，这是人世间多么温馨的画面。疾病无情人有情，在病床边，老兄妹四目相望，看着她闯过了生死关口，此时无声胜有声。

老兄妹俩心中默默地回忆起当年分别时留下的那句话：多想再陪你一程山水。

（杨正强　周卫忠）

老人下肢发凉、疼痛与行走不便：介入为你解痛苦

随着卫生医疗和人们生活水平的提升，老年人口上升
人们的人文关怀、防病治疗和科普知识显得更加重要

一、做儿女的不太会想到，老人有病往往不说

一位高龄又患心脏病多年的张老太太，这段时间总感到左腿发凉，走一段短短的路后会觉得腿痛，慢慢就"瘸了"，走路一拐一拐的。老人家已经 90 多岁了，她可是一位有丰富人生阅历的老人，是参加过解放西藏的老红军呢！高龄的老人耳聪目明，思维缜密得很。她想到自己的哥哥也有同样的毛病，十几年前还做过手术。那手术吓人呀，简直就跟上战场一样，她可不愿在 90 多岁高龄时再上一次战场啦！于是老奶奶决定：不告诉家人，或许休息休息就好了呢！然而事情的进展却出乎老人的意料：情况不但没有好转，还越来越重了！脚趾头凉得一点温度都没有，腿痛

得不能下地！老人不得不告诉她在县医院做内科医生的女儿。女儿二话没说，毫不犹豫地接上老人就到了我院急诊中心。急诊医生先给她做了 B 超和 CT 检查，证实了她女儿的判断，发现下肢动脉闭塞！

在急诊科医生联系介入科会诊的过程中，老人还在不断地跟女儿讨价还价，能不能不手术呀，吃吃药就行，实在不行的话，就这么走了，90 多岁的人走了也够本啦！

老人的顾虑被介入科医生给彻底打消了。介入科主任施海彬教授会诊时告诉老人，从 CT 片上看，她的下肢血管有 4cm 长度被血栓堵住了，需要介入手术。介入手术不是做大手术开刀，而是微创手术，还有麻醉药帮忙，就在大腿根部的股动脉那个位置打个局部麻

醉，不觉得疼的时候从这里把导管、导丝送到血管里面去，设法把堵住血管的血栓取出来，就能把血管打通，现在血管阻塞只有 4cm 长，拖下去的话就会变得更长，到时就更难打通了，后果还是比较可怕的，下肢远端会有缺血坏死，严重时甚至需要截肢呢！截肢这个词，老人一说就明白，她太知道战场的惨烈！老人的顾虑就这么一下子被打消了，她放心地亲自在手术同意书上签上了自己的名字。

二、故事让人回想到多特医生的第一位患者

老人有心脏病，身体状况不是很好。介入科做了非常慎重的术前准备，之后由施主任亲自上台手术，还邀请了麻醉科医师保驾护航。造影后看到非常明确的血管栓塞（图 342）。

接着，施主任就用抽血栓的器械（本章以后会介绍）将栓子抽出，然后再用球囊扩张了狭窄的动脉，手术不到半小时，血管看上去就完全正常，护士在患者的足背处也摸到动脉搏动了。

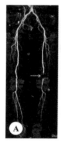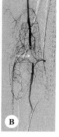

▲ 图 342　下肢动脉闭塞
A. CT 显示大腿下端动脉闭塞（箭指处）；
B. 造影证实 CT 所见

一家人看到血管再通的照片，激动不已。当女儿问老人时，老人笑着说："一点痛苦也没有，手术时只感到有两次从大腿到脚底有热水流下去的感觉，现在腿也不凉了"。老人第二天就可以下地活动，走动自如了。

手术是那么的顺利，看上去很简单，让笔者很自然地想起全世界第一位做介入治疗的女患者，她是多么的伟大，没有她就没有多特的成就，没有介入医学的存在。

三、要治现在的病，也要治未来的病

手术后，施主任告诉患者家属：年纪大的人可能血管容易产生微小的血栓，这位老人又有多年的房颤，她的心跳没有规律，心房容易产生血栓。有时候心跳特别强烈，造成血栓脱落，血栓会到哪里去呢？我们不知道，但是它肯定是随着血流飘向全身。如果流向大脑，会产生脑血管栓塞，如果流到了下肢动脉，就会导致下肢动脉栓塞。虽然我们介入医学能够治疗这个病，但是我们更希望她不要产生血栓，所以你们回去以后，一定要关注老人，严格执行医嘱，每天按时吃药，也请家里人帮助提醒和督促。

于是，施主任特地请来了心脏科的医生会诊，会诊医生详细地告诉老人和她的家人：房颤患者是需要长期口服抗凝药的，否则一旦有栓子脱落，麻烦大了，一旦有症状了，千万不要耽搁，立即争取到县医院以上的大医院看病，因

为这不是一般医院能够做的，目前正在向县医院推广。

一个月以后，这位老人又来复查，施主任让她去做了一个CTA（图343）。施主任把手术后与现在的两张CT片放在一起。不用施主任说，老红军自己也能看得出来，这个地方血管好了，她很开心。突然她好像发现了新大陆

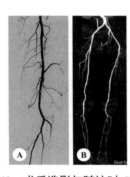

▲ 图343　术后造影与随访时 CTA 比较
A. 术后造影见阻塞的动脉已完全通畅；B. 随访时 CTA 显示动脉正常

似的，他问施主任，你是不是把我下面的血管也通开了。施主任笑了起来："呀，你很厉害哦。你也注意到下面的血管通畅了。其实我根本没有动它们。上面打通了，对比剂就很快自己跑下去了。"

现任南京医科大学医学影像学院院长的施海彬教授对这个十几年前的手术案例记忆犹新。他常把这个老人的故事用在医院年轻医师的规范化培训和介入专科医师培训、研究生培训课程中宣讲，还会在科室组织的科普进社区宣讲中讲到。目前，医院在下肢动脉闭塞的介入治疗中有了更好的技术、设备和流程，和心脏科房颤团队进行多学科合作，做下肢动脉闭塞的二级预防，造福于越来越多的百姓，让越来越多的患者避免"截肢"之痛。

（周春高　王雪梅）

熬夜打游戏导致脑卒中：脑卒中正在年轻化

引导年轻人过好健康而有意义的生活，既是父母的责任更是社会和学校的责任，梁启超说过："少年强则国强"

一、又是熬夜打游戏的人

又是一位 21 岁的青年，因突然感觉剧烈头晕，同时左侧肢体没有力气、麻木，随后出现呕吐，急送苏州大学附属第一医院。

经诊查发现，左侧肢体无力，磁共振显示右侧脑梗死（图344），内科医生认为该患者有支架治疗适应证，但考虑患者年轻，支架为终身植入物，家属也不愿意接受这样的治疗，于是，先给予内科常规治疗，包括抗血小板、营养神经、改善微循环等对症治疗。

但在医院药物治疗期间，症状不仅没有好转，相反还在加重，一侧肢体明显无力。经与介入科医生会诊讨论，考

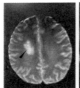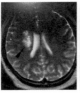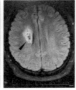

▲ 图 344　磁共振显示右侧脑梗死

虑应采取支架植入治疗，否则一旦脑梗死加重，有可能终身残疾。经与家属商量后，得到家属的同意，随后转到介入科进一步做造影检查。造影证实为右侧大脑中动脉重度狭窄（图 345A），从造影图像上看，属于动脉粥样硬化性斑块引起的血管阻塞。这种病一般都发生在中老年，且长期有高血压、高血脂、高血糖的患者身上。小李这么年轻，怎么会得这个病呢？

追问病史得知，小李平时不爱出去运动，体型肥胖，却特别喜欢在电脑上打游戏，每天都要熬夜到深夜两三点钟，而且长期喜欢饮食大量可乐等碳酸饮料，用来取代饮水。所以血压、血脂都已经偏高，他以为自己还年轻，平时就没有在意。

二、介入开通脑血管

医生向家属做了详细介绍，有两种办法，一种是介入治疗——放支架，一种是继续用药治疗。但是目前血管已经阻塞了，用药治疗血管再通的可能性不大，如果阻塞时间长，可能会影响脑组织的营养供给，导致更多的脑细胞缺血坏死。经过商量，最后患者和家属同意做介入治疗——放支架。当天手术很顺利，在狭窄的大脑血管处放

置支架后马上就能看到血管已经开通（图 345B）了。

第二天早上，刘一之主任查房，检查了他的四肢活动情况，认为血管与神经恢复情况良好。刘主任看了小李后，转而对其他医生说："近年来，随着生活水平的提高，青年卒中的患病率已在逐年增加。18—45 岁青年人发生的卒中，包括缺血性卒中、出血性卒中越来越多，被称为青年卒中。其中缺血性卒中更常见，且呈上升趋势。据世界卫生组织（WHO）最新统计调查显示，每年全球约有 200 万新发青年卒中患者，青年卒中的发病率为每年 10 万人中有 5～40 人。在整体卒中的人群中，占 10%～20%。中国最新的数据显示，整体卒中的首次发病年龄较欧美平均低 10 岁，说明中国的青年卒中更值得引起重视"。

三、自己的身体必须靠自己来维护

刘主任看着小李深情地说："你这次的病是治好了，但是你要是继续这样玩的话，那我们下次就不一定有办法把你从死亡线上拉回来了，你的身体要你

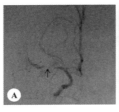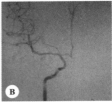

▲ 图 345　右侧大脑中动脉闭塞
A. 术前血管中断；B. 术后血管再通

自己爱护。再观察两天，你就可以回家了。回家以后，必须改掉你的不良习惯。有时间多读书、多锻炼身体，不要打游戏，少吃点肥肉，少喝碳酸饮料，多吃点杂粮，多喝茶水。"

小李很不好意思地向刘主任表态，一定听刘主任的话。

半年后，小李来我院复诊，他现在体重减轻了，看上去精神了不少，已经戒掉了游戏瘾，改变了生活习惯，不管是运动还是饮食方面都非常注意，他很珍惜这个来之不易的、能够像健康人一样的生活。这段时间小李未再发生脑梗死。

这个星期介入科业务学习，刘主任专门以青年脑卒中为题做了一个学术报告。他以发表在国外杂志上的一篇综述为主线，介绍了世界各国青年卒中的发病数据，显示青年卒中的发病率在最近几十年增加了约40%。青年卒中病因复杂，由于生活水平的提高、饮食习惯的改变，传统的动脉硬化危险因素在年轻人中已经普遍存在，其中包括高血压、糖尿病、高血脂、吸烟、饮酒以及肥胖等。

遗传性或血液性疾病的病因有基因突变、有动脉或静脉血栓形成史、恶性肿瘤、妊娠、服用含有雌激素的避孕药物、代谢综合征等。

生活方式相关危险因素包括吸烟、缺乏锻炼、不良饮食、大量饮用碳酸饮料、酗酒、非法药物使用（特别是甲基苯丙胺、可卡因、海洛因等）。

青年卒中急性期治疗原则与老年卒中大致相同，主要包括静脉溶栓和动脉取栓术。对于有动脉粥样硬化及脑血管狭窄的患者，防止血小板过多，同时控制危险因素，若狭窄率＞70%，可能要放支架治疗。对于特殊病因所致的青年卒中，针对病因需尽可能追溯和控制危险因素。

（李　波）

第 11 章　其他血管病变

新生儿因血管瘤致面部变形：介入医生说不必怕

关爱新生儿，做好儿童健康教育，实行新生儿普查
社会制度的优越与否，在于是否关注培养好下一代

一、婴幼儿血管瘤让家属揪心

一个深秋的早上，一位憔悴的母亲怀抱着婴儿，来到了广东省人民医院介入血管专科门诊，母亲哭诉宝宝出生时就发现其左侧面部大面积红紫色肿物，父母为此四处求医，得到的结果却是诊治希望渺茫。虽然有人推荐他们找介入科医生看病，但是他们没有听说过什么是介入科，也不知道去哪里找，今天终于找到了。

介入科张靖主任医师接诊患儿后，很快就诊断属于婴幼儿血管瘤，并且把婴儿收入病房。广东省人民医院是大医院，患者很多，对于婴幼儿患者一般都请他们到儿童医院看病，所以对婴幼儿血管瘤比较陌生。当天下午，正好是介入血管科学习时间，本来张主任准备讲其他题目，但今天他临时改了，针对目前的患者，讲一个专题：《婴幼儿血管瘤》。

二、懂得婴幼儿血管瘤的医生不多

张主任知道大家都是有经验的医生，能到这个医院来进修的也都是当地业务水平比较高的，没有必要从病因、病理、临床表现讲起，像对学生讲课一样的讲。

所以他让大家先看了这位新患者，并问了患者家属许多问题后，他问大家像这样的小孩，得了婴幼儿血管瘤，是不是应该马上治疗？黄医生马上就说："那当然啰，再不治整个脸都会长满的。"张主任问他："你看到过整个脸都长满血管瘤的婴幼儿？"黄医生说："没有，但是我问过家属，他们说这个病长得很快，本来是很小一块。"王医生也同意黄医生的观点，感到张主任的问题有点怪，于是问张主任，"如果不需要的话，那您把他收进来干什么？"

张主任觉得他已经引起大家的兴趣了，于是他就告诉大家："婴幼儿血管瘤虽然生长迅速，但到小孩 7～8 个月左右，瘤体会自然停止生长，就是说这个肿瘤生长是有自限性的。所以等到那个时候治疗是最好的。"但因为肿瘤在停止生长前有可能生长得很大，而导致

破溃出血、感染等。所以，婴幼儿血管瘤的处理要避免两大误区：一方面不能因为肿瘤生长有自限性而延缓治疗或不治疗；另一方面也不能因为肿瘤生长迅速，而使用手术切除等过度治疗。所以血管瘤治疗强调在不同阶段采用不同治疗方法，以达到以最小的创伤获得最完善的疗效。

你们看我们收住院的这位宝宝血管瘤有什么特点？这一个问题大家就答不上来了，因为他们看到过的患者很少。

张主任指着患者的脸说："我们收住的这位宝宝，就属于婴幼儿血管瘤生长迅速的一种，你们看这些地方都已经形成瘤体，就应该早些手术了。"于是大家又再次细心观察，明白怎么区别病情的不同，好像一下子就学到了很多基本知识。

张主任接着又问，你们看怎么治疗？什么地方要请外科医生来切除？什么地方我们自己治疗？我们怎么治？

听到张主任说要请外科医生治疗，那位进修的刘医生就说了："形成瘤的地方病比较重，可让外科来做切除，还没有成瘤的地方，我们自己来治，听说可以注射无水乙醇治疗。不过我没有经验，我怕不是无水乙醇会把脸部都破坏了，这个我可赔不起呀。"刘医生说得大家都笑起来了。张主任看大家也不再表态了，他就说："选择专门针对巨大血管瘤的微创介入技术，使用很细的导管经由宝宝的大腿股动脉插入到颌面部血管瘤的供血动脉，经导管对供血动脉进行药物输入治疗，再使用微小颗粒经

导管把血管瘤供血动脉堵住，这样在药物及肿瘤缺血的双重作用下，巨大血管瘤将迅速萎缩变小。"听张主任说用很细的导管经宝宝的股动脉插入到颌面部血管瘤的供血动脉，大家都感到很神奇。这么小的小孩能插管吗？

"如果把他的血管栓塞了，那脸部会不会烂一块呀？"小史不由得为患者担心了。张主任安慰他说："不会的，你放心。"

"那其他地方怎么办？"黄医生急着想知道怎么治疗。

"再配合口服药物、激光等手段，可以使大多数血管瘤获得没有瘢痕的完美治疗效果。"

三、新生儿血管瘤并不可怕，可怕的是……

张靖主任这才开始正式给大家讲课。新生儿血管瘤并不可怕，可怕的是没有得到科学、有效的诊治。据不完全初步统计，我国每年新增血管瘤患儿近30万例，血管瘤发病率居全球第二位。血管瘤可发生于全身任何部位，表现形式多样。

新生儿血管瘤临床上通常有三类：后天性血管瘤（普通血管瘤）、先天性快速消退型血管瘤（简称 RICH）、先天性不消退型血管瘤（简称 NICH）。大部分血管瘤均为普通血管瘤，往往在出生后 1 周龄左右开始出现点状或米粒状红斑，6 月龄内可迅速增大，6 月龄至 1 岁左右趋于稳定，1 岁后逐步缓慢消退。

先天性快速型血管瘤与普通婴幼儿血管瘤不同，出生时即有，出生后体积不再增大，通常 1 岁内消退，消退速度明显快于普通婴幼儿血管瘤。先天性不消退型血管瘤也在出生时即存在，出生后瘤体不再增大亦不再缩小，到儿童期仍持续存在，难于消退。

目前治疗方法很多，包括口服药物治疗、局部注射治疗、激光治疗、冷冻治疗、加压治疗、介入微创治疗、外科手术治疗等。

我从医以来，已经治疗过几百例这类患者，这里给大家看一些片子（图346）。这位女孩左颌面部巨大血管瘤，出生后显淡红色，迅速生长，形成肿块（图346A）；介入治疗后 6 个月（图346B），配合口服普萘洛尔，已有明显好转；介入术后两年，配合 595 纳米激光消除颜色（图346C），应该说已经痊愈了，以后还会长得更好。

张主任继续告诉大家，国内外专家一致认为新生儿血管瘤治疗原则为"早期医学干预，避免过度治疗"。我本人认为应该了解清楚属于哪种类型，新生儿时期发现的血管瘤大部分属于浅表小范围血管瘤，在门诊处理即可获得良好疗效，无须住院治疗。对于一些复杂、多发型血管瘤，采用多学科联合综合系列诊治同样可以获得满意疗效。

总之，新生儿血管瘤不可怕，一经发现，应及时前往正规专科就诊，相信科学，相信医学，宝宝一定会健康快乐地成长。

这位母亲听到这里差一点高兴得哭出来，今天张主任为了让患者家属了解治疗的情况，就让他的母亲也参加听课了，这位母亲比谁都听得认真，知道有这么多方法，得到了很大的安慰。她非常信任张主任，表示一定会积极配合治疗。

第 2 天手术顺利地开展了，大家看到张主任把导管插到血管瘤供血动脉里，造影后见到一大团血管瘤体（图347），看他细心地把它栓塞了。然后是

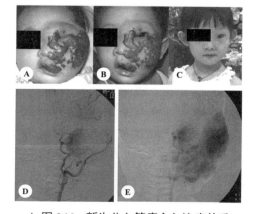

▲ 图 346　新生儿血管瘤介入治疗前后

A. 介入治疗前；B. 介入治疗后 6 个月；C. 介入治疗后 2 年；D. 治疗前血管造影见一团血管瘤；E. 栓塞后肿瘤血供明显改善

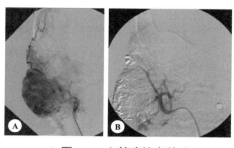

▲ 图 347　血管瘤栓塞前后

A. 造影后见到一大团血管瘤；B. 栓塞后肿瘤血供消失

激光和药物，那些方法大家都会的。

孩子出院了，张主任要他每隔一段时间都要来复查，每次来，孩子都有很大变化。最后，我们看到了一个可爱漂亮的宝宝（图348），也见到孩子母亲幸福、感激的笑容……

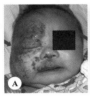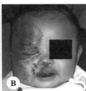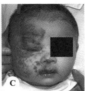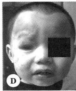

◀ 图348 血管瘤手术后逐月好转

A. 治疗前；B. 术后 1 个月；C. 术后 2 个月；D. 术后 1 年

（张　靖）

少年郎患上主动脉缩窄怎么救治：又选介入治疗

庸医很好做，能治就治，不能治就推
良医很难做，不能治的也要想办法治

一、主动脉缩窄是罕见的、复杂的先天性大血管病

少年是祖国未来的花蕾，应该是没有烦恼，每天开心上学，跟小伙伴快乐玩耍的年龄。现在的孩子更是父母的心头肉，父母非常关心孩子的健康，希望孩子茁壮成长。

可是有这样一位九岁的小朋友，两个月前父母带着孩子到医院做体检，查出有高血压，患儿在父母的帮助下自行在家吃中药治疗，但是疗效甚微。

为进一步治疗，遂来我院门诊检查，以"高血压待查"收入我院高血压科。入院后完善继发性高血压筛查，主动脉CTA提示降主动脉起始部管腔变细、迂曲，并局限性狭窄（图349），双肾动脉CTA未见明显异常，请我科会诊并与患儿家属沟通后转入我科。

这是一个很复杂的先天性病变，从CTA片上我们可以看到，他的主动脉突然变细了，从主动脉出来的大量的血液都被这一段狭窄的主动脉阻挡了，所以心脏的负荷很大。长期下去患者的心脏肯定负担不了，要有生命危险的。而全身的血管里面缺少血液，各个部位，如心、肝、脾、肺、肾与四肢血管，由于没有足够的营养，而不能正常发育。

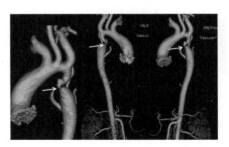

▲ 图349　主动脉 CTA 检查示局限性狭窄

如何打通主动脉这个狭窄的部位，成了最关键的问题。

二、治疗的困难在于以后如何维持

转入我科后，翟水亭主任组织了两院三病区的视频会议病例讨论，详细评估患儿病情，充分考虑手术风险，如果把狭窄段去除，再把两段缝合起来是不够长的，无法缝合。如果用人造血管缝合，手术可以做得很漂亮。但是以后孩子长大了，这个血管就不够粗，怎么办呢？当然可以再做手术，但是那时候的手术是非常困难的，因为第一次手术后留下的瘢痕无法处理，难以手术。

用介入的方法放入支架怎么样？这个手术相对安全、简单，也有效。问题是以后孩子长大了，这个支架不够粗，所以必须找一个以后能够再次扩张的支架。再者说，如果以后需要手术，那也是可以再手术的，因为虽然有支架在里面，但可以一起切除，而且表面上没有瘢痕，不影响手术。那时候孩子也已经长大了，手术就相对容易多了。

全科三十几位专家医师出谋划策，为小朋友的身心健康保驾护航，经过反复讨论，决定实施"胸主动脉支架植入修复术"。

华中阜外医院血管外科在翟水亭主任的带领下，王国权、李晓健两位副主任医师等专家在全麻下为患者做了"主动脉造影＋主动脉支架植入术＋主动脉球囊扩张成形术"（图 350）。植入支架后复查造影显示主动脉狭窄解除，对比剂通过顺畅，手术顺利，术后安全返回综合术后观察室。

手术非常成功，患儿返回血管外科病区，积极进行药物治疗，术后一周进行主动脉 CTA 检查，显示支架形态位置良好，主动脉狭窄解除（图 351），患儿血压恢复至正常水平，遂健康出院。

王国权医生还着重嘱咐患者家属，如果患儿随着年龄的增长，支架的直径不能满足成年人主动脉的血流量，还可以通过微创的方法对植入的支架进行二次球囊扩张，以增大支架的直径并维持主动脉的正常血流。

近日，患者及家属捧着鲜花及患者亲笔写的祝福语，在我院门诊找到王国权副主任医师答谢，这是患者对血管科所有医护人员的真心答谢，是我们血管科所有医护人员的荣誉。我们血管科全体医护人员真诚希望这位小朋友健康成长，学业有成。

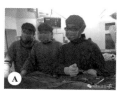
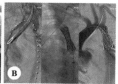

▲ 图 350　主动脉支架植入术

A. 翟主任团队；B. 支架植入后

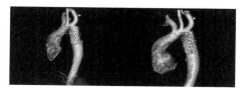

▲ 图 351　术后主动脉 CTA 检查

（王国权　史帅涛）

少女为什么持续耳鸣：竟是爱美惹的祸

爱美不是错，错在没有选对医生
正确的治疗必须注意安全、有效

一、是什么引起持续耳鸣

苏大附一院介入科陈珑主任医师在门诊时遇到这样一位年轻女患者。她说："医生，我的左耳总能听到机器一样轰隆隆的声音，开始时声音还很小，现在越来越响了，吵得我晚上睡不着觉。而且，现在我自己还能摸到耳边的皮肤上，一团突出的、像麻绳一样的东西，还会跳动。"根据该患者描述，陈珑主任给她做了头面部检查后，发现患者左耳上方的局部皮肤隆起，并可触及多条蚯蚓一样的曲张血管，局部还可触及震颤，并可听到响亮的血管杂音。

患者也曾在其他医院的五官科就诊，但未查明原因。为何一名年轻女子会出现如此症状呢？经过详细询问病史，了解到患者两年前曾在国外做了面部皮下埋线塑形美容术。术后患者便出现了左耳杂音，当时杂音还很轻微，患者未重视。近期，患者感到左耳部杂音逐渐加重，并有心率加快及心悸症状出现。

得到如此"重要情报"，真相逐渐明朗。患者美容手术的左侧穿刺点部位正在左耳前方，与患者的皮肤隆起、震颤、血管杂音最强点相吻合。于是陈珑主任考虑患者是由于美容手术时伤及头面部血管，进而导致的医源性头皮动静脉瘘。

二、原来是外伤引起的动静脉瘘

陈珑主任检查后，患者的家属就问陈主任为什么会产生这种情况？陈主任解释道，正常情况下，动脉的血液流经毛细血管网，再流到静脉。由静脉回流进入心脏，动脉和静脉之间不会发生直接的沟通，由于先天性的病变或者是后天的损伤，使本不该直接沟通的正常动脉和静脉之间出现了破口，导致高压的动脉血直接经该破口漏到了静脉，医学上称它为"动静脉瘘"，大量的、高压的动脉血喷射冲入静脉，造成局部的静脉血液湍流、压力升高、血管扩张增粗，异常迂曲，并且在局部产生杂音。

头面部的动静脉瘘常见于外伤、局部感染以及一些美容、整形手术后。根据不同的部位，患者还可以表现为眼球突出及结膜充血等症状。严重者由于大量的动脉血直接流入到静脉内，会大大增加患者的心脏泵血负担，可能出现心功能受损，最终发展成心力衰竭。

根据患者病情，陈主任建议先做CTA（CT扫描下的血管造影）检查（图352）。

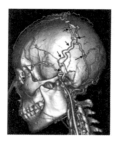

▲ 图 352　术前 CT 血管造影检查（CTA）

黑箭所指为扩张、迂曲的异常引流静脉

　　CT 血管造影检查证实了陈主任的诊断后，患者被收到了介入科治疗，DSA（透视下的血管造影）提示左侧头面部皮下动静脉瘘（图 353）。在瘘口形成之初，可能是单一瘘口的动静脉瘘，治疗会相对容易；但随着时间的推移，就有更多的动脉参与，使其血供变得异常复杂，处理起来也更为棘手。若再不积极治疗，后续还会出现局部头皮坏死、溃烂，致命性大出血以及心功能损伤，甚至心力衰竭。其最终结果不仅是毁容，甚至会危及生命。

三、最佳治疗办法是把瘘口堵住

　　针对此情况，经介入科、神经外

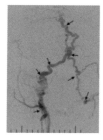

▲ 图 353　DSA 提示左侧头面部皮下动静脉瘘

黑箭所指为扩张、迂曲的异常引流静脉

科、口腔科、整形外科以及皮肤科等相关科室共同参与的全院大会诊后，给出了外科手术和微创介入手术治疗两种方案。治疗的关键在于既要准确堵住瘘口，又要保留周围正常组织的血供，否则易造成周围正常的神经、皮肤缺血坏死。

　　在详细了解各种治疗方案后，在考虑到外科手术需要在手术区域剃光毛发且外科手术创伤较大、并会留有较长手术切口瘢痕时，最终还是选择了微创介入治疗。随即，介入科脑血管病介入治疗组陈珑主任和李沛城博士对患者进行了复杂动静脉瘘的介入栓塞术。术中将微导管先后精准置于瘘口的静脉端及动脉端，先采用弹簧圈栓塞以控制瘘口血液流速，后采用医用胶经微导管栓塞瘘口，最终达到了既完全封堵瘘口、又保留周围正常血管的治疗目的。

　　栓塞后患者左耳杂音即刻消失，复查 CTA（图 354）提示患者头皮迂曲扩张的静脉也已完全消失，不到一周时间，患者便在头面部完全不留瘢痕的状态下康复出院。

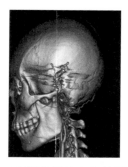

▲ 图 354　动静脉瘘的介入栓塞术后，异常血管消失

（朱晓黎　陈　珑　李沛城）

心身难忍的盆腔痛：没有想到应该找介入医生

有些病是说不出的痛苦，但是你要说
只有你说了别人才知道，才好帮你治

一、一张青春甜美的脸庞上隐藏不了难言之痛

"每个患者都是一个鲜活的生命，他们都值得被尊重和关怀。"

"疾病的危害在于伤痛，而伤痛是一种主观的感觉，所以患者最需要的是关爱和照顾。医学的对象是人，医生给患者看病也是与患者情感交流的过程。人有思想、有情感，在生病的时候尤其需要得到关怀。与患者沟通是看病的关键环节，医患之间的交流非常重要，患者会毫不保留地，把深深埋藏在心底的话，向医生吐露，把医生当作最信任的人。同一种病发生在不同人身上，他们的生理和病理变化相似，但内心的感受是不同的，背后的故事也不同。"

王艳丽主任对执业生涯的切身体会，让记者深受感动。接着王主任告诉记者关于一个慢性盆腔痛女士凤凰涅槃的故事。

"那是一年以前，一位患者轻轻推开诊室的门，怯生生地先探进头来，映入眼帘的是一张青春甜美的脸，她腼腆地问：'我可以进来吗？'我点点头，她很快闪进屋内。手里拿着一沓厚厚的A4纸，浑身散发着知性优雅的气质，很像一位办公室白领。我请她落座，她语速稍快，客气地说：'王医生，我在网上找到您，特意来看您的专家门诊。您写的一篇科普文章，我看了以后就觉得那里面的症状都与我的情况相符。'"

"我网上写了什么呀？"王主任写的科普文章很多，不知道患者指的哪一篇。

王主任就请她慢慢地讲。讲着、讲着，她突然间哽咽起来，眼泪顺着脸颊流了下来。王主任赶紧掏出纸巾递给她，轻轻地连声说："我了解你的病痛，我了解，我了解，我尽量帮你解决问题，别担心，别担心啊。"她说已经盆腔痛2年多了，按照盆腔炎住过院，输过液，曾经好转过一段时间。但是后来越来越重，月经期疼痛，经量越来越多，不来月经时白带很多，每天必须换用10多个护垫。最害人的是不敢同房，同房后慢慢地出现腰背部酸胀不适，渐渐加重。近1年，同房后第二天腰背部酸痛，腰像是折了一样，根本下不来床，渐渐地就不敢过夫妻生活。

二、有许多痛苦，是因为我们缺乏医学知识

患者的丈夫觉得医生除了诊断盆腔炎，并没有说她还有什么疾病，一定

是妻子感情有了变化，所以不愿与他同房。这使她很痛苦，不只是要忍受身体上的病痛，更重要的是心理上的，丈夫的不理解使她几欲轻生。

半年前她主动看了心理医生，诊断为中度焦虑，服用药物后才稍有好转。一个偶然的机会，她看到网上王艳丽主任写的关于盆腔瘀血综合征的一篇科普文章，发现了自己的很多症状都指向了这个病。她开始从网上查阅盆腔瘀血综合征的相关资料。看到这些她打印出来的短文，上面有很多地方都用彩笔圈圈点点。说到伤心处，她又哭了起来，委屈至极，说："我指给丈夫看，他终于相信了我患上了盆腔瘀血综合征。"在丈夫的陪同下，这位女士不远千里找到了王艳丽主任。

"她认为自己患上了盆腔瘀血综合征，但是，她不懂什么是盆腔瘀血综合征，所以她来问我什么是盆腔瘀血综合征，她是不是确定得了这个病？"

这时候记者插话问："王主任，什么是盆腔瘀血综合征？"

王主任向记者介绍道："这个病，最早是在 1949 年，外国有个叫泰勒的医生，将盆腔静脉数量增多、管径增宽称为'盆腔瘀血综合征'，简称为PCS。1984 年，巴特医生又通过盆腔静脉造影，发现盆腔静脉增多增粗，证实了 PCS。"记者不是医生，他被这个医学术语弄糊涂了，她就问什么叫盆腔静脉。王主任指着一本书中的解剖图（图355）说，静脉在正常情况下是自下向上回流到左肾静脉和下腔静脉的，患病

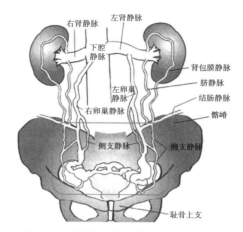

▲ **图 355** 卵巢、盆腔静脉反流或回流障碍引起的盆腔瘀血综合征

的时候，静脉里面的瓣膜损坏了，就像原本的单向阀门关不住了，盆腔里的血不能向心脏回流，反而，肾静脉、下腔静脉里面的血倒流向盆腔，使盆腔静脉更加增粗、增多。站立时间长了，倒流到盆腔的血液比卧床时更多，所以患有这个病的女士，长久站立后症状会加重。

年轻的记者终于搞懂了这是什么病。她很高兴地问王主任："以后呢？"王主任说："后来，我安慰了她，表示我们可以把这个阀门彻底关住。但是这位患者不同于别人，因为她痛苦得太久太久了，所以她并不关心这个阀门，关心的是这跟月经有什么关系，她的病痛能不能治好？"

王主任怕这位年轻记者也不懂得这是怎么回事，于是就详细地继续讲解。

女子长大后每月都会来月经，这代表着女性的成熟。在月经来的那几天里，大部分女性仅仅稍微感觉下腹部不

舒服。然而，患病的女性朋友下腹显著坠痛，甚至伴有难以启齿的性交痛，彩超应该能够发现这个病，但是常被忽视。其实，作为一个好医生，应该耐心地主动地问清病史，如果多问几句，应该想到会不会是盆腔瘀血综合征，也可以发现一些线索。

盆腔瘀血综合征常常有"三痛二多一少"，三痛是盆腔坠痛、低位腰痛、性交痛；二多是月经量多、白带多；一少是妇科检查能发现异常的少。除了三痛两多一少，还可以有各种各样的症状，例如有的人尿频，憋尿困难，小便后膀胱痛，会到泌尿科去看病；有的女性月经期恶心、腹胀、腹部绞痛，会以为胃肠道出了问题就到消化科去了；还有的出现头晕、失眠、心慌乏力等就会到神经内科或心脏内科；还有少数女性可出现外阴静脉曲张或下肢静脉曲张，这就更应该考虑盆腔瘀血综合征这个病了。王主任滔滔不绝地说着。

这些症状令女性朋友非常苦恼，但是由于纷繁复杂的临床表现往往被误诊、漏诊。

记者听得入了迷，接着问，那什么检查可以诊断这个病呢？

三、又是介入，既诊断又治疗

王主任说："可以做彩超与磁共振静脉造影（MRV），不过，确诊的金标准是介入造影。我们会在局部麻醉下用很细的针穿刺股静脉或颈静脉，将不到两毫米粗的导管引入静脉，在 X 线设备和电脑显示屏的指引下，到达盆腔静脉，通过向导管内注射可以显示血管形态的对比剂，观察血管的直径、数量、血流方向、速度，从而判断盆腔静脉回流是否通畅，血液是否淤滞，血管是否增粗增多。还有一个重要的注意事项，我们要排除其他盆腔疾病，最后才能诊断盆腔瘀血综合征。在明确诊断后我们就可以给她同时进行血管栓塞术治疗。"

记者听了感到很神奇："介入这个检查名称是什么啊？"

王主任说："哦，这叫选择性盆腔静脉造影。"

王主任接着说："我们就把这位患者收到病房里去了。我们为这位女士做了盆腔静脉造影（图356），造影证实后就立即做了介入治疗，患者很快恢复了健康。"王主任接着又拿出另一个患者的片子，指给记者看。那个患者的病情更加严重，容易看得懂。

这位记者很是敬业，又问道："您说的血管栓塞术，怎么栓的？栓在哪里？"王主任又把书上的另一张图（图357）给她看，上面有 6 个弹簧圈。弹簧圈把血管堵死了，上面的血就不会倒流到下面去。因为她觉得书上的示意图

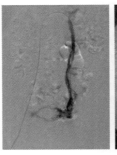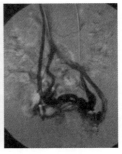

▲ 图356　盆腔瘀血综合征的盆腔静脉造影

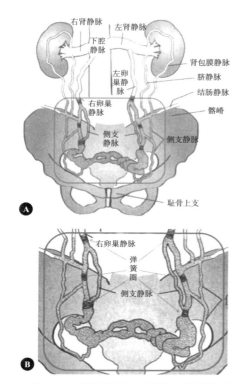

▲ 图 357　盆腔瘀血综合征的血管栓塞术

比实际的 X 线片容易理解，果然，记者一看就明白了。

王主任告诉记者："在后来的随访中，知道患者情况恢复得很好。我还开玩笑地对她说，现在的你完全可以成为女王了啊。她开心地回答，谢谢您，王医生，介入治疗给了我不仅是第二春，更是第二次生命。按照您的指点，策马扬鞭，开心工作，快乐生活。"

四、关心女性疾苦，这是全社会的义务

患者治好了，但是记者的问题却没有结束。又问："得了盆腔瘀血综合征，

怎么会出现女性性功能障碍呢？"

王主任接着说："很多女士诉说，这个病的早期，同房时倒没有明显的不适，但是随着疾病的加重，同房后腰酸、腰痛就很严重，像被折断一样，甚至第二天早上无法下床。分析原因应该是性兴奋时盆腔动脉充血，兴奋过后盆腔静脉要回流，但是由于盆腔静脉瘀血，回流不畅所致疼痛。同房后疼痛让这部分女性对性生活望而却步，致使心理恐惧，久而久之，形成恶性循环，导致性冷淡，出现性功能障碍。"

记者又追问，那么没有药物或其他什么方法治疗吗？

王主任继续耐心地接着回答，止痛药物、静脉活性药物仅仅是短期缓解症状，1990 年有学者提出外科结扎卵巢静脉，1991 年巴特等学者对 36 例药物治疗无效的患者手术切除子宫输卵管卵巢，也仅仅缓解盆腔痛 1 年。外科手术无论是结扎卵巢静脉还是切除子宫及输卵管，都存在创伤大、恢复期长、破坏身体结构，症状并不能根除的缺点。妇科医生更不建议盆腔瘀血综合征的女性切除生殖器官。1993 年，介入医生对此进行了第一例栓塞治疗，十多年来，介入技术越来越精湛，介入器材的研发越来越先进，介入治疗对盆腔瘀血综合征也展现出创伤小，疗效高的优势。介入栓塞治疗已成为这个病的首选治疗方法。

王主任在电脑里找到了这个患者当时的片子，指着栓塞后的血管给记者看（图 358）。

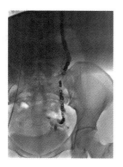

▲ 图358 患者当时做栓塞治疗的片子

记者又问，为什么得了盆腔痛，患者不好意思就诊呢？

王主任感叹地说："是啊！疾病要早诊断，早治疗，才能早康复。得病了，其实没有什么不好意思的，因为有了疾病才有了医生，医生刻苦钻研就是为了帮助患者的。尽管疾病很复杂，尽管个体有差异，但是医者，他拥有专业的医学知识，总是去关心，常常去安慰，也一定能从精神心理方面最大地帮助女性朋友。况且医生都会对患者的信息保密，无论是不是私密的疾病。"

王主任还说，临床工作中这种病挺常见的。国外统计，因为慢性盆腔痛就诊的患者占门诊人数的10%，这其中就有30%的慢性盆腔痛是由于盆腔瘀血所致，15%由盆腔瘀血合并其他疾病引起。简单地说，100个患者中有10个盆腔痛，其中3个是盆腔瘀血综合征，另外1.5个不仅有盆腔瘀血综合征还有其他的病。我国也有不少女性受到慢性盆腔痛的困扰，她们有很多微信群、QQ群，在群里互相诉说着自己的症状，打听如何治疗，治疗后症状恢复如何。彼此相互交流、相互鼓励、相互支持。

记者在最后感叹道："女人多痛苦啊，她们有这个病。男人好幸运，就不会得这个病。"王主任哈哈地笑了起来，她告诉记者："大自然很神奇的，阴阳平衡，男人也有相类似的病，那就是精索静脉曲张。"这句话把记者说得眼睛瞪大得像铜铃一样！"下次，我跟您聊聊男士的难言之隐——精索静脉曲张。"

王主任在送走记者时还说："希望这些患者早点就医，早点痊愈。对我来说，接触到一个患者就交了一个朋友；治好了一个患者，就多了一份开心。"

（王艳丽　李麟荪）

男人隐患，有苦说不出：巨大阴囊累不累

患者的难言之隐，需要得到医生的理解和尊重
医生的耐心解释，能让患者更加信任和配合

一、男子也有难言之隐

敏敏已经到了发育的年龄，讲话的声音也有了变化，他发现自己的下体长得很大，以为是正常的发育。有一天跟他的同学一起到游泳池去游泳，在换

衣服的时候，他发现别人的下体没有那么大。他立即感到很不好意思，从此以后，凡有可能要暴露下体的时候，他总是躲躲闪闪的，原来爱好体育运动的他现在都不愿意运动了，就是因为怕暴露下体。有一天，家里没有其他人，他就脱下裤子来仔细观察，发现不是两侧对称的，而是只有左侧很大，右侧不大，他的记忆中右侧的跟别人差不多，估计是正常的，而左侧的则越来越大，更使他不愉快的是，他开始感觉到这个地方发胀，有一种沉重感。

于是他就到图书馆去查相关科普书，这才知道这个地方叫阴囊，正常情况两侧对称，表面是看不到血管的。如果感觉到沉重、发胀，一侧肿大（常见于左侧），也可能两侧都大，表面看到蚯蚓状的静脉扩张，应考虑为精索静脉曲张。

他告诉了爸爸，于是第二天一早，爸爸就带他到医院去找了老朋友李伯伯。李伯伯听了他们的介绍，把门一关，给敏敏做了检查。查完以后，他对敏敏的爸爸说说，"哈哈，敏敏以后可以做一个好医生，他现在就能够自己诊断自己的病，而且说得一点不错——精索静脉曲张。"李伯伯是介入科医师，他现在马上要上台手术，他就对他们讲："这样吧，今天晚饭以后你们到我家里来给你好好谈谈，你放心，不是什么严重得不得了的病。"

二、看病就是要找对医生

当天晚上，敏敏被爸爸带到了李伯伯家里，李伯伯很忙，就开门见山地从书架上，拿了一本介入治疗书，从书里找到几张图（图 360），指给他们看。

"正常的左侧精索静脉血流应该是向上回流到左肾静脉。精索静脉的瓣膜功能不良时，就像单向阀门关不住了，不能保证血液只能向上回流，相反，血液倒流下来到精索静脉，精索静脉就曲张、变粗（图 359），这也使你感觉到胀痛、不适。"

敏敏的爸爸就说："哦，那问题不大吧。"

敏敏因为觉得难受，就问："那能不能把它切掉呢？"

李医生以前是外科医生，所以他说以前就在这里开一个很小的口子，可以把它切掉。但是上面的血还是往下面流，所以没有解决根本问题。

敏敏的爸爸希望不要手术，怕影响敏敏上学，所以他问："那不管它行不行呢？"

李医生把书翻到前面，指着里面的内容说："那不行，那不行，如果严重的话会影响睾丸的发育，引起睾丸萎缩。你看，它会影响精子数量和活动能力。所以应该早治疗，否则以后可能会影响生小孩啦。"

"那现在怎么治疗呢？"敏敏的爸爸问，这下他有一点着急了。

三、影响生育可是大事

"我们现在可以做介入治疗啊！"李医生说。

"又是你们介入治疗，你好像什么

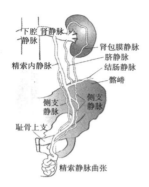

▲ 图 359　精索静脉曲张

都能用介入来治疗，你做过吗？"敏敏的爸爸与李医生是老朋友了，所以说话很直接。

"我当然做过了。那时候刚刚开始做介入，泌尿科的尤国才主任非常支持我的工作，他就介绍患者给我。不过我做得不多，器械也没有现在那么好，你如果准备做，我可以把你介绍给我们的医生。"

"李伯伯，你们是怎么治疗的？"敏敏是非常想治疗自己的病，而且对治疗的方法更感兴趣。

李医生又把书翻到后面，"你看，这张图（图360）上面，有几个弹簧圈，

它们把血管堵死了，上面的血就流不下来。"

敏敏看到图361中的左图有4个弹簧圈，右图只有3个弹簧圈。他就问："李伯伯，是不是多放几个好啊？"

李医生仔细一看，"哦，这里面有名堂，你看有什么不一样啊？"

"敏敏，你看"，李医生比较着图360的左右两图说："看左图，从肾静脉下来的血是被堵住了，但是从肾包膜静脉和脐静脉下来的血没有被堵住，所以精索静脉曲张还会复发。"

"噢……这样说来，3个弹簧圈的那种情况（图360的右图）可能更好一些？"他带着疑惑的心情看着李伯伯。

"是的。不过要是我的话，像左图上面还是加一个好，因为这是第一关。现在有人从上到下都把它栓掉，免得漏了。你看！"李医生指着图361对他说，"这样吧，国庆节前你请假一天，我帮你把这个手术做了，然后在假期里可以休息几天，免得影响学习。"

敏敏看着他的爸爸说："请假一天不要紧，功课我可以补上的。"

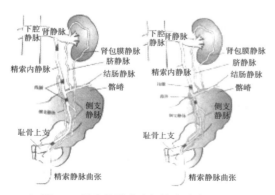

▲ 图 360　精索静脉曲张行栓塞治疗的原理图

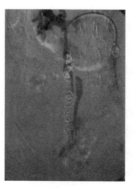

▲ 图 361　精索静脉从上到下完全栓塞

"好的"，敏敏爸爸看着敏敏说，然后转过身对李医生说："老李，那就拜托你了。"

敏敏爸爸带着敏敏告别了李医生，放心地回家了。

（李麟荪）

腿上布满骇人的"蚯蚓"：这还怎么穿裙子

爱美之心人皆有之，医者不仅要认真治病
也要关心治疗后的美，能还原给患者一个美

一、腿上长"蚯蚓"疙瘩，原来是静脉曲张

50 多岁的王女士最近总是感觉小腿瘙痒，皮肤上还出现了一块块的红疹。她以为是气候干燥引起的，就买了些润肤露来擦。可是一个月过去了，情况越来越严重，站久了，小腿还酸胀、发麻；晚上睡觉总觉得腿脚很累，放哪都不舒服；天气并不冷，却常常小腿抽筋。

王女士以为自己得了皮肤病，赶忙到医院就诊。谁知皮肤科医生检查后将她转诊到了介入科，最终确诊为静脉曲张引起的瘀滞性皮炎，需要介入手术才能彻底治好。

什么是静脉曲张？王女士一头雾水。

介入科朱主任告诉她，下肢静脉曲张俗称"蚯蚓腿"（图 362），是由于久站久坐，或者先天性静脉管壁薄弱、静脉瓣膜功能不全引起的（图 363），血液在下肢静脉系统内淤积，静脉压力增大而出现的静脉迂曲扩张（图 364）。

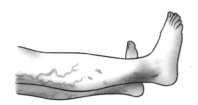

▲ 图 362　下肢静脉曲张

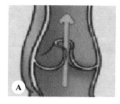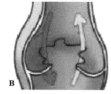

▲ 图 363　静脉瓣膜功能示意图
A. 功能正常；B. 静脉瓣膜功能不全

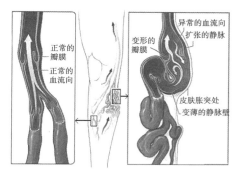

▲ 图 364　静脉压力增大而出现的静脉迂曲扩张

王女士又问："为什么我会得这种病呢？"

朱主任告诉她，一般说来，从事久站久坐职业的人，如教师、司机、医务人员、公司职员、体力劳动者等，血流受到自身重力的持续作用，导致血液对静脉瓣膜造成压力，慢慢地会出现瓣膜损害而出现关闭不全，血液反流，导致静脉腔高压，逐渐造成静脉曲张。

尤其是老年人，血管弹性降低、血管壁张力下降，静脉瓣膜功能减退，更容易导致静脉曲张。长期便秘者也会因排便困难而屏气增加腹压，妊娠期间的妇女也会因为腹压增加，使下肢血液回流受阻，诱发或加重静脉曲张。

那么，静脉曲张对人体会有什么危害呢？

二、静脉曲张危险吗

早期的下肢静脉曲张，患者只会感到腿部沉重、酸胀，随着病情的加重，会出现一些皮肤病变，如湿疹、皮炎。久而久之皮肤会色素沉着，表现为小腿颜色发黑，皮肤增厚变硬而无弹性。再进一步发展就会出现溃疡（烂了），且经久不愈。

曲张的静脉也可能发生急性出血。虽然是静脉性出血，但因为曲张静脉压力很高，出血量也不少。当然止血方法其实不难，但容易反复发作。静脉曲张出血通常只有一个出血点，只要用手指持续按压就可以了。只是曲张静脉破口处的皮肤往往很薄，需要按压很长时间或者用纱布绷带持续加压包扎。有些老

年患者敏感性差，晚上睡觉的时候发生出血不容易察觉，处理不及时，失血量会非常大，这就有一定危险了。

常见的症状是曲张静脉内的淤血凝集成血块，诱发血栓性浅静脉炎，曲张的静脉处出现疼痛硬结、局部红肿，抗生素治疗周期较长。有些患者浅静脉内的血栓甚至会蔓延至深静脉，引发深静脉血栓，那就有发生肺动脉栓塞的风险，极端情况下会危及生命。

三、如何治疗曲张的静脉

"那怎么办啊？我想把它治好，你们如何治疗？"王女士问。

"有两个办法，保守治疗和手术治疗。对轻患者一般可采取保守治疗。包括：避免久站及久坐，有条件时可把腿适当抬高；在医师的指导下穿戴医用弹力袜等。药物治疗的主要目的是改善静脉回流，减轻下肢水肿。"王主任继续说："你的情况比较重一些，我建议你进行介入治疗。可以用激光（图365）使静脉闭合的方法，从大隐静脉远端的血管腔内置入光纤，机器开动时，激光释放出热能（图366）使静脉腔内血液产生蒸汽泡，蒸汽泡再将热量传导至静脉内壁表面，导致表面轻度损伤，包扎以后将静脉内膜前后闭合，最后纤维化，达到消除曲张的目的。"

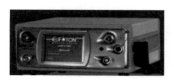

▲ 图365　激光仪

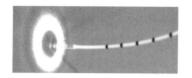

▲ 图 366　激光光纤释放热能

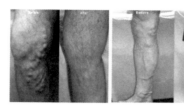

▲ 图 367　手术前后的照片比较

"那手术时不会疼吗？"王女士有点害怕。

"不会的，我们会用麻醉药。而且手术中激光只对血管有影响，你不会感到很疼的。术后的不适感更少、手术很安全。"

"那手术效果好不好？"王女士有点迟疑地问道。

"我可以给你看几张照片。"朱主任给王女士看了几张照片（图 367）。

王女士终于下决心选择了做介入手术，由段主任亲自治疗（图 368）。

对于散在的曲张浅静脉属支，段主任用细针穿刺浅静脉注射泡沫硬化剂，

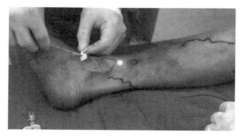

▲ 图 368　虽然隔着皮肤，仍能看到静脉内光纤发出的激光

这样美容效果更好，外观不会有瘢痕。手术结束时，段主任开玩笑地说："到了夏天裙子也能照样穿哦。"

（段鹏飞）

253

第 12 章　妇产、骨骼与神经

恩爱夫妻九年不孕：竟是因为一侧输卵管不通

医生不仅仅要为患者做出诊断
更应该想办法帮患者精心治疗

一、一侧输卵管不通就不能怀孕吗

今天下午的教学活动安排的是由郑国医生与轮转医生、实习医生、进修医生漫谈。每次郑国老师讲课，教室里都坐得满满的，因为他讲课特别接地气，而且有很多有趣的故事。他讲课还有一个特点，主题不是他自己选的，而是由大家当场提出，大家喜欢听啥他就讲啥。实习医生小黄是有备而来的，当郑国老师要大家提要求时，她说有个邻居，结婚已经有好几年了，一直不怀孕，诊断为一侧输卵管不通，她想知道：为什么一侧输卵管不通就不能怀孕了？有什么办法治疗？这也引起了大家的兴趣，郑老师就开讲了。

郑老师说，正巧昨天一位九年不孕的妇女，与她丈夫抱了小孩，带了一张照片来分享他们的幸福，大家可以看看这张照片（图369）。故事也就此展开。

林女士，36 岁，2012 年 10 月结婚，婚后第二个月怀孕了，小夫妻俩很高兴，但是又很担心，因为前几天她感冒了，口服了一些药物，据说会影响胎儿，考虑再三，决定做了人工流产。流产半年后就开始备孕，快一年了，还没有动静。两口子认为自己年纪还轻，工作又忙，暂时放下备孕的事情。没想到，第二个月例假推迟，早晨起来用试纸一测试，竟然出现了两道杠（这是一种自己测试是否怀孕的试验，两条杠表示有可能怀孕了），当时的心情别提多高兴了。

47 天孕检时 B 超居然提示是右侧

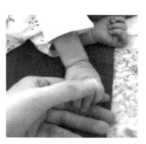

▲ 图 369　九年才得一子

输卵管"宫外孕"，郑老师指着墙上的挂图（图 370）说，正常人妊娠应该在子宫内，但是她却在这个地方（他指着右侧的输卵管）。由于孕囊（受精卵发育成胚胎 47 天）已经很大，如果不做手术切除胚胎，输卵管就会被撑破导致大出血，所以不得不手术。妇产科的手术很顺利，医生为她保留了输卵管，只是切开一个小口子取出胚胎。这一天是 2014 年的 7 月 21 日。

小两口心里很难受，术后避孕了半年，又开始备孕了。2015 年 12 月 11 日，早孕试纸再次呈现两道杠，他们以为又怀孕了，可是万万没有想到，只是一次生化妊娠（胚胎根本就没有正常发育就消失了），又是空欢喜一场。之后一直没有怀孕的迹象，夫妻俩失望极了，他们到处求医问药做检查，最后还在当地医院做了一次子宫输卵管造影，造影显示右侧输卵管近端梗阻，左侧输卵管通

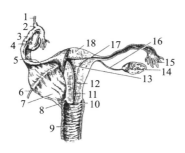

▲ 图 370　子宫与输卵管示意图

1.卵巢动静脉; 2.卵巢悬韧带; 3.输卵管壶腹部; 4.卵巢; 5.输卵管峡部; 6.子宫圆韧带;7.子宫阔韧带;8.阴道穹窿（侧部）; 9.阴道;10.子宫口;11.子宫颈管;12.子宫峡部;13.子宫腔;14.卵巢断面;15.输卵管伞;16.卵巢固有韧带;17.输卵管子宫部;18.子宫底

畅。医生建议做试管婴儿，夫妻俩为这事已经折腾了三年多，也没有其他办法就同意了试管婴儿的方案。

谁知道，从 2016 年初忙到 2017 年 4 月，几次试管婴儿都失败了。

林女士身心俱疲，几乎处于崩溃边缘，但是到了年底，林女士再次鼓起勇气做试管婴儿，到了 2018 年的 8 月又失败了，这次打击更大了，林女士彻底放弃了，之后的两年时间里完全不敢去想怀孕的事情。

一个偶然的机会，遇到一位经历相似的姐妹告诉林女士，有一种介入治疗不孕症的方法，她听后再次燃起了生育的希望。于是，2020 年 8 月，带着一丝希望来到我们（河北生殖妇产医院）介入医学科门诊，我看过林女士的所有病例资料，发现过去的资料只说明林女士一侧输卵管不通。

这时郑老师就问大家，一侧输卵管不通就不能怀孕了吗？这个问题很蹊跷，大家讨论很热烈，多数同学认为另一侧输卵管是好的应该可以怀孕，但是林女士为什么不怀孕呢？甚至于多次试管婴儿都不成功，有人又讨论起试管婴儿的技术问题。大家的热烈讨论最终没有统一的、具有说服力的结果，旁听的几位年轻医生已经听出了味道，看来输卵管不通背后大有文章。

二、符合逻辑的推理是找证据的依据

这时候，郑老师同意大家的意见，说一侧输卵管不通应该是可以怀孕的，

那为什么她没能怀孕呢？下一步应该怎么办呢？郑老师连问了两个问题，也没有等大家讨论，就说他决定为林女士做一次选择性输卵管造影术，结果是右侧输卵管远端梗阻，并且导致了输卵管积水，这样一切问题就都有了答案。说到这里，郑老师突然停止了讲话。

听了这话，大家一头雾水，郑老师是从哪里看到了一切问题的答案呢？

接着，郑老师像福尔摩斯一样，开始了他的推理，他说，最初的人工流产，因为某些原因导致了输卵管炎，输卵管炎改变了局部组织，导致了胚胎容易停留在输卵管发过炎的部位着床，就发生了"宫外孕"。宫外孕及其手术，加重了输卵管的损伤和炎症，并导致了右侧输卵管排水不畅，造成积水。积水又导致输卵管腔内压力增高，所以那次输卵管造影时，对比剂没有进到右侧输卵管里面，就被诊断为近端梗阻，当然这种情况他们也就不可能发现输卵管积水。而输卵管一旦积水，就会导致怀孕不成功。生化妊娠和试管婴儿手术失败，一切根源就在于这个"右侧输卵管不通"的诊断不确切、不完整，因为右输卵管不仅不通，而且还有严重的积水。

郑老师只说这个诊断不确切，但是他并没有说是误诊，因为以前的输卵管造影实际上不是输卵管造影，而是子宫腔造影，对比剂打在子宫腔里，这种造影方法的结果也就不完整，最后诊断也就只能这样了。而郑老师做的是选择性输卵管造影术，他把造影导管分别插

到左右输卵管口部，向输卵管注入造影剂，结果就不一样了。不过，郑老师先没有说这些，卖了一个关子。

"郑老师那你怎么办呢？"小黄是个急性子的姑娘，急于想知道下一步怎么办，郑老师也就顺着她的意思讲了，明确了原因就可以对症处理了，他建议林女士做右侧输卵管栓塞术，然后依靠左侧输卵管备孕或者继续做试管婴儿都可以。林女士接受了他的建议（图371），做了右侧输卵管栓塞术。术后的第三个月成功地自然受孕了，2021年10月，在林女士婚后的9周年之际，终于有了自己的孩子。

三、听课、思考与提问是学习的三步曲

一阵掌声，大家为郑老师的准确推理和成功治疗而热烈地鼓掌，也为这位妈妈高兴。有些学生听完了故事，以为这堂课结束了，站起来准备走了。那些善于思考爱动脑子的学生又举起手来，要向郑老师提问了，郑老师最高兴看到的也就是学生们善于思考，他让一个学生先提问。

一位姓赵的学生问："郑老师，您

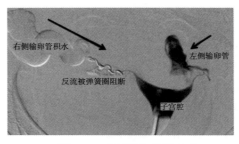

右侧输卵管积水　　　　　左侧输卵管

反流被弹簧圈阻断

子宫腔

▲ 图 371　右侧输卵管栓塞术

刚才说选择性输卵管造影术，这是怎么回事？"

郑老师笑了："你听得仔细，抓住了要点。以前做子宫输卵管造影，是把对比剂打在子宫腔里面，让两侧输卵管一起显示，有显影就称通畅，哪一侧不显影就称不通。这种方法有缺陷，注入对比剂压力不够大，就不一定显示完整。现在介入方法用导管分别向两侧输卵管注入对比剂，这就叫选择性输卵管造影术。对于一部分炎症堵塞的患者来说，就看得很清楚很准确了，还可以看到输卵管积水的问题和阻塞的具体位置，它比普通输卵管造影显示得更好，从而能帮助医师采取正确的治疗。"

接是张同学抢着问："为什么选择性输卵管造影能够发现输卵管积水，而普通造影会漏掉病变呢？"

郑老师说："普通造影是在子宫腔注入对比剂，造影时对比剂的作用范围是整个宫腔，到了输卵管开口处压强就小多了，而选择性造影是直接插管到输卵管，所以压力大，无论有没有输卵管积水，都能显示得一清二楚。没有见过选择性造影的同学明天下午可以来学习。"

小吕不太希望用复杂的方法来诊断，他就问："输卵管积水都必须通过选择性输卵管造影诊断吗？"

郑老师说："不是的，大多数输卵管积水都能通过普通造影获得诊断，但是，如果手术医师注射对比剂的压力不够大，就会漏诊。你必须懂得任何事情都有它的局限性，每当出现疑难病案时，你就需要考虑得多一些。如果你仔

细询问患者，会发现约有半数输卵管积水的患者会有阴道排液的症状，这也可以给你提示，让你思考。另外，B 超偶尔也能提示积水的存在。"

小史医生问道："有没有其他的办法呢？比如，输卵管再通手术或者腹腔镜修复手术？"

"宫外孕以后的输卵管积水很难修复，根据输卵管镜的观察，胚胎曾经附着过的输卵管内壁的部位会出现瘢痕组织，使局部失去功能，即使手术再通，也很难自然受孕，甚至再次宫外孕。输卵管介入再通术也难以达到恢复受孕的功能。"郑老师答道。

终于轮到小汪提问了，他说："为什么输卵管积水就会导致不孕呢？"

郑老师说："这个问题提得很好。输卵管内的积水随着体内的压力变化，会反流回宫腔（图 372），使胚胎无法着床，就像田里刚刚播种后，来了一场大雨，种子全被冲走了，会造成颗粒无收，最终导致无法怀孕。所谓生化妊娠，实际上就是一次极短时间的'怀孕'。我还得提醒大家，如果长期的积水反流，还会使子宫内膜接纳胚胎的能力下降。所以治病要早。"

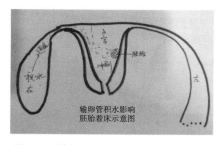

输卵管积水影响
胚胎着床示意图

▲ 图372　输卵管积水影响胚胎着床示意图

小周每次都是最后提问，而且每次都问到了点子上，他问郑老师："为什么要输卵管栓塞呢？没有别的办法了吗？"

郑老师喝了一口水说："输卵管栓塞是一种介入手术，通过微导管向输卵管内释放弹簧圈，把积水和宫腔之间的输卵管管腔彻底堵塞，不让积水反流，让宫腔环境变好了，就有了怀孕的机会。当然还可以做输卵管切除术，这两个方法都可以解决问题，各有优缺点，你会选哪一种呢？切除的优点是可以彻底清除积水，但是创伤要大一些，有可能会损伤卵巢功能，极个别的情况下，由于盆腔严重粘连，可能找不到输卵管，或会冒很大风险，而且在肚子上还留下了一个伤疤。栓塞的优点是几乎没有创伤、不麻醉、不住院，与做输卵管造影过程一样，而且没有卵巢功能损伤的风险，缺点是有个别患者可供栓塞段太短、太粗，就不适合栓塞。不过这种情况不多。"

这时候又有一个进修医生提出问题："把输卵管堵死了，积水会不会越来越多，以后怎么办？"

这时候急诊室请郑大夫去会诊，来不及回答这个问题了。但是他还是给大家一个温馨的提示。他说："好多人被诊断了输卵管近端梗阻以后，就直接做试管婴儿了，认为反正用试管了，就与输卵管无关了，其实这是一个非常容易犯的错误。试管婴儿确实不需要输卵管，但是还是会受到输卵管病变的干扰而导致试管婴儿成功率下降。另外，很多人认为输卵管不通，做一个叫作'输卵管再通术'的介入治疗就可以了，实际上这个输卵管再通术的诊断作用要远远大于治疗作用。"

希望大家都有"好孕"，不再承受"不孕"和"被不孕"的痛苦。

（郑　国　李麟荪）

输卵管造影术后天降"好孕"：这是什么魔法

做任何事，不仅仅要用手，更要用脑
医生看病，需要医学知识，更要爱心

一、授之以鱼，不如授之以渔

已是腊月中旬了，河北生殖妇产医院这一期进修医生学习班即将结束，大家准备回到各自的工作单位，虽然已经听过上级医生讲过很多次课，但是好像觉得还没有听够，尤其是回去以后就很少再有这样的机会出来学习了，因此大家都想请郑国医生再讲一次课，于是进修班班长向郑老师提出了要求，这对郑老师显然是一次突然袭击，事先没有准备，现在讲什么好呢？郑老师想了一想，爽快地答应了，说："好吧，最后就当作给你们一个临别赠言。"

没有想到，那一天郑国老师说，今天的课由我先讲一个故事，你们来给我回答问题。通过讨论来启发大家的思维，古人说："授之以鱼，不如授之以渔"。这句话的意思就是：如果我送几条鱼给你们，你们很快就吃完了。而我今天是告诉你们怎么去捕鱼，那么以后你们就永远有鱼吃了。

郑老师这番讲话让听课的人十分高兴，哈哈地笑了，真是又轻松又有点紧张，怕万一郑老师提问起来，不知道会不会回答。其实，这也是大家喜欢听郑老师讲课的原因。接着郑老师就讲了一个故事。

有一位 28 岁的王女士，与张先生恋爱 3 年后，互相感觉特别好，于是结婚了，结婚后一直没有避孕，但是一年多了却没有怀上，看着身边的闺蜜、同学都有孩子了，自己心里着急。公婆嘴上没说，可是心里自然是比谁都着急，因为儿子是独苗，自己年逾六旬，退休在家也想抱孙子，当然抱孙女也很高兴。张先生理解父母和妻子的心情，和王女士商量了一下，决定去医院看看。夫妻俩来到我们医院，挂了生殖科专家的号，我接待了他们俩。他们陈述了自己的情况，我又耐心地详细询问病史后，小夫妻俩不好意思地说了婚前是怀过孕的，只是当时没有结婚，就把孩子打掉了。于是我心里有了底了，他们应该是能够正常生育的。我就开了检查单，让男方检查一下精液质量，女方检

查排卵的情况。经过详细检查，发现王女士的排卵是正常的，男方的精液质量也是挺好的，于是预约王女士在介入科做一个输卵管造影，了解一下输卵管的情况。

月经干净的第四天，王女士在丈夫的陪同下来到介入科门诊，准备行输卵管造影，我评估了造影前的适应证和禁忌证，签署知情同意书以后，就为王女士做了 DSA 引导下的子宫输卵管造影术，这次我做的是选择性造影，造影显示两侧输卵管通畅，形态规则，子宫腔也是挺好的（图 373）。我便拿着造影的 X 线片对着书上图谱告诉他们，一切正常。

虽然他们看不懂，但是经过解释以后他们很高兴。接着，我又告诉他们，再来一次月经后就可以同房备孕了，我对他们俩讲："同房备孕不是搞科研，没有必要严格地监测排卵时间，再安排同房时间。正常的夫妻感情，应该自然一些更好，生孩子是副产品，不要当成

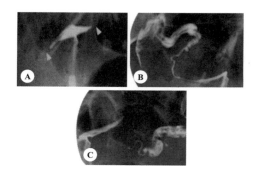

▲ 图 373 子宫输卵管选择性造影术

A. 子宫腔正常，箭头所指为输卵管开口；B. 右侧输卵管通畅，形态规则；C. 左侧输卵管通畅，形态规则

工作，要放下压力，放下心理包袱"。夫妻俩听了哈哈地笑，高兴地回去了。

二、天降"好孕"竟那么快

备孕的第一个月月末，王女士的月经推迟了 7 天还没有按时来临，毫无信心地测了一下早孕试纸，结果真的怀孕了。于是赶紧到医院找妇产科医生就诊，抽血化验进一步证实就是怀孕了，拿着化验单一转身就奔介入门诊来报喜了。

说到这里，郑国老师的故事也结束了。这时他让大家讨论："为什么造影检查什么都正常，之前一年多不怀孕，做完这些检查就怀孕了呢？"

大家带着疑惑的眼神看看郑老师，也互相看看，同时嘀嘀咕咕的开始窃窃私语。"怎么会这样呢？做一个输卵管造影有这么神奇吗？""是不是吃了什么特效药了？""是扎针灸了吧。""扎什么针灸，我听说灌肠挺管用的。""你们都别瞎猜了，我听说精子只能存活两天，卵子也是只能活两天，但是刚做完造影以后的前三个月，对比剂能延长精子和卵子的寿命，所以增加了精子和卵子会合的时间，也增加了怀孕的概率。"顿时间，大家热闹成了一锅粥。这时候，进修医生小刘打断了大家的讨论，"你们都别说了。我估计郑老师在做这介入造影的时候，肯定是在对比剂里面掺和了什么药物，和对比剂一起注入到了输卵管，咱们就让郑老师跟大家说说你在做造影时用了什么药了？"

郑老师听完大家的讨论，面带笑容，不紧不慢地说道："我并没有什么神奇的手段，也没有用什么特殊的药。"停了一会，郑老师接着说："你们刚才在听我介绍病史的时候，就没有注意到很关键的一段病史"。

"我在这里要特别提醒你们，问病史的时候要详细，要注意保护患者的隐私，周围不能有人，让患者能够大胆地讲出来。刚才我说了，这对夫妻俩在婚前是怀过孕的，只因当时没有结婚，就把孩子打掉了，然后会产生什么情况？你们想了没有？清宫手术以后输卵管有可能出现程度不同的炎性改变，所以我特地做一次选择性造影，因为选择性造影比常规造影要多用一些压力，这就有可能把炎性碎片冲掉，所以造影的时候没有看到什么异常，因为我把问题已经解决了。"

三、既要治生理上的病，也要治心理上的病

另外，我要提醒大家的是：我们医生不是"医匠"，只是看病、造影，简单地告诉患者正常或者不正常。我们最需要注意的关键是：抓住病因，在不知不觉中解决患者的问题。所以，要重视患者的心理状态，你要做思想工作，要让患者懂得怀孕本身的生理过程，不要过于担心自己有什么病，从最自然的状态解决问题，从这些方面去帮助他们，让他们增加了怀孕的机会，归纳一下，有以下 3 个方面。

1.输卵管造影有意想不到的疏通作用

刚才已经说过，输卵管造影的过程

其实就是对比剂通过输卵管的过程。在诊断的同时也相当于对输卵管做了一次疏通（图 374）。

相当一部分不孕症患者，就是一些炎症碎片造成输卵管堵塞导致的不孕或者怀孕概率下降，虽然做完造影看到的是正常的，但是并不代表造影之前是正常的，所以在造影之后的半年，甚至于在这一年当中，怀孕概率会比以前提高很多。

2. 检查结果是"正常"之后心理状态轻松了

原来一年多不怀孕，导致心理一直焦虑。女性的生殖功能会都受到激素的影响，例如排卵，情绪是影响激素的，激素是否平衡协调又会影响排卵。有的人从广州到北京出差一次，月经就可能会推迟，也有可能会提前。有的人总是担心自己怀不上孕，心情紧张焦虑，可能月经也会推迟。排卵后 14 天会来月经，排卵推迟了自然月经就会推迟，排卵提前了月经自然会提前。而规律的月经周期和正常的排卵是自然怀孕的基本前提。

3. 调整心态，改变同房频率

之前夫妻俩认为在排卵期同房才

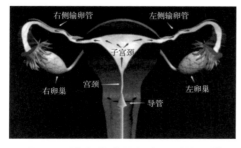

▲ 图 374　输卵管造影相当于对输卵管做了一次疏通

会怀孕，其实这反而会影响夫妻两个人的正常生活。首先影响男方精子质量，男科医生在平时给患者检查精液质量的时候，都是在排精后的 3～7 天内进行，为什么？因为少于 2 天和超过 7 天的精液质量都不合格。如果仅仅在排卵期同房，当夫妻第一次同房的时候，精子已经在男方身体里储存了十几天了，所以这时候精子质量不合格。而排卵期每天都同房，这样也不好，因为精子发育了不足三天。另外，妻子又天天想着哪天是排卵期，所以心里更紧张，压力更大，激素水平自然不协调，也可能会影响排卵。最后影响的就是怀孕的概率。

以上就是为什么小夫妻俩一年多都没怀孕，做了一个造影之后就怀孕了的原因，其实说起来也很简单，就是造影的治疗作用和心理疏导作用。在我以往的病例统计当中发现，单纯做一个输卵管造影以后一年内怀孕的概率为 30%～40%。当然，这只是针对比较轻的病例，严重的输卵管堵塞就需要其他方法来治疗了。

郑老师的这一席话让听课的医生获益匪浅，学做医生不仅仅是学习操作技术，更重要的是，要学会与患者交流，消除顾虑，讲清病因，以便从根本上去解决患者的问题。还要像长辈一样从心理上、生理上、情感上去关心他（她）们，指导帮助他（她）们，解决不是病因的"病"因。

（郑　国　李麟苏）

神奇的骨水泥：一针注入剧痛止

医疗器械的发展使医生越来越神奇了，可是有谁知道医生的苦
医生如果不坚持天天学习，很快就落后了，又有谁甘愿落后呢

一、用"水泥接骨"？没有听说过

一周前，78岁的王奶奶早上弯腰叠被子时突然感到后背疼痛，心想可能闪着腰了，也许过两天能好，就没说，继续做早点、买菜，没想到，后腰背部疼得越来越厉害，下午只好躺着休息，躺着不动腰背就不疼，但一翻身就疼，尤其是起床过程及排便用劲时疼痛难忍。第二天早上翻身起床时腰背部疼痛丝毫没有减轻，王奶奶不想麻烦子女，心想再养几天应该就能好，仍旧没有告诉子女们。直到昨天女儿来看王奶奶，才知道王奶奶腰背痛得很厉害，连忙喊了急救车送到了东南大学附属中大医院，急诊给拍了腰椎 X 线片，果然见到胸 12 椎体压缩性改变（图 375 ）。

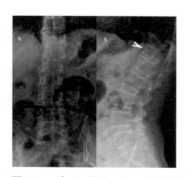

▲ 图 375　胸 12 椎体 CT 二维重建片

胸 12 椎体压缩（箭头），腰 1 椎体高度正常

王奶奶女儿赶紧挂了专家号，何仕诚主任看了片子以后说，尽快住院手术！

女儿怕老母亲做大手术受不了，就提了一连串的问题：老母亲已 78 岁了，还能做手术吗？是什么手术？手术大吗？术后恢复的时间有多长？看来她也不希望老母亲做手术。

何主任解释说，不手术也可以，但是得卧床休息 2~3 个月，卧床这么长时间，一是需要人照顾，增加家庭负担；二是增加患者痛苦，老人疼痛也很遭罪；三是躺的时间长了，会引起肺炎、静脉血栓、压疮、感染等。所以还是劝她做手术为好。

何主任继续说，这个手术叫"经皮椎体成形术"，创伤很小，伤口就半粒米大小，不需要缝合，三五天就愈合了。手术是用很细的针穿刺到骨折的椎骨里，通过这个针把一种水泥打进去，让骨折的缝隙填满，黏合修补起来，椎体就牢固地长在一起了，疼痛也就消失了！手术后 2 小时就能起床活动，几乎能达到立竿见影的止痛效果，恢复很快的。接着又说，老人手术风险是大些，但是，不做骨水泥固定术风险更大。95 岁以上的老人他都做过 20 多个，78 岁，应该更能耐受！

老奶奶的女儿听了感到很新奇,她就问打进去的是什么呀?造房子的水泥吗?

何主任告诉她,那是一种药,可以暂时把它当作骨水泥,专门接断了的骨头。

女儿感到很神秘,转过身就问母亲,是否想做这个手术?还是继续躺着养养?王奶奶说,再躺几个月哪能受得了啊,何主任的话她听得懂,有这么好的手术为什么不享受?长痛不如短痛,她要做手术!大家都笑了,于是办理了住院手续。

二、果然是"神"针,一针就止疼

入院以后,王奶奶又做了磁共振和一些必需的术前检查。磁共振又有了新的发现,它显示被"压扁"的胸 12 椎体并不是"新伤",而腰 1 椎体才是新鲜骨折,是腰部剧烈疼痛的原因;而胸 12 椎体尽管压缩,属陈旧性骨折。而且王奶奶的骨密度非常低,属于严重骨质疏松,除了骨水泥修补骨折椎体以外,还需要用药治疗骨质疏松(图 376)。

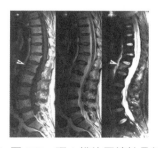

▲ 图 376　腰 1 椎体压缩性骨折

手术在局部麻醉下进行,在 X 线透视下定位,何主任一边穿刺,他小心地避开脊髓、神经、血管等,一边看着穿刺针到哪里了。非常精准地穿到了病变椎体内,穿刺成功之后,把骨水泥(化学名叫甲基丙烯酸甲酯)的粉剂和液态单体混合均匀,就跟"搅拌水泥"一样,混成稀糊状通过穿刺针缓慢注入到椎体里面(图 377)。注射时,何主任一直看着透视屏幕,确保骨水泥不会"自己跑"到椎体后方和椎体旁边的静脉里去。因为椎体后方是脊髓所在的区域,如果骨水泥大量漏到里面,严重时会压迫脊髓,有可能导致截瘫;如果骨水泥大量进入椎旁静脉则随静脉回流至肺部导致肺栓塞,严重肺栓塞亦可导致死亡!所以手术必须十分小心。

手术结束,骨折椎体几乎完整修补好了(图 378),而且骨水泥一点都没有漏出到椎体外。

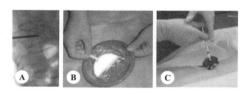

▲ 图 377　介入接骨的"骨水泥"

A. 穿刺精准到位;B. 骨水泥调制呈稀糊状;
C. 缓慢注入到椎体内

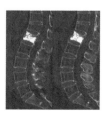

▲ 图 378　椎体骨水泥修补完好

何主任叮嘱王奶奶和家属，先平躺2小时，然后就可以翻身起床了，老太太已卧床9天，坐起来时可能会头晕，要适应3～5分钟，确实没问题才可以下地行走。

王奶奶感到这手术很轻松，但是术后2小时好像特别长，她在等着下地看效果哩！一到时间，她就翻身起床，觉得这腰真行，打了一针还真的不疼了，下地上卫生间也敢用力了，并顺利地解出来瘀积了6天的大便。

第二天查房，医生还没开口，王奶奶就朝着何主任大声说，何主任啊，您真是太神啦，一针下去就不疼啦，救了我老命喽，我太爱您了！我要给您送锦旗！说得何主任都不好意思了。其他病友和医生听了也都哈哈大笑起来，一是为王奶奶率真的"老小孩"性子，二是为老人解除痛苦、取得良好疗效而开心。

王奶奶女儿也很幽默，他说："何主任，究竟是您神奇，还是骨水泥神奇啊？"

没想到何主任回了一句："我们两个都神奇。"

这一对一答搞得整个病区开心得不得了。

三、何主任还有神气的话要说

何主任提醒老人说："老年人往往会有骨质疏松的毛病，你的骨质疏松很明显，回去要注意。"何主任回过头来对她的女儿说："一般来说，绝经后的女性几乎都开始骨质疏松，严重时非常容易发生椎体压缩性骨折，有时拎水瓶、搬个东西、拖地、晾晒衣物、打喷嚏、咳嗽都能引起椎体骨折，甚至部分老人也没做什么特殊的事，就有椎体骨折了，因为人体本身有重量，就把它压坏了。有的患者表现为腰痛，也有的是胸背痛，根据骨折的部位来定。有的人甚至疼痛放射到两侧胸口、腹部及髂部，比如两侧肋骨痛、腹痛及胯部痛等。以后你们也要警惕这些情况，如果有这些情况，可能就是骨折了，需要及时来看，可以少遭点罪！"

"回去后，你们也要关心你们的老年朋友、兄弟姐妹，把这句话告诉他们，让他们注意预防骨质疏松。万一出现这些症状可以来找我，我乐意为大家服务"，何主任对着整个病房说了这句话。

何主任又告诉大家，这个骨水泥除了治疗老年性骨质疏松引起的椎体新鲜压缩骨折外，对各种晚期肿瘤转移到椎体导致的病理性破坏和骨折，以及椎体血管瘤患者也有很好的疗效。

何主任的讲解，不仅让大家对介入医学有了更多的认识，也体现了他对自己从事的这一事业的自豪与信心。

（杜瑞杰　何仕诚）

什么是腰椎间盘突出症：为啥腰腿疼痛不能活动

俗话说："患者腰酸腿疼，医生头痛"。那是因为没有好的治疗方法
现在不再头痛，介入有效，不破坏脊柱骨性结构，不影响开刀手术

一、什么是腰椎间盘突出症

2021 年春节后的第一天，颜先生就迫不及待地到东南大学附属中大医院介入科找到了何主任。颜先生才 30 多岁，早在一年多前就开始觉得腰部酸痛，坐久了或者站久了、走多了或劳累后都会加重。到附近医院做过腰椎磁共振检查，说腰脊骨第 4～5 之间的椎间盘有突出，外科医生建议开刀治疗。他不知道什么是腰椎间盘，自认为腰痛程度能忍受，对生活、工作影响不是很大，而且又比较年轻，不想过早做外科手术，就去做了理疗、针灸等保守治疗维持现状。

到了春节前两周时，颜先生感觉腰痛明显加重了，而且还伴有左边臀部、大腿直至小腿"一根筋"都疼，夜里卧床腿疼也没有减轻，严重影响睡眠，需要吃止痛药才能入睡一会。颜先生认为很快就春节放长假了，好好休息几天应该能好的。谁知道，这次前后休养了 3 周，腰腿疼并没有丝毫减轻，他听别人介绍说可以用介入微创治疗腰椎间盘突出症，不用开刀，效果很不错，但毕竟对介入治疗不了解，心里有很多疑问。正好春节后第一天是何仕诚主任的专家门诊，于是就急切地找到何主任想了解一下。

二、原来椎间盘是连接椎体和椎体之间的"软垫子"

何主任首先看了颜先生一年前的磁共振图像，结合本次腰腿疼症状有明显加重，考虑病情较一年前有变化，所以建议复查腰椎 CT 和磁共振。颜先生很快就完成了影像检查回到介入诊室，何主任在电脑上打开他刚刚做好的 CT 和磁共振图像，结果发现腰 4～5 椎间盘变性伴突出且有脱垂（图 379 和图 380），与一年前影像资料比较，突出程度明显加重。何主任让颜先生躺在诊查床上，又是敲腰又是抬腿地一顿检查，认为腰 4～5 水平左侧有压痛，左下肢伸直时抬高到 40° 就喊疼了，左下肢神经牵拉试验也有问题，右侧都正常。

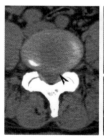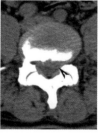

▲ 图 379　腰椎间盘突出

CT 横断面示腰 4～5 椎间盘突出偏向左后方（箭头）

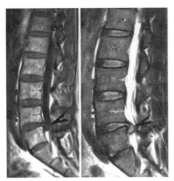

▲ 图380　椎间盘突出伴脱垂

磁共振提示腰4～5椎间盘突出向椎管内脱垂（箭头）

何主任在电脑上指着检查图像耐心地给颜先生讲解说，人的脊梁骨就像竹节一样，颈椎有7节、胸椎有12节、腰椎和骶椎各有5节，相邻椎骨之间主要由富有弹性的"软垫子"——椎间盘来连接，从而形成完整的脊柱，椎体和椎间盘后面有一孔，上下串连成管状叫椎管，椎管内有脊髓和神经根，每个椎间盘平面脊髓发出1对神经，支配相应平面皮肤、肌肉。人体坐立行走时，腰椎间盘承重量最大，椎间盘的周围有一圈纤维环，如果环破裂了，椎间盘中间的髓核就向破裂的地方突出，医生给它一个名字叫"腰椎间盘突出"，突出的腰椎间盘就压迫后面两侧的神经，引起了腰腿痛，最常发生的部位是腰4～5和腰5～骶1之间。

三、如何治疗突出的腰椎间盘

何主任又指出，颜先生的情况完全符合这个病，又反复发作，这次发作已休养3周不能缓解，因为突出的髓核已经脱落下来，不能收回去了，需要手术干预。目前手术方式有两种，即外科手术和介入手术。由于颜先生比较年轻，所以建议先用创伤最小的介入手术，也就是用细针穿刺到腰4～5椎间盘，再用套管扩张到3.5mm，给椎间盘的侧后方开一个"通道"，再通过它用一个小小的抽吸器把椎间盘吸取一部分出来，这样椎间盘后方突出的地方可以慢慢回缩。但是脱落的部分不可能自己回缩了。而正是这个脱落的髓核压迫左侧腰部的神经根，造成左腿的放射痛，还需要在CT引导下用更细的针直接穿刺到脱垂髓核内注入臭氧，可以起到消融脱垂髓核的作用，这样做完之后，腿痛才有可能缓解得更好。优点就是微创，伤口只有米粒大小，只有极少数人介入治疗效果不好，但以后还可以去做外科手术，不会有任何影响。

颜先生听了何主任的耐心解释后，心里疑虑消除了不少，但毕竟介入也是手术，不敢当即决定采用介入治疗，还抱有一点侥幸心理，想再歇一段时间，过了正月应该能自然好转了，能不手术就先不手术吧。为此，专门请病假又卧床休养了3周，结果到了农历2月初，下床短时间走路、坐一坐还是左侧腰腿痛疼痛难忍，所以就再次找到了何主任，下决心要做介入手术，办了住院手续。

四、还是介入手术好

入院后完成常规检查，没有介入手术禁忌证，何主任就亲自给颜先生做了介入手术。手术是局部麻醉，何主任一边手术一边和颜先生聊天来缓解他的紧张情绪：这个椎间盘髓核切吸器械是滕皋军教授 20 多年前发明的，在透视下用细穿刺针先从侧后方精准穿刺到椎间盘中央（图 381A），然后用直径越来越粗的套管 4 根逐级扩张成 4.0mm 的工作"通道"，先用"环锯"给椎间盘外面一圈包裹的纤维环上切割出一个"窗口"，再用带有负压的自动髓核摘除器把椎间盘髓核抽吸出来（图 381B）。这套器械沿用至今，先后举办过专题学习班 30 余次，为全国多家医院培训了大批医生，造福了很多患者。手术在轻松愉悦的气氛下结束了，何主任端起抽出来的髓核组织（图 381C）对颜先生说："看！这就是抽出来的椎间盘髓核组织，量很多，应该会有效果的！"

术后第 2 天，何主任查看颜先生，他说昨晚左腿不疼了，终于睡了个好觉，但今早下床去卫生间左腿还是酸痛难忍，睡下来就好了。何主任解释道："这与我术前判断相吻合，由于你的腰 4～5 椎间盘突出程度较重并有脱垂，所以单纯通过椎间盘内减压不能完全解

除脱垂髓核对神经根的压迫，再过 4 天我们按术前计划给你做脱垂髓核穿刺注射臭氧消融，希望能彻底解除你的痛苦。"术后第 5 天，何主任在 CT 引导下给颜先生做了腰 4～5 椎间盘突出髓核臭氧消融术。这次手术同样是局麻，用 21G 细穿刺针在 CT 引导下越过骨骼、避开神经，精准地穿刺到腰 4～5 椎间盘在椎管内脱垂的髓核（图 382），注入医用臭氧 20ml。

臭氧消融术后第 2 天，何主任查房，颜先生说今天早上下床行走、上卫生间左腿疼痛好多了，夜里睡觉也不疼，想今天下午就出院，可以吗？何主任建议再休养观察两天，确实稳定了再出院。出院当天何主任嘱咐颜先生回家后仍以卧床为主，至少 1～2 个月，因为起床后上半身的重量会压在椎间盘上，不利于椎间盘突出的恢复。平时可以做做"燕子飞"的动作，会有好处。这期间可能症状会有点时好时坏，也是正常的，不要担心，主要看 3 个月后的效果。颜先生按何主任吩咐回家休养了 3 个月后，特地回到病房给何主任团队送了一面锦旗，他说术后这 3 个月腰腿

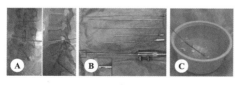

▲ 图 381　腰椎间盘髓核摘除术

A. 腰椎正位和侧位片示穿刺针头端都抵达椎间盘中央；B."滕氏"腰椎间盘穿刺套管及自动髓核摘除器；C. 切吸出来的髓核组织

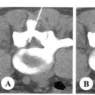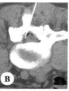

▲ 图 382　CT 引导下穿刺入腰 4～5 椎间盘突出髓核内

A. 穿刺针在脱出髓核内；B. 注入臭氧见有气体分布

痛一天天逐步减轻，现在走远路、长时间站立都一点不疼了，没想到介入治疗椎间盘突出效果这么神奇，真诚地来感谢中大医院介入团队，以后如果有朋友患腰椎间盘突出症，一定强烈推荐他们找介入科！

（杜瑞杰　何仕诚）

雷诺病怎么治：胸交感神经阻滞

好医生，有人性，有技术，敢担当，敢闯敢干勤学习
有技术，还不够，学外文，查资料，思路更宽技更高

一、怪病没人懂，找介入试试

近日，广西壮族自治区人民医院介入诊疗科余雷主任及其团队开展了自治区内首例 CT 引导下胸交感神经阻滞治疗雷诺病（根据记者了解，在全国这种患者很少，能够得到治疗的更少），该手术的完成，标志着该院的介入诊疗水平迈上了一个新台阶，这是受国外杂志的启发，探索着开展的介入治疗新技术。

两个多月前，一名 62 岁的男性患者出现双手十指末端瘀紫、感觉减退，当时他并未在意，直至近期天气变冷，患者感觉瘀紫与麻木情况加重，遇冷水后明显感觉到异常，并且出现了右手示指指端局部发黑（图 383），还伴有明显疼痛，已严重影响其日常工作和生活，去过不少医院，找过不少医生，都不知道这是什么病，该怎么治疗。

有一天，患者家属看到一句话：有病到医院，除了找内、外科，还应到介入科去看看。于是就抱着试一试的心理来到自治区人民医院介入科，几位医生围绕着这位患者，查来查去，无法诊断这是什么病。最后有人把主任请来了，余雷主任带领大家根据患者具体情况进行综合分析，确诊这是雷诺病。

诊断出来了，怎么治疗呢？还只有介入方法能够治疗，余主任心里很清楚，但是以前没有做过怎么办？为了解决患者的问题，余主任说先把他收下来，我们来治。余雷主任就带大家查资料读文献，认真学习，余主任告诉大家说，可以用胸交感神经阻滞术予以治疗，他从资料上查到了胸交感神经所在位置（图 384）和治疗方法（图 385）。

二、介入性神经阻滞术，没见过

他坦率地说，以往没有做过这种手

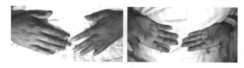

▲ 图 383　雷诺病患者的双手

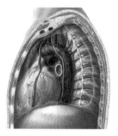

▲ 图384　胸交感神经所在位置（白箭所指）

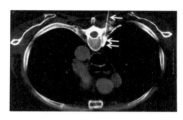

▲ 图385　胸交感神经阻滞术

单箭所指为穿刺针，双箭所指为交感神经

术，但是做过相似的其他神经阻滞术。整个团队通过反复思考，大家支持余主任做这个手术。于是他们确定了手术的方法，取得了患者与家属的同意。随即为其安排在 CT 引导下，用无创伤（很细的 22G）穿刺针精准地穿刺到位，谨慎地注入丁哌卡因（麻醉药）和少量超液化碘油，观测有无异常反应。随即先注射少量无水乙醇，再次仔细观察有没有不良反应。这时余主任发现差不多全科的医生都来了，因为以前他们都没有见过这样的手术，都想来学一招。在确定没有不正常的现象后，注入了全部无水乙醇。

术后第二天，奇迹出现了，手术结果证明了他们的诊断是正确的，治疗方法也是有效的，患者双手原来的瘀紫、麻木得到明显改善，双手温度恢复

正常，患者及家属笑逐颜开，对医护团队千恩万谢，团队的医护人员也都高兴极了。

三、介入性神经阻滞术能治这么多怪病

这一奇特的手术在进修医生和实习医生中间传开了，实习医生就派代表，邀请余主任给全院进修实习医师作一个专题讲座，让他们都知道什么是雷诺病，是怎么治疗的。

余主任专题讲座的海报一出来，吸引了许多医生前来学习。在讲座中，余主任告诉他们，雷诺病又称肢端动脉痉挛症，至今还不知道患病原因是什么。它是受情绪波动、寒冷刺激等因素而诱发的疾病，以末梢血管舒张功能阵发性紊乱为基础，发作性肢端缺血为主要特点，患者出现肢端皮肤苍白、疼痛、发绀及潮红等表现。严重者出现肢端坏死，需要截肢（图386），造成生活上的不便。

这时有学生问，这种病可不可以发生在脚趾呢？余主任告诉他当然可以，因为这个病发生在四肢末梢血管。

以往治疗的方法是交感神经切除术，但是这种手术创伤太大，风险也很

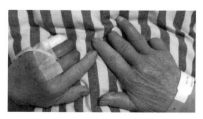

▲ 图386　雷诺病患者手指截肢后

高。自从有了介入治疗，通过 CT 引导下的交感神经阻滞术代替了外科手术，取得了更好的效果，而且创伤更小。介入治疗的方法是在交感神经所在部位注射无水乙醇达到治疗的目的。

CT 引导下微创的交感神经阻滞，不仅没有外科手术的相关风险和并发症，同时疗效确切，有效率达到 97.7%，手术第二天即可出院。

交感神经阻滞术，在各种疼痛性和缺血性疾病的治疗中也具有重要作用，可治疗以下多种疾病，例如：多汗症、复杂性区域疼痛综合征、下肢动脉硬化性闭塞症、雷诺病、红斑肢痛症、糖尿病周围神经病变、血栓闭塞性脉管炎、心律失常、带状疱疹性神经根炎、面部潮红以及其他相关疾病。

余主任一口气讲了那么多病都可以用介入方法治疗，这下子讲台下面就热闹了，好多听课的人都说这个亲戚、那个朋友都有这样那样的病，原来不知道应该找哪个科治疗，现在就明白了。有的学生表示今后要做介入医生，问余主任收不收研究生……会场上热烈的气氛把余主任逗得乐呵呵的。

余雷主任的介入团队治疗雷诺病的消息被转发朋友圈后，短时间内吸引到很多雷诺病的患者，经过胸交感神经阻滞术治疗后，都取得了较好的疗效，避免了截肢，为很多无处求医、长期遭受痛苦的患者带来了福音。

（余 雷 李麟荪）

救救生死折磨的癌痛患者：关注第五大生命体征

癌痛摧残着患者的意志和尊严
减轻患者的痛苦是医生的天职

一、癌痛令人生不如死

在一次介入学术交流活动中，浙江省丽水市中心医院疼痛介入诊疗中心的赵中伟主任讲述了一个给癌症患者止痛的故事。

半年前，一位黄先生因中上腹部隐隐疼痛，到当地医院检查，非常不幸，确诊为晚期胰腺癌。虽然当地医院对他用了最好的药物治疗，但是肿瘤并不见好转，相反，随着肿瘤的进展，疼痛日益加剧，开始时用些止痛药还起作用，后来尽管止痛药物不断加量，腹痛的症状却并没缓解，这种持续性的疼痛带来的煎熬不是常人所能体会的，而因服用大量止痛药又给黄先生带来药物的不良反应，恶心、呕吐、腹胀、便秘，伴随着疼痛的不断加重，让他不能吃又不能睡，在床上辗转反侧，不得安宁。每天睡眠时间不足 3

个小时，日渐消瘦，性情也变得暴躁不安，任何安慰的话都听不进，动不动就向家人发脾气、挑毛病。抑郁、焦虑让他产生了轻生的念头。他说他不怕死，宁愿生命的时间短一点，也不要这么痛苦。

面对黄先生的痛苦，当地医院已组织多次全院会诊，外科无法做手术，内科用药也无效，还有什么办法呢？胰腺这个肿瘤最紧贴腹部神经，神经受侵犯怎么会不痛呢？

黄先生痛得实在撑不住时，忍不住哼几声，又担心把同室的病友扰得无法休息。疼痛最严重时，他自己欲哭无泪，在很多人面前也顾不得尊严，卷曲起全身，只能背对着前来探望的亲朋好友，忽而又跪在床上，用枕头抵着腹部。患者家属也被黄先生的病痛搞得焦头烂额。既担心他的病，又担心他真的寻短见，亲人们白天黑夜地陪着他，日子长了对家人也确实是一种煎熬和折磨。

二、介入止痛有奇效

患者家属和朋友四处打听后，得知浙江省丽水市中心医院疼痛介入诊疗中心治疗疼痛很有效果，立即前往找到了疼痛介入诊疗中心的赵中伟主任。了解了黄先生的病情后，赵主任明确表示，可以采用一种腹腔神经丛阻滞／毁损术进行治疗。话传到黄先生那边，这种以前没有听说过的介入止痛方法，令他不敢相信。虽然对这种治疗的疗效有疑虑，但病痛实在难熬，表示同意前去接受治疗。

赵主任详细地介绍了具体的治疗方法和过程，只需趴在 CT 机床上，不需要全身麻醉，在 CT 图像指引下从背部注射局麻药，插入两根细针到引起腹痛的神经分布区域，通过细针注射无水酒精破坏神经丛，即可达到止痛的目的。对于怎么做，用什么麻醉，黄先生倒不在乎，只是迫不及待地要求安排早些手术。

经过半个小时左右的介入手术，黄先生的腹痛症状即刻有了明显缓解，回到病房后很快进入了甜美的梦乡，足足睡了 5、6 个小时，直到吃晚饭时才醒来。他开心地露出了久违的笑容，向家人提出要好好饱餐一顿。

第二天赵主任查房，黄先生说自己已经很久没有睡过这么长时间的安稳觉了，也很久没有笑过，没有这么好的胃口了，昨天手术后就和家人抢东西吃，天伦之乐又回到了身边，现在无痛的感觉是这么美好！

这时，赵主任把昨天的手术照片给黄先生看（图 387）。

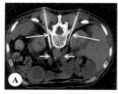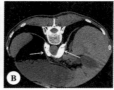

▲ 图 387　腹腔神经阻滞／毁损术

A. 左右两侧穿刺针（长箭所指）从背部皮肤穿刺到达主动脉附近（短箭所指）；B. 术后显示药物注入主动脉旁的神经丛区域（双箭所指）

黄先生看到自己的片子，虽然不太懂，但是疼痛消除了却是真的，"我太感谢您了，您怎么会有这个本事的？为什么很多医生都不知道呢？"

"我也是学来的"，赵主任谦虚地坦言道："是在学术交流会上学到的，还有一本《介入放射学——非血管性》的书，2001年出版的，也早已介绍了，不过那本书的作者是从身体前面穿刺的，要通过很多内脏，风险比较大，现在改从后面穿刺，更安全了。"

"怪不得人家说医生很辛苦，白天要工作，晚上要学习，平时还要经常参加学术交流。以后我要做你们介入医学的义务宣传员，让大家知道它。我要是早些知道，就不会承受那么久的疼痛了，差一点去寻短见送命"，黄先生说。

三、但愿天下人都来关爱癌痛患者

的确，还有许多医生和患者不知道腹腔癌痛能用腹腔神经丛阻滞／毁损的介入术来治疗。晚期胰腺癌或腹部其他恶性肿瘤所致的顽固性癌痛是非常折磨人的，持续摧残人的生理与心理，介入止痛的长期有效率高达70%～80%。随着CT精准引导的影像技术应用，使得腹腔神经丛阻滞／毁损术更加安全、简便，亦使得该技术得到逐步推广，对广大顽固性腹腔癌痛患者是最佳的治疗选择。

最后，赵中伟主任呼吁：疼痛已被世界卫生组织列为人的第五大生命体征，希望大家都来关心癌痛患者。

（赵中伟　李麟荪）

第 13 章 介入还有神操作

全身发黄、瘙痒难受怎么办：介入也能治

同样在透视下穿刺，基本理论都是一样的，为什么有的失败，有的成功？不同专科有不同知识，包括影像知识，使用工具，还有不同的专业技巧！

一、一例黄疸患者

1964 年，我第二次轮转到普外科，在我负责的病床上收治了一位黄疸患者，他不是炎症，不是肿瘤，也不是结石堵塞了胆管引起的黄疸。我们不知道他有黄疸的原因，就把它称为"先天性或者原发性胆管狭窄"。当时，我很奇怪为什么已经是成人了，还会出现先天性黄疸。

通过深入的学习，我明白了有一种阻塞性黄疸，是由于胆道某一部位不通，胆汁不能排到肠道，导致胆道扩张，压力升高，使微小胆管破裂，胆汁进入血液而引起的。胆汁随血液流到哪里哪里就发黄，皮肤或者眼睛的巩膜最容易被发现，医生称它为黄疸。而皮肤是有感觉神经的，所以它会感觉发痒。内科医生能够治疗的黄疸主要是非阻塞性黄疸，如肝炎、溶血性贫血等，病好了，黄疸也消退了。外科治疗的都是阻塞性黄疸，包括肿瘤、结石和炎症引起的胆管阻塞。所以外科手术前，必须明确梗阻的部位，以便有的放矢地切除肿瘤或取出结石。而对于化脓性胆管炎症患者，可以切开胆管，放置引流管，排除脓液，等炎症消退后，黄疸也消退了。

对于这一位"先天性或者原发性胆管狭窄"的患者，我们无法确定狭窄的范围，也就无法确定究竟如何手术。我的上级医生是年资最高的外科医生，马主任对他非常信任，我很有幸跟着他学习，但是他为人低调，不多交流，所以我不知道他有什么打算。

那天，他通知我这位患者的手术日期，要提早一个小时上班，先到放射科在透视下穿刺，做胆道造影。这"胆道造影"4 个字超出我的知识范围，感到很新奇，但也来不及去找资料学习，只能复习一下解剖。

二、看来放射科很重要

放射科承担全院患者的影像检查，

尤其是造影诊断。通过这些检查，可以明确疾病的性质和部位，内外科就可以有目标地进行治疗。但是，当时我们的放射科没有开展胆道穿刺造影的项目，于是外科医生只好自己动手尝试着做。

我们知道，肝细胞是产生胆汁的部位，胆汁通过微小的胆管逐渐汇合成左右两支肝管，就像许多树枝汇合成一棵树的两大主干（图388）。左右两支肝管又汇合成肝总管，它们把胆汁先送到胆囊储藏并浓缩，需要的时候就通过胆总管排到肠道帮助消化食物。

胆道造影须通过皮肤穿刺，把穿刺针穿到任何一支胆管，注入对比剂，让对比剂进入到胆总管，就可以在透视下看到它的全貌。知道什么地方是正常的，什么地方有病变，是什么病，如：肿瘤、结石，确定阻塞部位就可以做手术了。

结果那一天，穿刺了一个小时，仍

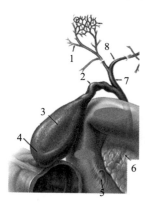

▲ 图388 胆道系统

1. 肝段胆管；2. 胆囊管；3. 胆囊肝区；4. 胆囊底；5. 胆管下端开口；6. 胆总管；7. 肝总管；8. 左肝管

旧没有穿刺到胆道，只好放弃，直接把患者转到外科手术室剖腹探查了。现在，我很理解当时穿刺失败的原因：在一个成年人身上，插进一个针，如果没有一定的经验，如何知道穿刺的部位、方向和深度呢？尤其是这个患者，他是先天性的胆道狭窄，原因不清楚，可能他的所有胆管都是狭窄的，所以更难穿刺到位。如果是一般的梗阻性黄疸，梗阻部位的远端比较细，就像河流被阻塞，但近段河道应该比正常粗，这就比较容易穿刺到位。

后来，我们打开腹腔，果然看到他的胆管很细。虽然我们能看到的部位有限，但是，也无法向上（肝里面）探索，不知道有没有正常的部位。外科是没有办法治疗这种患者的，最后他仍诊断为先天性胆道狭窄，无法治疗，住在医院用药，仍旧没有活下来，离开了我们。

三、介入治疗怎么处理黄疸呢

介入治疗对黄疸患者有办法吗？介入治疗是在透视下进行的，通过经皮经肝穿到胆管，做造影，明确狭窄部位后，可以用球囊和（或）支架做扩张治疗，也可放入一根引流管，把黄疸引流出来，这叫外引流，可以解决患者的症状。后来有人认为，胆汁对人体是有用的，它可以帮助消化，当然还有其他的物质，把它们丢弃了是一种损失。于是，就把黄疸引流到肠道内，甚至可以内外同时引流，这就解决了黄疸患者的痛苦。

这个手术是怎么做的呢？我们看下面的图（图 389），就很容易明白。

首先，通过腹部 X 线片（现在有 CT 或磁共振检查当然更好）确定穿刺的部位、方向和深度。

为了将狭窄部位扩开，我们可以用球囊扩张，也可以放支架，如果支架支撑力不足以将它撑开，再用球囊辅助支架进一步扩展。

有时候左右胆管都有狭窄，必须分别做左右两侧引流（图 390）。

为了减少患者插入多支引流管的不便，我们设法尽量减少引流管数量，为此，打通左右侧的胆管形成交通，然后选取一侧与肠道相通，达到左右都能引流的目的（图 391）。

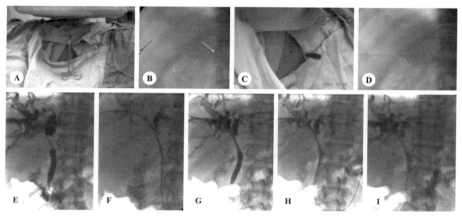

▲ 图 389　经皮经肝胆管造影和引流术

A. 穿刺部位消毒铺巾；B. 透视下确定穿刺部位和穿刺方向（黑箭为穿刺入口，白箭为穿刺目标）；C 和 D. 麻醉后，用细针按既定方案穿刺到一定深度；E. 一边退针一边抽吸，抽到胆汁时表示穿刺针尖在胆管内，插入导丝；F. 顺着导丝插入引流管；G 至 I. 通过导丝将引流管放到肠道

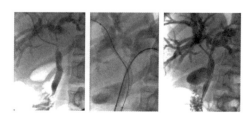

▲ 图 390　左右两侧引流

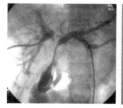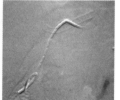

▲ 图 391　打通左右侧的胆管，然后选取一侧与肠道相通

（李麟荪　施海彬）

胆道取石术后又见胆石：手术还是找介入

学科之间的交流很重要，不要坐井观天以为自己万能
总有那特殊的一天，不知是你帮了我，还是我帮了你

一、外科手术最怕"二进宫"

在我们医院隔壁有一家部队医院，他们的外科主任非常努力，也很负责。日常工作中非常支持介入放射工作。因为我帮助他们的放射科韩主任开展了很多介入工作，所以与他也比较熟悉。

1991年8月10日，他与放射科的韩主任一起来找我，原来是他们外科手术室的护士长腹部疼痛，经过检查发现胆道有结石。他自己亲自给患者做了手术，手术是很顺利，把能见到的两块结石取掉了，手术也没有什么并发症，患者恢复也很好，大家都很高兴。

两周后，正准备拔除胆道引流管，按常规拍了一张造影片，放射科韩主任亲自给患者做了造影。看了片子后韩主任呆住了，赶快把外科主任叫来，X线片不会骗人，它告诉这两位主任，还有一颗结石在胆总管内（图392）。怎么办？两位主任瘫坐在那里发呆。他们知道如果再开刀进去，那就是所谓的"二进宫"，不仅仅是医生的面子上很难看，而患者要在短时间内承受两次开刀的痛苦。

两位主任平时关系很好，现在一时没有办法，正坐在那里发呆的时候，突然想到了我，因为自从我帮他们开展了介入放射学的工作以后，他们感到介入很神秘，好像什么都能做，不知道我的介入方法能不能帮他解决这块残余结石。

"走，去找找李大夫，看他是不是有办法"，韩主任说。

二、不可或缺的介入，不服不行

于是，外科主任跟着韩主任一起神色匆匆地找到我家。当韩主任把情况讲清楚以后，又把片子给我看了。平时外科主任很神气的样子，今天显得有点失魂落魄，他以一种期待的眼光看着我，要我一定尽力帮他的忙。

一看这种情况，我觉得我应该帮他解决问题，这也是我把学到的知识用于实践的机会。虽然我没有看别人做过，自己也没有做过，但是我在书上看到过，知道怎么做。于是我把实情告诉他

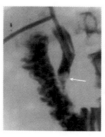

▲ 图392　胆总管内又发现了一颗结石

们，我只能尽量努力，但是没有把握。当外科主任听到有一线希望，他就非常兴奋，帮我一起准备了手术器械，当天下午就去他们医院，准备做手术。

为了让韩主任能够很好地配合手术，我先把手术步骤告诉他。我一边说一边画图（图 393）。先通过现在还放在胆总管的引流管，插进去一根导丝，并转向肠道插入（图 393A）。退出引流管，经导丝插入取石篮的套管（图 393B），这是一根很普通的管子，经这根管子插入取石篮（图 393C）。

韩主任没有见过什么是取石篮，既然说篮，应该像一个花篮或菜篮子等一类东西。"这怎么放进去啊"，他想着，于是急于问我取石篮是什么样子的？我说等我讲完以后再给你看。

插入取石篮后，当取石篮在结石边上时，后退套管露出取石篮（图 393D），旋转取石篮，去套取结石（图 393E），套住后，一定要注意抓住不动，推进套管，卡住结石（图 394F），

把结石往肠道推入，并在肠道内把结石释放掉。

韩主任又问我："为什么不把它拿出来呀？好让患者看看。"

"当然也可以。但是万一在半途上滑下来了，那也是麻烦的事，还不如安安稳稳地把它放到肠子里去。再说结石太大，会损伤肝。"

我们就这样顺利地把结石推到了肠道。再照造影片（图 394），见胆道内已经没有结石了。毫无疑问，最高兴的是外科主任。

这时候，我们三个人认真看了取石篮，取石篮很简单，多米亚篮是由三根钢丝围成（图 395），当它在导管前端外露时，能自动弹开成笼状，通过旋转套住异物，推进套管就卡住结石了（图 396）。

三、喝水不忘掘井人，老师永远在我的心中

面对着这么简单的家伙，大家都不

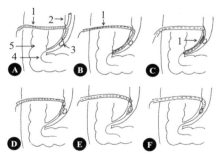

▲ 图 393　手术图解

A. 1 为 T 形引流管，2 为胆道，3 为结石，4 为导丝，5 为肠道；B. 1 为取石篮的套管；C. 1 为沿导丝换入取石篮；D. 退套管露出取石篮；E. 套结石；F. 卡住结石

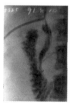

▲ 图 394　造影片示胆道已无结石

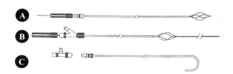

▲ 图 395　多米亚篮示意图

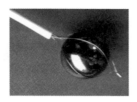

▲ 图396 多米亚篮取石夹住异物

胜感叹，是谁想了这么好的办法。

外科主任开心得不得了，他一定要留住我一起吃晚饭，庆祝一下。我的印象也特别深，因为这是我第一次取胆道结石，没有想到这么顺利。

我又想起了我的老师外科主任马允平。是他教我要掌握基本知识、基本技能和基本理论，还要学习掌握外文，才能够学到更多的知识。今天是又一次把"三基本"和外文知识发挥作用的时候。

（李麟荪）

假如无法吞咽：插管还是造瘘

大工程可能因为小装置问题没有解决而失败，如军舰毁于脆弱的螺丝钉
其实，问题无所谓大小，都需要有人去解决，学习柯柏，处处开动脑筋

一、我国放射界倍受尊敬的长辈

北京医院放射科老主任李果珍教授107岁寿辰之际，夏宝枢老师转给我一张祝寿的照片。收到照片，我很高兴。我仔细地看，发现她还是原来的模样。

李果珍教授是我们放射学界的骄傲，她不仅学术渊博，待人还特别亲切。只要她出席会议，总会有人要与她照相留念，你都不好意思插进去与她多交流几句。不过，我还是邀请过她一起照了一张照片，记得当年那张照片上，她很高兴，笑眯眯的。虽然那时候她也已经80多岁了，但看上去还很年轻。看现在这张照片，身体还可以，据说她思维很清楚，但是吞咽有困难，所以从鼻孔插了一根胃管，专门注入营养液与食物，因为她不能自主进食。

二、我抽走了现在这张照片

我不忍心让大家看到她插了一根胃管的样子，考虑再三，原先想放在这里的祝寿照片，又被我抽走了，为了她的尊严，留给大家一个美好的印象。

我想她插了一根鼻胃管，一定很难受，因为只有一个鼻孔在呼吸，万一感冒了怎么呼吸？我问夏老为什么不让介入医生给她做一个胃造瘘？我以前就提过这个建议的。夏老说他已经转告过了，但是不知道为什么没有做。

我想如果是我，就做个胃造瘘。父母给我两个鼻孔，是为了让我很好地呼吸的，即使感冒了，一个鼻孔不通，另一个鼻孔是通的，仍旧可以呼吸。鼻孔不是为了插胃管、喂食的。如果是我，我要保持我的尊严，哪怕到了最后一刻，也不希望在我的身上插很多管子。

其实，介入方法做一个胃造瘘是很简单的，与外科手术完全不同。外科是要打开肚子，找到胃，然后在胃上做一小切口，把胃管插进去，再把胃管的周围缝起来，做一个像荷包状的封口，把胃管扎紧，防止它脱落，然后再在腹壁上打个洞，把胃管从洞里拉出来，再把打开的腹壁一层一层缝起来。以后可以通过这个胃管把食物打进去。

虽然仍旧是通过腹部的造瘘管注入营养液与食物，但是可以有一个有尊严的外表，也可以正常呼吸。当然还避免了因为长期插管可能伤害鼻咽腔和食管的黏膜。

三、介入应该有更好的办法

介入当然有更好的办法。

通过介入方法做胃造瘘就很简单了，不需要开刀打开腹部，只要打一个洞就可以把管子插进去了，没有什么痛苦。也许有人不相信，我就讲得详细一点。

如果我替李老用介入方法做胃造瘘，就通过这个已经插进去的胃管注入一些空气，让胃鼓起来一点，透视下就能看清楚胃在哪里。然后在胃的腹部表面的某一点，打一些局部麻醉药，保证穿刺手术时不痛。再用 1mm 左右的细针在透视下直接穿刺到胃，进到胃的时候，有一种突破感，从针里可以抽出空气，说明针在胃内，或者打一点对比剂进去，透视下证实对比剂在胃里，双保险没有错。

通过针孔插入导丝，在插入导丝的时候同时把一根不到 1mm 粗的"锚钩"推送到胃里。这里我要特意介绍一下"锚钩"，这是胃造瘘最关键的一个装置。它是由柯柏（Constantin Cope）研究出来的，整个设置非常简单、实用，我非常钦佩柯柏的这一设计。它是一根丝线扎在一段很短的塑料杆上（图397），当它被放进穿刺针内，由导丝将它通过穿刺针推进胃腔以后，拉紧丝线，塑料杆就能起到锚钩的作用，将胃壁靠在腹部的前壁，就像船上的锚钩，把船拉到岸边，固定住了，以便下一步操作。

这时候，胃里有两个东西，一个是锚钩，一个是导丝。退出针，拉住了丝线，就可以拉住胃了，需要的话可以放入两个锚钩（图397D）。助手拉着胃，手术者通过导丝插入扩张管，扩张管比胃管略微细一点，再退出扩张管，就可以通过导丝放入胃管，胃管的周围紧紧地被胃和腹部的肌肉、皮肤等包围（图398），不会渗漏出水和食物。这时候可以拔除从鼻腔插入的胃管。固定好带锚钩的线，保留两周，让胃与腹壁连接，剪断丝线，锚钩将从胃肠排出。

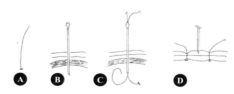

▲ 图 397　胃造瘘简图（一）

A. 锚钩；B. 穿刺针在透视下直接穿刺到胃；C. 插入导丝的时候同时把锚钩推送到胃里；D. 也可以放两个锚钩

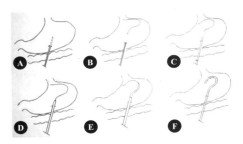

▲ 图398 胃造瘘简图（二）

A.用针穿刺到胃；B.通过针插入导丝和锚钩；C.退出针；D.通过导丝引入胃管；E.退出导丝；F.固定胃管

当然，这里还有一些技巧，不过，对介入专家来说是很简单的。

四、实例

以下是我为一位97岁老人亲自做的胃造瘘（图399），该患者无论外科、内科都不接收，老人也不愿手术，而介入造瘘使患者在手术中安全、无痛苦、快捷而轻易地渡过了手术难关。

其实，需要胃造瘘的患者很多，包

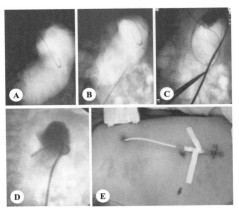

▲ 图399 胃造瘘

A.通过胃管注入空气；B.穿刺针穿刺后放入导丝与锚钩；C.经导丝放入胃管，经胃管注入对比剂，显示部位良好；E.患者的体表，仅有一个穿刺孔

括植物人、脑神经系统有损害、吞咽功能障碍者等。但是很多人对介入造瘘不了解，失去了微创治疗的机会，给自己或家人带来了痛苦和麻烦。

（李天晓　李麟荪）

坐立不安的肛周脓肿：穿刺置管更具有优势

对常见病，不论中医还是西医都有一套成熟的治疗方法
如换个方法换个思路，抑或具有他山之石可以攻玉之效

一、脓肿本身很简单，麻烦在于它长在肛门周围

老刘打电话找介入科的老朋友黄主任，在电话里焦急地诉说，他儿子寄宿住校读高三，近几天肛门区疼痛，自己吃了消炎药不管用，现在痛得坐立不安，好像每次心跳肛门区就有针刺那样疼痛，经常感觉要大便，频繁上厕所，却又无便可解，而离开时又好像没排尽，难受得完全没有心思读书，实在坚持不住了才去看了校医。校医告诉他儿

子这是肛门周围长了一个脓肿，要赶快到医院里去切开引流。

可问题是，还有一个多月就要高考了，如果要住院开刀什么的，肯定会耽误功课影响高考，甚至影响到孩子的前途，老刘岂能不着急上火呢？现在，需要求助黄主任，帮他找一个最好的医生给儿子尽快手术，最大限度地减少疾病对孩子参加高考的影响。

黄主任陪同老刘父子来到肛肠科，肛肠科毛主任询问病史并做了仔细检查，确认是肛周脓肿，而且范围很深很广，累及直肠四周，建议再去做CT并抽血化验。验血结果显示炎症指标明显升高，CT扫描图像显示直肠周围有 $5.5cm \times 5.5cm \times 6.0cm$ 的脓腔，包裹着直肠（图400）。

二、按传统方法治疗痛苦且费时，给生活与学习带来不便

毛主任说，常规的治疗方法通常是切开引流。根据CT片上的情况，脓肿比较大，范围比较广，得切开引流，切口不能太小，同时还很可能产生肛瘘，到时需要挂线等治疗。

老刘着急地咨询毛主任，小孩再

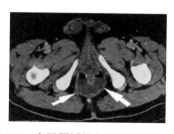

▲ 图400 直肠区域横断面 CT 图像（箭所指为肛周脓肿）

有一个多月就要参加高考，能不住院吗？毛主任肯定地说，这可不行，切开引流后，每天需要换药清洗，同时用药消炎，所以，需要住院 7～10 天。而且从目前这种情况看，病程通常是比较长的，如果发生肛瘘等，可能要半年才能完全愈合。如果不住院直接回学校上课，很难保证肛门口保持干燥清洁，就算家长放心，医生也不放心啊……

黄主任是介入科的，听着毛主任的解释，仔细地翻看着电脑上的CT图像，提出意见与毛主任商量说，现在这个肛周脓肿还没有在体表溃破，因此，是否可以考虑不要在肛旁局部切开，而在离肛门远一些的地方（至少在 10cm 以上）穿刺，进入脓肿后用导管作引流，这样，既把脓液引流出来，又可以对脓肿进行反复冲洗，把药物直接注射到脓腔里，也避免了肛门旁边皮肤切口容易污染难以护理的困难，更方便于排便和局部清洗，对生活和学习的影响更小。

毛主任听着直点头，认为如果能这样做更好。再说，如果效果不理想，仍然可以做局部切开。有道是"有脓必排，排脓必畅"，不管用什么方法治疗，只要引流彻底，结合足量的抗生素正规治疗，以及注意休息和局部护理，应该会效果更好、病程更短的，他表示赞同。

三、还是介入治疗好

老刘父子俩听了也非常高兴，愿意接受臀部穿刺引流治疗。于是，老刘为儿子办理了介入科住院手续。黄主任

立即安排手术，带着患者来到 CT 室，经 CT 机确定穿刺点，然后消毒、铺巾、局麻、穿刺，抽到脓液，插入直径 3.3mm 的猪尾状多侧孔引流管，抽出黄绿色脓液 76ml，注入对比剂后观察，脓腔完整，未见造影向肠腔和腹腔内渗漏，导管位置恰当（图 401），然后固定引流管反复冲洗脓腔后接上引流袋，手术 20 分钟结束，动作娴熟一气呵成。术毕，小刘疼痛立即减轻，肛门区沉重的下坠感也没有了。

在介入科病房，每天 3 次抗生素输液，2 次引流管抗生素反复冲洗，早晚

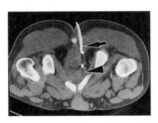

▲ 图 401　CT 下定位穿刺置管引流
引流管（箭）放入脓腔（箭头）

2 次及便后会阴区药液擦浴。4 天后症状基本消失，大便次数也恢复正常，引流液逐渐降到 50ml 以下。老刘父子要求带药出院。

出院后，小刘把引流袋藏在长裤里照样正常上学，完全不影响学习与生活，班里的同学们一点也没有感觉到小刘有什么异样。半个月后，小刘没有任何症状，身体完全康复了，来院复查 B 超，肛周脓肿完全消失了，引流管已一周没有液体流出了，于是拔除了引流管，完成了全部治疗。老刘父子非常感激介入科的医护人员，对介入科的技术十分满意。小刘更是高兴地说，介入治疗帮了他的大忙，解决了大问题，不仅创伤小、痛苦少、病程短、恢复快、方便护理、不影响日常生活，更重要的是几乎没有影响到他的复习迎接高考，他想报考医科大学，以后也想当介入医生。

（黄优华　李麟荪）

眼泪流不停怎么办：小小的鼻泪管也能装支架

医学科学日新月异，技术不断推陈出新
健康水平不断提高、人的寿命不断延长

一、无缘无故淌眼泪，搞得演员上不了台

小张是一名演员，由于她表演艺术出众，获得了观众的关注和好评。

但是最近她非常苦恼，因为化妆师刚刚化妆以后，不知为什么，她的眼泪却不停地淌出来，就在刚刚化妆好的脸上，留下了一道眼泪的印子。她到医务室去看病，医生也没有办法，只能给她用眼药水。

小张找到了眼科的卞主任，想知道

自己得了什么病？为什么眼泪会淌个不停？卞主任指着墙上的图（图 402）告诉她，我们的眼睛外上方，有一个泪腺，每天一刻不停地产生眼泪，用来滋润眼睛的角膜，然后向眼睛的内侧汇合，通过泪小点进入泪小管，到了鼻泪管，鼻泪管向下开口在下鼻道，这一路通道叫泪道。当泪道不通了，眼泪就只能溢出眼眶流到脸上，这就叫溢泪症。这种患者很多，在眼科门诊占 3% 以上，这不是恶性病，你放心。

　　小张问卞主任，能不能快一点治好，因为这个病影响了她的工作。卞主任说你要快一些，就找介入科李医生，他是从韩国学习回来的，他会给你放支架治疗。

二、韩国宋教授研发的最小支架

　　于是，小张就去了介入科，介入科的李医生说可以安排给她做手术。这时小张又担心起来了，她问做手术要开多大的刀？会在脸上留个瘢痕吗？

　　李医生翻开了一本国外的杂志，指着图告诉她，这种介入手术是不用开

刀的，医生会用一根平头针，放到泪小点的开口内，注入一点对比剂，就可以看到鼻泪管通不通，如果不通，对比剂就停留在那里不往鼻腔里流（图 403），然后就把一根头部带有圆珠的金属探条放进去（图 404）。探条向下，经过狭窄部（往往这里就是阻塞部）向下到达下鼻道，就用一个钩子从鼻孔把探条钩出来（图 405），再沿着这根探条放进去一个塑料支架（图 406）。支架就留在鼻泪管里面把狭窄闭塞的管道支撑开来（图 407），手术就结束了。

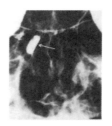

▲ 图 403　鼻泪管不通

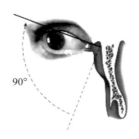

▲ 图 404　经泪小点，插入探条

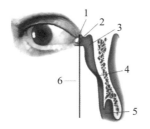

▲ 图 402　鼻泪管的解剖

1. 上泪小点；2. 泪小管；3. 泪囊；4. 鼻泪管狭窄带；5. 下鼻道；6. 探条

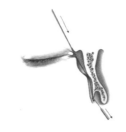

▲ 图 405　钩子钩出探条

小张的手术做得很成功，她又可以上台演出了，从此她对医学特别感兴趣，她成了李医生的好朋友。有一天她到李医生家里做客，看到李医生写的那些书，她最关心的是溢泪症，便借了一本有关治疗溢泪症的书，回家去认真地读了起来。

三、原来为了这个小小的病，早就有很多人在研究

早在1904年，Toti用手术的方法，将泪囊里的一层内膜（医学上叫黏膜）与鼻黏膜做端端吻合形成通道来治疗慢性泪囊炎。1921年，另外有人将泪囊黏膜直接与鼻部黏膜缝合成管来治疗溢泪症。一个小小的病，医生花这么大的力气想尽办法去做手术，真不容易呀。但是做手术要全身麻醉，手术后面部会留有瘢痕，还可能出现鼻泪道再狭窄

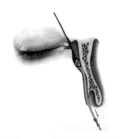

▲ 图406　放入塑料支架

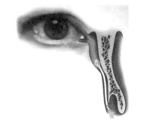

▲ 图407　支架就留在鼻泪道里面

等，还是不理想。直到1968年，Keith用非手术方法，将矽制的细管通过泪小管插入泪囊到鼻腔，但是效果还是不理想。1989年，Becker与Munk等首先使用球囊导管扩张鼻泪道，再后来，一位韩国宋医生在这方面做了杰出的贡献，有了明显的改进，他设计了新的器械，做了大量病例，成为当时治疗鼻泪管阻塞最有效的方法。

一晃20多年过去了，小张变成了老张，她的儿子已经长大了，做了眼科医生，老张在跟儿子谈起这些往事的时候，她的儿子告诉她，现在有更好的方法了，在一种内窥镜观察下进行手术操作，直接放入支架，非常简单。

有一天，老张又到见到了退休多年的李医生，再次谈起鼻泪管的事，老张把她儿子说的话告诉了李医生。李医生感叹地说："是啊，医学科学总是在不断地发展，不断地完善。我当初受韩国宋教授的邀请到韩国去，向他学习了这个技术，回来后曾为一些患者做了手术，还发表了学术论文。这一切好像就在昨天，但是现在这个技术已经被淘汰了"，说到这里，老张不胜唏嘘，"是的，你们做医生真不容易，尤其是要做一个好医生更不容易，看我那个儿子，每天晚上都在看书，看杂志。儿子说医学知识在不断地快速更新，旧的知识、技术和观念不断地被淘汰，新的不断涌现，如果医生不努力学习，很快就会落后，做一个好医生就必须学习一辈子。"

（李麟荪）

导管断裂卡在心肺间：介入微创巧取之

并不是介入医师会做所有的介入手术，许多介入手术对他们来讲都没有做过
在新的手术面前，他们敢于拼搏，因为他们有扎实的基础理论、知识和技术

一、导管断裂移位卡在心肺里，怎么办

外周中心静脉导管（peripherally inserted central venous catheter，PICC）通常是从手臂上插管到上腔静脉内，用以保留静脉给药通路，最长可留置体内一年。偶然的导管断裂或破损，成为其严重并发症之一。

那天，有一位女患者，60 岁，因"胆结石"在外院做了"胆囊切除＋胆总管切开取石术"，术后病理证实为胆囊癌。后续需要继续化疗，患者到我院做右上肢中心静脉导管置管并定期用药和维护。在最近一次来治疗时发现从导管回抽时抽不到血，拍胸片发现导管已断裂并移位至心脏和肺部（图 408）。

断裂的 PICC 导管长度超过 30cm，远端已经嵌顿于左下肺动脉，近端游离在右心房内，随着心脏的跳动反复刺激

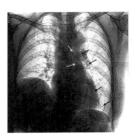

▲ 图 408　导管断裂移位至心脏

着心肌。由于不知道导管断裂的准确时间，患者目前虽然没有不适主诉，估计断裂的导管远端很有可能已经与肺动脉及心腔发生粘连，但是，不清楚患者什么时候会发生心律失常、心搏骤停，甚至有心脏穿孔的危险，无论如何必须尽快取出这导管。

外科手术取出心脏异物，需要打开胸腔，施行体外循环，切开心脏，不仅创伤大、时间长，且风险很大。医院与有关科室都寄希望于介入科，如何以最小的风险，最少的创伤，取出心腔内异物，成为医院和患者及家属最殷切的期望。

二、介入不负众望

虽然介入手术微创、安全，但是大家都没有经验，这根 PICC 导管所处的部位也很特殊，不知道从何处下手，要在心脏内操作，容易引起心律失常，这是对手术者的考验：必须要有冷静的头脑，高超的技术，能够稳扎稳打在不伤害心肌的情况下，用最快的速度将残留的导管取出，最大限度地减轻患者的不适。

在内科和麻醉科的保驾下，介入科尹国文主任决定亲自操作，按常规操作应该开通右股静脉插入"鹅颈"圈套器。

最初的"鹅颈"圈套器是专门取异物用的一种介入器械，主要部分是一个钢丝圈和一个外套管（图409）。当钢丝圈套住异物以后，推进外套管卡住钢丝圈，就抓牢了异物。三者一起往外拉，就把异物拿出来了。

尹主任注意到"鹅颈"圈套器的管子太短，估计勾不到异物，自己设想可以尝试用猪尾导管去缠绕断裂的导管。在导管和导丝配合下，果然断裂的导管被猪尾导管的猪尾圈缠住，在场的许多人围在控制室内紧张地看着尹主任操作的图像，看他先慢慢地试着拉动了导管。这时候不知道是谁，兴奋地说："有希望"。说时迟，那时快，尹主任已迅速地将导管从心脏内拖拽至下腔静脉（图410）。

第一步成功了，这时大家都很兴奋地以为尹主任马上可以把它拉出来了。但是他停下来了，因为他知道，这

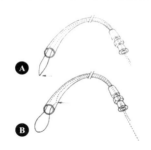

▲ 图409　最初的异物圈套器

A. 用一根钢丝对折后经套管放入；B. 进入血管后，为避免刺伤周围组织，可将尖端抽回套管内，用圈取异物

样是拖不出来的。强拉的话，反而会脱开。好在残管已离开心脏，不会再有危险了。

尹主任让助手抓住导管不动，自己又从右侧颈内静脉入路插入"鹅颈"圈套系统，套住游离的导管头端，将断裂的PICC导管完整顺利地取出体外（图411）。

整个手术过程，患者清醒、安宁、无任何不适主诉。经测量，断裂的导管长度为34.8cm，体内无残留。

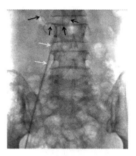

▲ 410　断裂的导管已被拖拽至下腔静脉

黑箭所指为断裂移位的PICC导管，白箭所指为猪尾导管

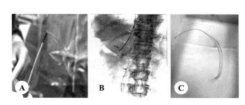

▲ 图411　"鹅颈"圈套器取异物

A. "鹅颈"圈套器；B. 圈套器套住了断裂的导管；C. 断裂的导管取出体外

（武　贝　尹国文）

后 记

今年是我从学校走向社会的 70 周年，也是从医 60 周年人生转折的门槛年。从事介入医学逾 40 年，拿什么回报我热爱的专业——介入放射学呢？最后想为我所深爱的事业、为国人同胞写这本介入科普书。所以，在进入耄耋之年多年后再次动笔，并在众人帮助下编撰了本书。我倾注了最大的努力重新学习，力求写好它。

没有想到写好一本科普书真的比写一本专业书还难，写了几个版本，又推倒重来，直到今天，方可以勉强脱稿。

对我来说，每写一本书，都是一次学习的机会。要把一门医学科普书用 30 余万字写成，确实不容易，我不得不一再修改。据说写《牛虻》一书的作者伏尼契与该书的中文译者李俍民先生就是这样，自己否定自己，甚至把笔折断、踩烂，直至再次鼓起勇气，重新开始。我当然不如他们，只是愿意学习他们的精神，磨砺自己、修炼自己。

为了取材广泛，我忽悠了很多人来投稿，但真正能录用的不多，而且被我修改了很多，实在很对不起这些原作者。对于那些未被采用的，我更是感到抱歉。因为每一章内容都必须符合科普要求，都是为了普及教育，而不是做广告，也不是为了宣扬某位医生。写好一本书，必须对读者负责，对出版社负责，我只能忍痛割爱。虽然最终能否算是良品还是问题，但至少我尽力了。

今天，全部稿件都审修完了，本想从头到尾再修改一次，但不幸我因右眼白内障手术，要三个月后才能验光配镜，全文审修肯定要推迟出版时间。好在顾建平、黄优华两位老介入医生、教授、主任医师一字一句地帮我审修。最后感谢出版社编辑的辛勤工作。

书中内容如有不当之处，敬请读者包容。

李麟苏